자연식품과 전통 **민속요법** 599가지

내 몸을 지키는 건강 백과!
민간 요법

編著 최수찬(한약학박사)/寫眞 김완규(야생화사진가)

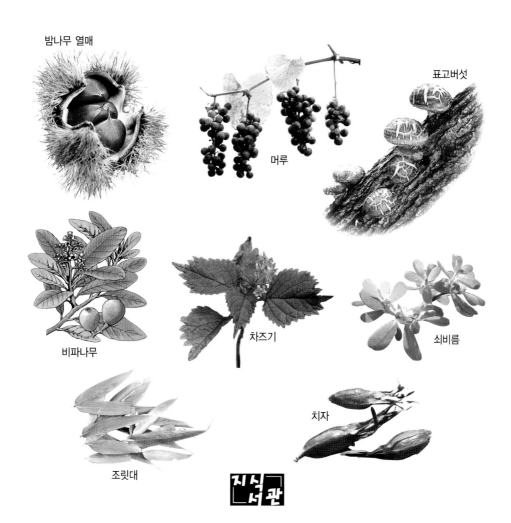

밤나무 열매

머루

표고버섯

비파나무

차즈기

쇠비름

조릿대

치자

지식서관

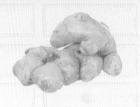
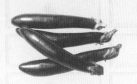

♣ 머리말

　5천 년 전, 중국의 신농(神農)은 온종일 산과 들을 오르내리며 약으로 쓸 만한 풀과 나무를 채취하는 약초꾼이었습니다. 신농은 채취한 약초의 잎과 열매와 뿌리를 입으로 씹거나 짓찧어 복용하거나 상처에 바르는 등 자신의 몸으로 실험하며 일일이 약효를 확인하고 기록하여 동양의학과 한방의 토대를 만들었습니다. 그래서 중국에서는 신농을 의조신(醫祖神)으로 추앙하고 있습니다. 동양의학과 한방은 처음부터 인체에 의한 경험을 바탕으로 이루어진 것입니다.

　민간요법은 소수의 의사가 아닌 수많은 사람들이 오랜 기간 동안 질환을 겪으면서 각자의 체험과 지혜와 궁리를 통해 얻은 치료법을 주변 사람들에게 전하거나 후대에 남기며 다듬어진 것입니다. 그러므로 대부분의 민간요법은 부작용이 거의 없다고 합니다.

　대증적 치료법과 환부에 대한 국부적인 치료법이 주를 이루는 서양 근대의학과 달리 동양의학과 한방, 그리고 이 민간요법은 환자의 체질 개선을 대전제로 삼고 있습니다. 그러므로 이 민간요법은 생명의 위급을 다투거나 세균성 질환에 대한 즉효적 치료법은 아닙니다. 다만 민간요법으로 질병이 치료되었을 때는 체질 개선이 이미 이루어져 질병의 재발 가능성이 적다는 것이 큰 장점입니다.

　이 민간요법은 전문가에 예속된 것이 아닙니다. 그러므로 이 것을 활용하거나 어떤 요법을 쓸 것인가의 선택은 개인의 의지에 달려 있습니다. 그러므로 선택한 치료 방법에 의한 결과도 스

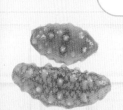
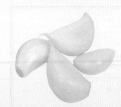

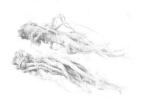
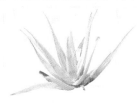

스로 책임져야 할 것입니다.

또, 같은 치료법이라도 개인의 체질과 질환의 변이 등에 따라 그 치료 효과도 달라지는 것이므로 특정 질환에 확실한 치료법이라고 단정할 수도 없습니다.

질환에 따라서는 즉시 치료해야 하거나 국부적·과학적으로 좀더 정밀하게 치료해야 할 경우가 있습니다. 이럴 때는 전문의사의 치료가 필요한 것은 당연하므로 각 항목의 주의 사항은 반드시 숙지하여 이행하고, 고집스럽게 이 민간요법을 맹신하고 집착하는 것은 삼가야 합니다.

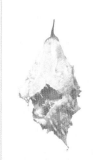

이 민간요법은 구체적인 금지 사항에 해당하지 않으면 의사의 치료와 병용해서 실행하더라도 거의 문제가 없을 것입니다. 그리고 의사의 진단 없이 이 민간요법을 실행했을 경우에도 장기간 계속 사용하는 요법 이외에는 7~10일 정도의 민간요법 실행에도 계속 치료 효과가 나타나지 않을 때는 그 방법이 환자의 체질에 적당하지 않을 수도 있으므로 다른 요법을 찾아보기 바랍니다. 또 이럴 경우에는 전문의사의 진단을 받아 질병치료의 방법을 다시 찾아보는 일도 필요합니다.

도일 **최수찬**

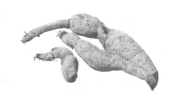
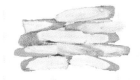

차례

제2장 위장·간장 등 소화기의 이상 증상 65

제3장 순환기 이상 증세
(고혈압 · 동맥경화 · 심장병 · 빈혈 등) 115

제4장 외상·타박상·염좌·화상 등 149

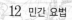

제5장 무좀·사마귀·두드러기 등 피부 이상 171

제6장 신경장애 · 당뇨병 · 어깨결림 · 요통 197

제7장 천식이나 어린이가 걸리기 쉬운 병 231

제8장 신장병 · 방광염 · 전립선비대증 · 정력감퇴 등의 증상 241

제9장 눈·귀·코·입과 목구멍의 이상이나 치통 267

제10장 부인병과 그 외의 일반적인 증상 283

제11장 건강 증진·자양을 위하여 303

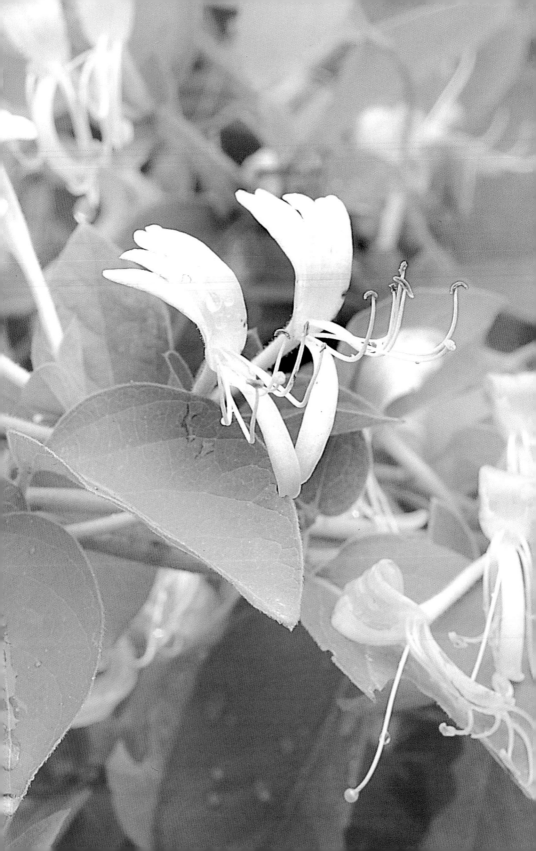

제 1 장
감기에 걸렸을 때

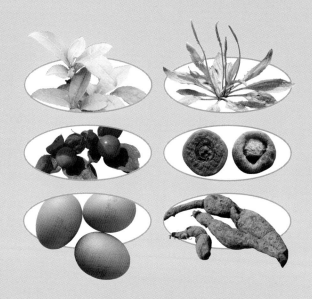

1 감기 기운이 나타날 때의 초기 요법

감기는 만병의 근원이므로 감기에는 초기 치료가 가장 바람직하다. 감기를 얕봤다가 때를 놓쳐 결국에는 그 증세를 악화시켜 버리는 경우가 많다. 그렇지만 사실, 감기는 의사도 고칠 수 없다. 왜냐하면 감기의 바이러스를 없애는 항생물질이 의학이 진보한 오늘날에도 아직 발견하지 못했기 때문이다. 그러므로 감기에 걸렸을 때, 치료할 시기를 놓치지 않기 위해서는 아무런 부작용도 없고 안전한, 우리 조상들의 지혜와 경험으로 얻은 요법으로 감기를 치료하는 것이 가장 좋은 방법이다.

01 인동덩굴잎을 끓인 물

인동덩굴은 덩굴성 잡초로 한겨울 들판에서도 무성하게 자라므로 겨울을 견뎌낸다고 하여 인동(忍冬)이라는 이름이 붙었다. 인동덩굴은 여름 감기뿐만 아니라 유행성 감기에도 적절한 특효약이다.

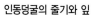

인동덩굴의 줄기와 잎

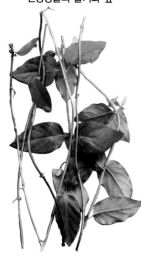

먼저 이 잎을 따서 바삭거릴 정도로 말린 후 양손으로 한 움큼 떠내어 약 10g 분량에 3컵 정도의 물을 넣고 절반이 되도록 끓인다. 이렇게 만들어진 것이 인동덩굴의 엑스 1회 분량이다. 초기라면 이 한 잔으로도 많은 땀과 소변이 원활하게 배출되어 낫게 된다. 이젠 나았다고 생각되어도 4시간 후에 다시 한 번 같은 분량을 복용한다.

이것을 복용하면 감기에 따르는 구내염 증상도 없어진다. 의사에게 상담하면 항생물질을 처방해 주지만 그것보다 훨씬 안전하고 무엇보다 부작용에 대한 걱정이 없다는 장점이 있다.

어떤 지방에서는 이 인동덩굴을 생잎이나 마른 잎, 또는 말려서 프라이팬 등으로 볶는 등 3가지의 방법을 이용해서 차를 만들어 마시고, 또 잎을 목욕할 때 입욕제로 넣어 여성의 피부미용이나 냉병의 치료에 이용하고 있다. 그밖에 담즙 분비를 촉진하는 작용, 여름철의 나른함을 치유하는 작용, 피부 회복 등에 좋다는 사실이 알려져 있다.

기타 효능 : 요통 · 어깨결림 · 여드름 자국 제거나 요도염에도 효과가 있다. [제6장 43 참조]

02 불수감액

불수감나무의 열매인 불수감은 사람 손바닥처럼 생긴 열매로, 선명한 황색에 향기도 우아한 감귤(柑橘)류이다. 이 불수감은 술을 과음하여 피로한 간장의 기능 회복이나 피로 회복에도 효과가 있다. 먼저 불수감을 얇게 썰어 투명한 황색이 될 때까지 끓여 얼음사탕을 적당량 넣어서 섞으면 된다. 이 액체를 잠자기 전에 한 숟가락씩 복용하면 되는데, 자고 있는 사이에 알코올 같은 냄새의 독한(毒汗)이 몸으로부터 배출되어 아침에는 상쾌함이 되살아나고 원기가 왕성해진다.

생불수감의 향기에는 신경의 진정 작용이 있으며, 위축된 정신 상태를 기운차게 하는 작용이 있으므로 머리맡에 놓아두면 그것만으로도 감기로 우울해진 기분을 북돋워 준다. 뿐만 아니라 최음(催淫) 효과도 있다.

기타 효능 : 홍역 발열 · 두통 · 체해서 트림이 날 때도 효과가 있다. [제2장 28 · 93 참조]

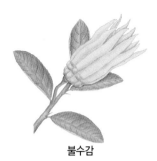

불수감

03 마늘된장덩이

껍질을 벗겨 통째로 불에 구운 마늘을 강판에 갈아 놓는다. 간 마늘을 같은 분량의 된장과 잘 섞은 후 10원짜리 정도 크기로 빚은 후 다시 한 번 불에 굽는다.

인동덩굴 *Lonicera japonica* Thunberg

인동과. 갈잎덩굴나무. 산과 들에서 덩굴 길이 5m 정도 자란다. 잎은 마주나고 긴 타원형이다. 꽃은 5~6월에 흰색으로 피었다가 나중에 노란색으로 변한다. 열매는 둥근 장과이고 10~11월에 검은색으로 익는다.
한약명 : 금은화-꽃, 인동등-잎과 줄기
채취 : 꽃을 6~7월에 채취하고 잎과 줄기는 가을에 채취하여 햇볕에 말린다.
약성 : 맛은 달고 성질은 차갑다.
효능 :
　금은화 : 청열, 해독, 소종, 수렴
　- 온병발열, 열독혈리, 종독, 나력, 치루(痔漏), 감기, 이질, 징염, 종기의 치료

덩굴(인동등) : 청열, 해열, 통경락, 이뇨, 소종
- 온병발열, 근골통증, 소변불리, 황달, 간염, 감기, 종기의 치료

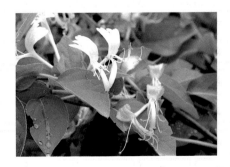

먼저 마늘을 굽는 이유는 소화를 잘 되게 하고 마늘 특유의 냄새를 없애기 위해서이고, 된장과 섞는 이유는 향기를 좋게 하고 약효를 증가시키기 위해서이다.

이 구운 마늘된장덩이 한 개를 잠자기 전에 찻잔에 넣고 뜨거운 물을 부어 녹여서 복용하면, 목의 통증이 다음날 아침에 완전히 없어지고, 초기 감기라면 깨끗이 낫게 된다.

마늘은 아리신이 항균작용을 발휘하고 스콜지닌의 작용으로 호흡을 편하게 하며 신진대사를 활성화시키므로 체력 회복의 묘약이다.

스태미너 강화에 좋은 리신, 아르기닌, 글루타민산이 풍부한 된장과의 배합이 그 효과를 더욱 높여 주기 때문에 감기가 비집고 들어올 허점을 주지 않는다.

기타 효능 : 피로 회복 · 체력 증강 · 냉병 · 불면증 · 신경통 · 동맥경화 · 고혈압 예방 등에도 효과가 있다.

04 **마늘된장국**

강판에 간 마늘과 된장을 조금씩 떼어 찻잔에 넣고, 뜨거운 물을 부어 젓가락으로 잘 휘저어 뜨거울 때 복용한다. 몸이 따뜻해지고 초기 감기에는 효과를 발휘하므로 자기 전에 복용하도록 한다.

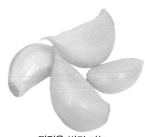

껍질을 벗긴 마늘

마늘 *Allium sativum* L. for. *pekinense* Makino

백합과. 여러해살이풀. 농가에서 재배하고 키 60cm 정도 자란다. 잎은 어긋나고 긴 피침형이며 밑부분이 서로 감싼다. 꽃은 7월에 연한 자주색으로 피고 잎겨드랑이에서 나온 꽃줄기에 달린다. 열매는 삭과이고 8~9월에 익는다. 잎과 비늘줄기를 식용하고 약재로도 쓴다.

한약명 : 대산-비늘줄기

채취 : 5월에 알뿌리를 캐내어 잎과 줄기를 제거하고 그늘에서 말린다.

약성 : 맛은 맵고 성질은 따뜻하다.

효능 : 강장, 강정, 거풍, 진통, 이뇨, 소종, 살충, 해독

- 결핵, 감기, 신경통, 동맥경화, 고혈압, 치질, 변비, 곽란의 치료

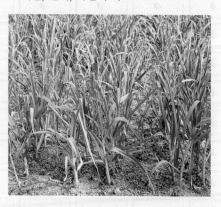

05 마늘과 꿀

마늘 1kg을 껍질을 벗기고 깨끗이 씻어 소쿠리에 담는다. 그리고 찜통에 행주를 깔고 거기에 마늘을 넣어 3분간 뚜껑을 덮고 찐 다음 다시 2분간 이번에는 뚜껑을 열고 찐다. 이렇게 하면 마늘 냄새가 완전히 없어진다. 이렇게 해서 찐 마늘을 다른 냄비로 옮겨서 여기에 꿀 450g을 넣고 다시 한 번 불에 올려놓고 조린다. 이것으로 다 완성된 것인데 감기에 걸렸을 때 하루 1~3회씩 먹으면 그 효과는 대단히 크다.

기타 효능 : 저혈압에도 효과가 있다.

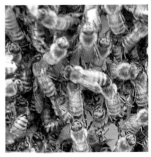

꿀벌

06 마늘을 넣은 무즙

강판에 간 무를 즙과 함께 끓여 여기에 마늘 한 조각을 찧어 넣어서 먹으면 재채기와 콧물감기에 효과를 볼 수 있다.

07 물엿을 섞은 무즙

무를 얇고 둥글게 썰어 병에 넣고 물엿을 함께 넣어 섞는다. 이렇게 해서 잠시 놓아두면 무에서 무즙이 나온다. 이 무즙과 물엿이 섞인 것을 한 숟가락씩 수시로 복용한다.

기타 효능 : 목의 통증 · 진해에 효과가 있다.

08 소금에 절인 매실즙

매실장아찌를 만드는 과정에서 저절로 생기는 것이 매실즙이다. 푸른 매실에 소금을 넣고 며칠 지나면 투명한 액체가 우러나는데, 이것이 가장 순수한 매실즙이다. 이 매실즙을 채취해서 냉장보관하면 일 년 내내 이용할 수 있으므로 매실장아찌를 담글 때는 그걸 염두에 두어야 한다.

이 소금에 절인 매실즙 한 숟가락을 찻잔에 넣고 뜨거운 물을 부어 마시면 땀이 많이 나온다. 이 발한작용이 감기의 초기 제압에는 최고이다. 하루 3회 정도로, 2~3일이면 완전히 감기 기운이 없어질 것이다.

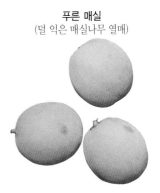

푸른 매실
(덜 익은 매실나무 열매)

[제2장 54 · 103 참조]

기타 효능 : 설사 · 복통에는 이 매실즙을 한 숟가락 복용하면 좋다. 천식에는 연근을 강판에 갈아 즙을 내어 매실즙에 섞어 뜨거운 물에 타서 마시면 발작이 멎고, 계속 복용하면 완치된다.

09 매실장아찌를 넣은 엽차

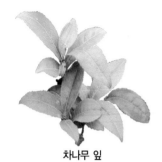

차나무 잎

매실장아찌는 씨를 뺀 매실을 설탕과 켜켜이 쌓은 후 밀봉하여 숙성시킨 것이다. 매실장아찌를 몇 개 불에 구워 이것을 엽차에 넣어 복용하기만 해도 땀이 나고 감기가 낫는다. 매실장아찌를 구울 때 숯불이 있으면 이상적이지만, 오늘날에는 이렇게 하기도 쉽지 않으므로 가스불을 약하게 해서 천천히 굽는다. 그러나 탄화해 버릴 만큼 검게 구우면 복용하기 어려워지므로 주의한다. 다만 당뇨병 환자는 매실장아찌의 분량을 줄이거나 다른 방법을 이용한다.

10 매실장아찌생강탕

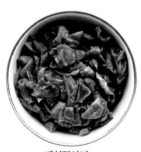

매실장아찌

생강은 발한작용이 있어서 몸을 따뜻하게 하며, 매실은 그 신맛의 근원인 유기산(구연산 · 피크린산 · 카테긴산 등)이 위나 장 속에서는 강한 산성 반응을 하고 몸에 나쁜 영향을 주는 균의 발육을 저지해 준다. 그리고 장으로부터 혈액 속으로 들어갈 때에는 알칼리성으로 바뀌어 혈액의 알칼리성을 높여 혈액의 순환을 좋게 하고 병에 대한 저항력을 갖게 하는 면역력을 향상시켜 자연 치유력을 왕성하게 해준다. 생강과 매실 이 두 가지가 서로 어울려 감기를 치유시키는 것이다. 즉효성도 있는 매실장아찌생강탕은 감기에는 안성맞춤의 묘약이라고 말할 수 있다.

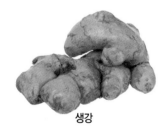

생강

매실장아찌 1개(작은 것은 2개)를 찻잔에 넣고, 묵은 생강도 매실장아찌의 3분의 1쯤의 분량을 찧어서 넣어 여기에 뜨거운 엽차를 붓고 젓가락으로 안에 있는 매실장아찌를 으깬다. 이렇게 만든 매실장아찌생강탕을 아침에 일어나서 즉시 복용하거나 밤에 자기 전에 복용하면 초기 감기에 효과가 크다.

기타 효능 : 어깨결림 · 요통 · 빈혈 · 냉병 · 신장병 등에도 효과가 있다.

11 쪄서 구운 매실장아찌

약한 불에서 천천히 구워낸 매실장아찌를 먹기만 해도 초기 감기라면 효과를 볼 수 있다. 하루 1, 2개쯤 먹어도 좋지만, 당분 섭취가 곤란한 사람은 하루 한 개로 족하다.

12 매실장아찌 · 생강 · 귤껍질 · 흑설탕 조림

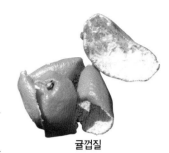

귤껍질

씨를 뺀 매실장아찌 큰 것 5개, 잘게 썬 생강 300g, 불에 태운 귤껍질과 흑설탕 약간을 함께 넣고 걸쭉하게 될 때까지 조린 것은, 자기 전에 먹는 감기 퇴치에 아주 유용한 식품이다.

오한(惡寒)이 낫고 기침도 멎으며, 몸이 따뜻해져 가벼운 감기라면 단번에 퇴치할 수 있다.

13 묵은 생강을 넣은 칡탕

우선 열탕으로 칡가루를 녹여 만든 칡탕에 생강을 갈아 즙만을 짜 넣고 거기에 꿀과 흑설탕 가루를 넣어 단맛을 내면 칡탕이 완성된다. 칡가루가 없으면 녹말 가루나 콘스타치로 대용해도 괜찮다. 이 칡탕을 뜨거울

칡 *Pueraria thunbergiana* (S. et Z.) Benth.

콩과. 갈잎 덩굴나무. 산기슭에서 길이 10m 이상 자란다. 잎은 어긋나고 3출겹잎이 얕게 갈라진다. 꽃은 8월에 적자색으로 피고 잎겨드랑이에 모여 달린다. 열매는 협과이고 넓은 선형이며 9~10월에 익는다.
한약명 : 갈근-덩이뿌리, 갈화-꽃
채취 : 가을 또는 봄에 덩이뿌리를 캐내어 겉껍질을 벗긴 다음 잘게 쪼개어 햇볕에 말린다. 꽃은 완전히 피었을 때 채취하여 햇볕에 말린다.
약성 : 맛은 달고 매우며 성질은 서늘하다.
효능 : 해열, 진경, 지갈, 지사, 주독해독
　뿌리 : 고열, 두통, 고혈압, 설사, 이명의

치료
　꽃 : 발열, 번갈, 식욕부진, 장출혈, 구토, 숙취의 치료

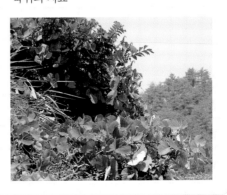

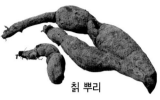

칡 뿌리

때 후후 불어가며 마시면 몸이 따뜻해지고 땀이 나온다. 브랜디나 정종을 넣으면 어른에게 적합한 음료로 맛도 더 좋아지고, 유산 음료 등을 넣으면 아이에게 적합한 음료가 되므로 조금만 신경을 쓰면 가족들 모두가 즐길 수 있는 음료가 된다.

이 묵은 생강의 칡탕은 발한 작용이 강력하고 지속적으로 몸을 따뜻하게 해주므로, 복용하고 곧 잠자리에 들면 효과를 높여 준다. 자고 있는 동안에 땀을 내어 감기를 날려 보내 주기 때문이다.

14 생강탕

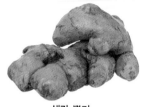

생강 뿌리

생강을 강판에 갈아서 설탕이나 꿀 약간과 함께 컵에 넣고 뜨거운 물을 부어 잘 저으면 생강탕이 된다. 이 생강탕을 자기 전에 마시면 경증의 감기일 경우 간단히 낫는다. 그때 후추를 몸에 발라 마사지를 하거나 발바닥의 장심에 후추를 바르고 자면 효과가 배가된다.

15 묵은 생강과 무탕

묵은 생강과 무를 강판에 갈아 섞어 놓은 것에 뜨거운 물을 부어서 자기 전에 먹으면 잘 듣는다.

생강 Zingiber officinale Roscoe

생강과. 여러해살이풀. 농가에서 재배하고 키 30~50cm 자란다. 잎은 어긋나고 긴 피침형이며 밑 부분이 잎집이 된다. 꽃은 8~9월에 황록색으로 피는데 한국에서는 잘 피지 않는다. 열매는 삭과이고 10월에 익는다. 뿌리줄기를 식용하고 약재로도 쓴다.
한약명 : 생강, 건강–뿌리줄기
채취 : 가을에서 초겨울 사이에 뿌리줄기를 캐내어 잔뿌리를 제거한다.
약성 : 맛은 맵고 성질은 조금 따뜻하다.
효능 : 발한발표, 온중(溫中), 지토, 거담, 해독, 소염
– 풍한감모, 구토, 담식, 천해, 장만(腸滿),

소화불량, 복통, 관절통, 생선 중독, 천남성과 반하의 중독 치료

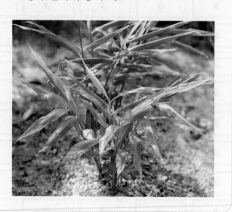

16 생강과 남천 열매를 달인 물

남천 열매 10개와 생강 두 조각, 거기에다 흑설탕 섞은 것을 베주머니에 넣고, 10분 이상 바짝 조린다. 이것은 엽차 대신에 마시기만 해도 가벼운 감기라면 깨끗하게 낫는다. 남천 열매에는 진해작용을 하는 성분이 함유되어 있으므로 기침을 멎게 하는 데 좋고, 잎도 넣으면 아세톤·청산·타닌 등에 의해서 소염·살균의 효과를 기대할 수 있으므로 열매도 잎과 함께 이용하면 좋다. 하지만 생잎을 먹으면 안 된다. 소량이면 큰 문제가 되지 않지만, 맹독성인 청산(靑酸)을 함유하고 있는 식물이므로 조심해야 한다.

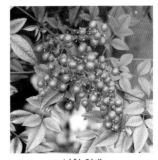

남천 열매

17 계란주(鷄卵酒)

청주 한 잔 정도를 부글부글 끓을 정도로 뜨겁게 해서 그 속에 달걀 두세 개를 넣고 잘 뒤섞어 자기 전에 단숨에 들이마신다. 가벼운 감기라면 다음날 아침에는 나을 것이다. 달걀은 거품이 날 정도로 저어 잘 풀어지도록 한다. 이 계란주를 마시면 땀이 많이 나서 해열 효과가 있고 영양 보충도 하게 된다. 혈액순환이 좋아지고 몸이 따뜻해져서 발한작용에도 효과적이지만, 이런

남천 *Nandina domestica* Thunb.

매자나무과. 늘푸른떨기나무. 약초로 재배하며 높이 3m 정도 자란다. 잎은 가죽질이고 작은 잎이 깃 모양으로 배열되며 타원상 피침형이다. 꽃은 6~7월에 흰색으로 피고 가지 끝에 원추화서로 달리며 꽃밥은 노란색이다. 열매는 장과이고 10월에 붉게 익으며 둥근 모양이다.

한약명 : 남천죽-전초

채취 : 잎은 여름에 채취하고 열매는 겨울에 채취하여 햇볕에 말린다.

약성 : 맛은 달고 시며 성질은 평하다.

효능 : 지해, 청간, 명목, 염폐(斂肺)
  – 해수, 천식, 백일해, 말라리아, 편도선염,

감모, 목적종통, 나력, 혈뇨, 타박상, 습진의 치료

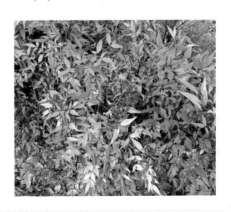

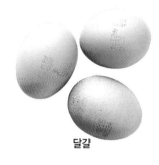

달걀

방법으로 먹기 어려운 경우에는 다음과 같이 하면 술에 약한 사람도 마시기 쉬워진다.

먼저 청주에 달걀을 넣은 다음, 꿀을 적당량 넣고 불에 올려놓는다. 거기에다 귤껍질(바깥쪽의 두꺼운 껍질)의 즙과 강판에 간 생강, 살게 썬 파를 한 줌 넣는다. 이것을 잘 섞어서 마신 다음 곧장 잠자리에 들면 두통이나 오한이 없어지고 잠이 잘 오며, 다음날 아침에는 감기가 완전히 날아갈 것이다. 어느 지방에서는 차가운 청주에다 달걀을 넣어 마시기도 한다.

기타 효능 : 불면증의 치료에도 효과가 있고 정력 증강에도 도움이 된다.

18 **파 된장**

된장은 영양 가치 외에도 고혈압 예방, 항산화와 항암 작용, 간기능 강화, 치매 예방 효과 등의 생리 활성이 알려져 있는 유용한 식품이다.

초기 감기에는 10원짜리 동전 크기로 뭉친 분량의 된장과 잘게 썬 생파를 물컵에 넣어 뜨거운 물을 붓고, 이것을 잘 뒤섞어 후후 불면서 자기 전에 복용한다. 자고 있는 동안에 땀이 많이 나고, 다음날 아침에는 완쾌될 것이다.

참깨 *Sesamum indicum* Linne

참깨과. 한해살이풀. 농가에서 재배하고 키 1m 정도 자란다. 잎은 마주나고 끝이 뾰족한 긴 타원형이다. 꽃은 7~8월에 연분홍색으로 피고 잎겨드랑이에 1송이씩 밑을 향해 달린다. 열매는 원기둥 모양 삭과이고 씨는 검은색·노란색·흰색이다.

한약명 : 호마, 흑지마~씨

채취 : 씨가 여물 때쯤에 전초를 베어 햇볕에 말린 후 씨를 털고 잡질을 없앤다.

약성 : 맛은 달고 성질은 평(平)하다.

효능 : 보간신, 활장, 강근골

– 신체허약, 현훈, 풍비, 간과 콩팥이 허하여 다리가 아픈 데, 부스럼과 가려움증, 대변조결, 머리가 일찍 희어지는 데, 산모의 젖부족, 변비의 치료

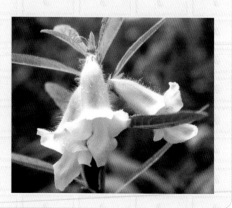

기타 효능 : 식욕증진에 효용이 있고 오한이 날 때 복용하면
몸이 따뜻해지고 기분이 맑아진다.

19 파 첩약(貼藥)

코감기에 걸리면 콧물이 줄줄 나와서 귀찮을 뿐만 아
니라 매우 곤란하다. 그런 때 파의 흰 부분(파흰밑)을
1cm 크기로 잘라서 잘 때 코의 위끝 부분에 붙인다. 그
러면 얼마 후에 콧물이 멎고 상쾌해질 것이다. 아기는
손으로 떼어 버리지 않도록 반창고로 고정시켜 준다.

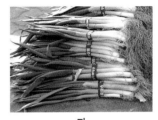

파

20 곤약 첩약

곤약은 구약나물의 땅속줄기를 가공한 곤약을 9cm
정도의 크기로 잘라, 이것을 데워서 코를 싸는 것처럼
대고 따뜻하게 하면 줄줄 나오던 콧물이 신기하게도 멎
는다. 응급조치 방법이므로 감기에는 직접적인 효과가
있는 것은 아니다. 그러니 감기 치료에는 다른 방법을
이용하도록 하고, 코를 시원하게 하는 일시 요법으로는
매우 효과적이다.

21 참기름

가벼운 코감기라면 콧구멍에 참기름을 바르는 것만
으로도 편해진다.

기타 효능 : 화상, 악성종기에는 참기름을 환부에 바르면 효
과를 볼 수 있다.

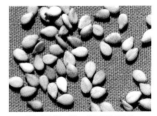

참기름을 짜는 원료인 참깨

22 잉어의 생피

잉어는 허약 체질인 사람을 비롯해서 병이나 피로 등
으로 쇠약해진 몸에 좋고, 특히 잉어의 생피는 폐렴에
효과가 매우 좋아 옛날부터 이용되어 왔다. 폐렴은 감
기가 오랫동안 계속되면 발생하는 그 후유증으로 생명
을 위협하는 심각한 병이다. 감기가 중증이 되어 열이
높아지고 호흡이 곤란해지며, 오한·가슴의 통증·기
침·담·두통·목의 염증 등이 심해져서 결국에는 사
망하는 무서운 병이다. 그런 위험을 잉어의 생피가 치
료해 주는 셋이다. 그런 만큼 감기 초기에는 잉어의 싱

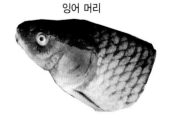

잉어 머리

싱한 생피를 마시면, 즉시 그 효과가 나타난다.

[제2장 83, 제8장 06 참조]

23 술지게미된장국

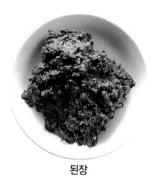

된장

술지게미는 곡식으로 술을 빚은 후에 술을 걸러내고 남은 찌꺼기이다.

우엉·잘게 썬 파·잘게 썬 생강·다진 마늘, 기타 야채류를 듬뿍 넣은 다음 돼지고기 따위를 넣은 된장국에, 된장의 양보다 조금 적게 술을 거르고 난 찌꺼기인 지게미를 풀어 넣는다. 파·생강·마늘·지게미 등이 몸을 따뜻하게 오래 지속시키고 감기의 바이러스를 퇴치하는 활동을 하므로 다음날 아침에는 훨씬 편해진 것을 느낄 것이다. 그리고 아침은 매실장아찌에 된장을 넣은 뜨거운 엽차를 한 잔 마시면 완전히 감기를 몰아낼 수가 있다. 아침의 된장국에 파를 듬뿍 넣으면 좋다.

기타 효능 : 술지게미를 된장국에 넣으면 맛이 좋아지고, 감기 예방과 건강 유지에도 도움이 된다.

24 벚꽃탕

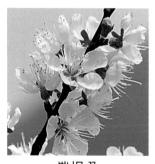

벚나무 꽃

벚꽃이 피면, 매실장아찌의 매실 식초에 차즈기잎과 벚꽃을 꽃받침째 넣어 2~4개월 둔다. 그러면 차즈기잎의 붉은색이 우러나고 벚꽃의 색깔이 더욱 아름답게 물드는 벚꽃탕이 되는데, 이것을 감기가 들었다고 느껴질 때 2~3개 꺼내서 뜨거운 물에 넣어 잠자리에 들기 전에 복용한다. 벚꽃 향기가 은은하게 도는 내복약으로 효과가 뛰어나, 가벼운 증상이면 하룻밤 사이에 완쾌된다. 또 벚꽃은 겹벚꽃이 더 효능이 좋다고 한다.

25 곶감 담금탕

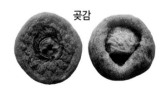

곶감

곶감 표면의 흰 가루도 한방에서는 시상(柿霜)이라고 해서 감기약으로 잘 쓰인다. 이 시상을 벗겨내지 않고 곶감을 통째로 뜨거운 물에 담가서 먹어도 효과는 변하지 않으므로 하루에 2~3회 복용한다.

기타 효능 : 감꼭지를 물이 1/2 정도 줄어들 때까지 끓여 그 물을 마시면 딸꾹질이나 야뇨증에 효과적이다.

26 광귤즙 된장

광귤은 쓴 오렌지라고도 불리며 기의 순환을 촉진하는 효능이 있다. 광귤의 즙을 짜서 된장에 섞어, 그 속에 무나 당근을 잘게 썰거나 강판에 갈아서 혼합한 것을 먹는다. 된장의 효모(酵母)와 무의 소화력, 그리고 당근에 함유된 카로틴, 비타민 C의 효력을 모두 이용한 절묘한 감기 치료의 식품으로 높이 평가되고 있는 선인의 처방책이다.

기타 효능 : 치조농루(齒槽膿漏)로 괴로움을 받고 있는 사람에게도 좋다.

27 금감탕(金柑湯)

잘 익은 금감 50개 정도를 깨끗이 씻어 냄비에 넣고 열매량보다 1.2배량 정도 물을 넣어 센 불로 끓이다가 금감이 삶아지면 설탕을 넣어 열매껍질이 투명해질 때까지 더 끓인다. 이렇게 만들어진 탕액을 감기가 걸렸을 때 복용한다.

금감나무의 열매는 엽차에 곁들이면 맛있으므로 평소에도 자주 먹게 되면 감기 예방에 좋은 효과를 볼 수 있다. [제1장 73 참조]

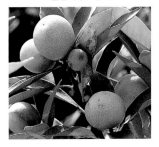

금감나무 열매

감나무 *Diospyros kaki* Thunb.

감나무과. 갈잎 큰키나무. 과수로 재배하며 높이 6~14m 자란다. 잎은 어긋나고 가죽질이며 타원형이다. 꽃은 5~6월에 황백색으로 피고 잎겨드랑이에 1송이씩 달린다. 열매는 장과이고 달걀 모양이며 10월에 주황색으로 익는다. 열매를 먹는다.

한약명 : 시체-감꼭지, 시엽-잎

채취 : 가을에 열매를 채취하여 감꼭지를 뜯어 햇볕에 말린다. 잎은 수시로 채취하여 바람이 잘 통하는 그늘에서 말린다.

약성 : 맛은 쓰고 성질은 평(平)하다.

효능 : 양혈(凉血), 지혈

ㅡ 해수, 폐기종, 딸꾹질, 설사, 야뇨증, 치

창(痔瘡)의 치료

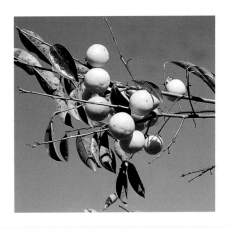

28 표고버섯술

　35도짜리 담금 소주에 잘 자란 표고버섯을 넣고 4일쯤 지나면 표고버섯을 새로 바꿔 넣는다. 이것을 4~5회 반복하는 것만으로 감기의 특효약인 표고버섯술이 완성된다. 표고버섯의 향기가 나는 훌륭한 감기약이 되는 것이다.

　감기 증상이 나타날 때 이 표고버섯술 한 숟가락 정도씩 하루 3~4회 복용하면 놀랄 만큼 효과가 나타날 것이다.

　미국 미시건대학교의 코크런 교수의 연구에 의하면, 감기 등 바이러스계의 병에 표고가 좋은 이유가, 표고버섯의 포자(胞子)에 함유된 항체물질(인터페론)의 작용 때문이라고 한다. 표고버섯의 균(菌)이 인간에게 좋지 않은 균을 퇴치해 주는 것인데, 체험에 의해서 발견해낸 표고버섯과 소주 각각의 효과가 합해져서 효력이 배가되는 것이다.

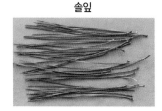

표고버섯

솔잎

29 솔잎을 끓인 물

　깨끗이 손질한 솔잎(소나무 잎)을 물에 넣고 끓여서 그 물이 절반 정도로 줄어들 때까지 달여지게 되면 감

비파나무 *Eriobotrya japonica* Lindl.

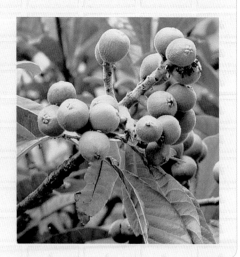

　장미과. 늘푸른중키나무. 주로 관상용으로 재배하며 높이 10m 정도 자란다. 잎은 어긋나고 긴 달걀 모양이다. 꽃은 10~11월에 흰색으로 피고 가지 끝에 원추화서로 달린다. 열매는 둥근 이과이고 다음해 6월에 노란색으로 익는다. 잎을 약재로 쓴다.
한약명 : 비파엽-잎
채취 : 초가을에 잎을 채취해 잎 뒷면과 가장자리의 털을 제거하고 햇볕에 말린다.
약성 : 맛은 달고 시며 성질은 평온하다.
효능 : 건위, 이뇨, 진해, 거담
－폐열해수, 위열구토, 설사, 열병갈증, 만성기관지염의 치료

기약이 다 된 것이다. 맛을 보아 떫고 시큼할 정도로 진한 것이 좋은데 이 솔잎 끓인 물을 하루 1회 복용하면 꽤 오래된 감기라도 효과를 볼 수 있다.

기타 효능 : 중풍 · 류머티즘 · 천식 · 고혈압 · 빈혈 등의 치료에도 잘 듣는다. [제2장 59, 제3장 05 참조]

30 쪄서 구운 비파나무잎

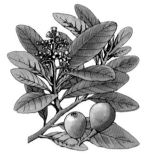

비파나무

비파나무잎을 질그릇 냄비에 넣어 뚜껑을 덮고 약한 불로 3시간 정도 물기 없이 불에 검게 굽는다. 뚜껑 사이에서 연기가 나오지 않게 되면 냄비를 불에서 내려놓아, 구운 비파나무잎이 식으면 유발(약재를 가는 도구)에 옮겨 고운 가루를 만든다. 오래 두고 먹을 수가 있으므로 주둥이가 넓은 병에 보관한다.

감기에 걸리면 이 비파나무잎 가루를 1회에 반 숟가락씩 복용한다.

비파나무잎의 효능은 일상의 건강 유지외에도 감기에 걸렸을 때, 그리고 거기에 수반하는 기침이나 담을 없애는 데도 이용된다. 비파나무잎은 12월부터 2월경까지의 거무스름하고 뻣뻣한 것이 가장 효과가 좋다.

기타 효능 : 위장병 · 현기증 등에도 효과를 볼 수 있다.

31 비파잎탕

비파나무잎 몇 개를 채취하여 잎 뒷면의 털을 문질러 없앤 다음, 물로 깨끗이 씻어내고 냄비에 물을 넣고 함께 끓인다. 약한 불로 끓이다 물이 절반 정도가 되면 불을 끄고 흑설탕을 넣어 단맛을 낸다. 이렇게 만든 비파잎탕을 하루 2~3회, 2일 정도 꾸준히 마시면 초기 감기는 쉽게 치료된다.

32 검게 쪄서 구운 귤

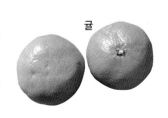

귤

귤을 통째로 가능하면 숯불로 굽거나 귤을 알루미늄 호일로 싸서 가스불로 천천히 껍질이 검게 변할 때까지 구워서 뜨거울 때 후후 불면서 먹고 잠자리에 든다. 초기 감기라면 다음날 아침에는 씻은 듯이 나을 것이다. 증세가 심하다 해도, 이틀 정도 계속해서 먹으면 그 효과는 스스로 놀랄 정도로 좋아진다.

33 쪄서 구운 마늘·귤껍질· 매실장아찌를 섞은 가루

비파 잎을 쪄서 구운 것과 같은 방법으로 마늘, 귤껍질, 매실장아찌 등도 만들어, 각각 5:5:3의 비율로 유발에 갈아 미세한 가루로 만든다. 이 가루를 반 숟가락 정도씩 하루에 3회 복용하면, 감기가 중기에 이르러도 조금씩 차도를 보이며 효과가 나타날 것이다.

34 해바라기 꽃을 달인 물

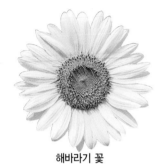

옛날에는 해바라기의 꽃을 잘라 처마에 거꾸로 매달라 말려 두기도 했었는데, 이 말린 해바라기 꽃을 물에 넣고 달인 물을 복용하면 감기에 잘 들었기 때문이다.

두통이나 해열의 치료에는 해바라기 잎도 함께 넣고 달인 물을 복용하면 더욱 효과가 빠르다.

기타 효능 : 해바라기 꽃을 달인 물은 류머티즘의 치료에도 효과가 있다.

해바라기 꽃

35 소금물

감기에 걸렸다고 생각되면, 밤에 굵은 소금으로 좀 진하다 싶게 소금물을 사발에 10분의 8 정도 만들어 목

해바라기 *Hellanthus annuus* L.

국화과. 한해살이풀. 마을 부근의 밭 가장자리에서 키 2m 정도 자란다. 전체에 억센 털이 있다. 잎은 어긋나고 넓은 달걀 모양이며 가장자리에 큰 톱니가 있다. 꽃은 8~9월에 노란색으로 피고 줄기 끝에 두상화로 달린다. 열매는 달걀 모양 수과이고 10월에 익으며, 씨는 회색 바탕에 검은색 줄이 있다.

한약명 : 향일규엽-잎

채취 : 여름에 잎을 채취하여 햇볕에 말린다.

약성 : 맛은 달고 성질은 따뜻하다.

효능 : 건위, 절학, 해독, 혈압강하
– 고혈압, 말라리아, 정창의 치료

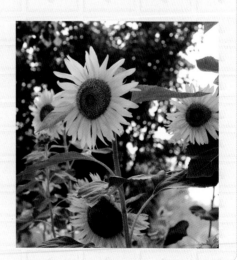

욕 전에 마시고 몸을 따뜻하게 하고 바로 잠자리에 든다. 밤중에 땀이 많이 흐르겠지만 다음날 아침에 일어났을 때는 벌써 기분이 상쾌할 것이다.

2 목이 아플 때, 기침이 멈추지 않을 때, 가래가 나올 때의 감기 치료법

(1) 목감기에 걸렸을 때

36 치자를 달인 물

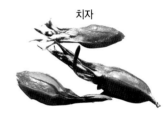
치자

그늘에서 말린 치자나무의 열매(치자) 20개쯤을 약한 불로 1시간 정도 물 색깔이 붉은 양주 빛깔처럼 변할 때까지 달인다. 목감기에 걸렸을 때 이 달인 물을 한 숟가락만 마셔도 목의 불쾌감이 순식간에 회복된다. 이렇게 증상이 없어져도 마음을 놓지 말고 다시 한 잔, 이 달인 물을 마셔 두자. 그러면 거의 하루 만에 완벽하게 중증인 목의 통증은 사라져 버린다. 먹다 남은 치자 달인 물은 병에 넣어 냉장고에 넣어 냉장 보관한다.

기타 효능 : 편도선염에도 좋다. 또, 입 안이 해지거나 잇몸이 부었을 때도 효과가 있다.

치자나무 *Gardenia jasminoides* Ellis for. *grandiflora* Makino

꼭두서니과. 늘푸른 떨기나무. 높이 1~2m 자란다. 잎은 마주나고 긴 타원형이다. 꽃은 6~7월에 피고 흰색이지만 시간이 지나면 황백색으로 되며 가지 끝에 1송이씩 달린다. 열매는 달걀 모양이며 9월에 황홍색으로 익는다.

한약명 : 치자—열매

채취 : 가을에 익은 열매를 따서 햇볕에 말린다.

약성 : 맛은 쓰고 성질은 차갑다.

효능 : 금은화 : 청열, 사화(瀉火), 양혈(凉血), 진통, 지혈, 이뇨

– 감기, 두통, 황달, 각기, 토혈, 비출혈(코피), 혈뇨, 불면증, 소갈, 결막염, 창양, 좌상통의 치료

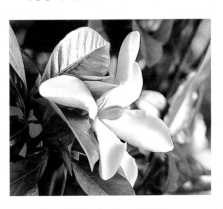

37 꿀을 섞은 무즙

목이 아플 때는 무즙에 그 3분의 1 정도 분량의 꿀을 넣은 것을 하루에 몇 차례 한 숟가락씩 계속해서 복용한다. 이것을 3일 정도 계속 복용하면 열이나 목의 통증이 완전히 없어진다.

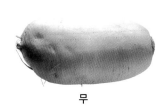

무

38 꿀이 밴 무즙

무를 젓가락 모양처럼 가늘고 길게 잘라 이것을 편평한 접시에 담은 다음 그 위에다 꿀을 충분히 붓는다. 이렇게 해서 3~4시간이 지나면 무에서 즙이 나와 꿀과 섞이므로, 이것을 감기에 걸렸을 때 한 숟가락씩 하루에 여러 번 복용한다. 그러면 목의 통증이나 기침도 깨끗이 없어져 버린다.

39 물엿이 밴 무즙

깨끗하게 씻은 무를 5mm 정도 두께로 둥글게 썰어 거기에다 빵에 버터를 바르듯 물엿을 바른다. 이 물엿을 바른 둥글게 썬 무를 접시에 여러 개 쌓아올려 15cm 정도의 높이가 되게 한다. 이것을 접시에 넣은 채 한참을 놓아두면 물엿이 밴 무즙이 접시 바닥에 걸

꿀벌 *Apis cerana* Fabr.

꿀벌과. 곤충. 산지에서 무리지어 서식하며 몸길이 1.2~2cm 정도 자란다. 날개는 투명하고 황색이며. 맥은 흑갈색이고 발목마디는 황갈색이다. 수컷이 더 크고 암컷은 암갈색을 띤 회황색이 많다. 제1·2배마디는 적갈색이며, 각 마디에 회황색의 띠가 있다. 여왕벌은 더듬이와 머리방패의 가장자리가 암갈색인 점이 다르다.
한약명 : 봉밀-벌집의 꿀을 모은 것
채취 : 봄부터 가을까지 벌통의 꿀을 채취한다.
약성 : 맛은 달고 성질은 평하다.
효능 : 완급지통, 윤폐지해, 윤장통변, 해독

– 궤양, 외상, 화상, 티눈, 이질, 복통, 자궁출혈의 치료

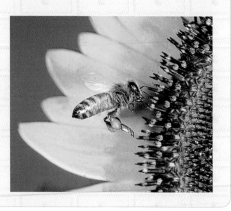

쭉한 액체가 되어 흘러나온다.

이 무즙과 물엿이 밴 것을 감기가 걸렸을 때 하루 몇 차례 먹는다. 목의 통증이 가시고, 그치지 않았던 기침도 편해진다. [제1장 07 참조]

40 꿀과 무즙의 혼합액

먼저 무를 1cm 정도의 크기로 썰어 주둥이가 넓은 병에 넣고, 그 무가 잠길 때까지 듬뿍 꿀을 얹는다. 이것을 밀봉해서 어둡고 시원한 곳에 3일쯤 두면 무에서 수분이 배어 나와 꿀과 섞인다. 이렇게 해서 혼합된 액체가 감기에 효과가 있고, 이것을 한 숟가락쯤 찻잔에 넣고 뜨거운 물을 부어 마시면 기침이 그치고 목의 통증도 덜해질 것이다.

기타 효능 : 여기에 무의 마른 잎을 잘게 썰어 입욕제로 욕조에 넣고 목욕하면 부인병에 좋고 대하의 치료에도 효과적이다.

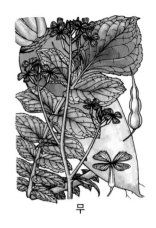

무

41 마늘과 꿀이 든 무즙

꿀과 무즙만을 섞은 것이 미적지근하게 느껴지는 사람이면, 꿀과 강판에 간 무를 혼합 복용해도 좋을 것이다. 꿀과 무즙의 혼합 비율은 반반으로 한다. 더욱더 효과를 높이기 위해서는 마늘을 담근 꿀을 이용하면 좋다. 이것을 사용하면 목이 불쾌한 것과 감기에 의한 온몸의 불쾌감이 없어져 버릴 것이다. 그것은 꿀의 소염작용, 마늘의 살균력이 최상으로 작용하기 때문이다.

하지만 늘 목이 붓거나 열이 자주 나는 사람은 과학적인 검사를 해야 한다. 근본적으로 중대한 문제가 있기 때문이다. [제9장 29 참조]

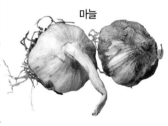

마늘

42 마늘과 흑설탕을 섞은 꿀

마늘 100g, 흑설탕 50g, 꿀 10숟가락을 준비한다. 마늘을 강판에 갈아서 그릇에 담고 여기에 잘게 빻은 흑설탕과 꿀을 넣고 잘 저어 뒤섞는다. 이렇게 만든 것을 하루에 숟가락으로 절반의 분량을 아침저녁 2번씩 계속 복용하면 목이 아픈 증세를 수반하는 감기에는 잘 든다.

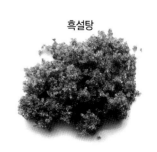

흑설탕

　　한번에 많은 양을 만들어서 주둥이가 넓은 병에 넣고 볕이 들지 않는 찬 곳이나 냉장고에 두면 오래 보관할 수 있다.

기타 효능 : 상용하면 강장제로서도 효과가 있다.

43 말린 귤껍질과 검정팥을 넣고 끓인 물

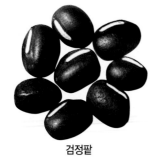

검정팥

　　검정팥은 콩의 일종으로 껍질이 검기 때문에 흑두(黑豆)라고 불리고 있다. 따라서 영양분은 여느 콩과 같다. 지방분도 다른 콩처럼, 대부분이 리놀산이나 리놀레인산 등으로 콜레스테롤이 함유되지 않은 식품이다. 검정팥은 옛날부터 목소리를 좋게 하고 기침을 그치게 하는 작용이 있다고 알려져 있다. 목을 지나치게 사용하여 목이 쉬었을 때 종종 사용되어 왔다. 그것은 검정팥에 함유되어 있는 미량의 사포닌이 작용하기 때문이다.

　　감기에 말린 귤껍질과 검정팥을 넣고 끓인 물을 마신다. 검정팥은 꿀 또는 간장으로 졸이고 여기에 귤껍질을 잘게 썰어 넣고 다시 졸인다. 귤 등의 감귤류에 들어 있는 비타민 C는 감기의 바이러스를 억제하는 작용이 있으므로 귤과 검정팥의 혼합은 목이 아픈 감기에 적합한 묘약이다. [제1장 59 참조]

44 생파 찜질

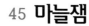
마늘의 비늘줄기와 뿌리

　　목이 아플 때는 생파를 얇고 둥글게 썰어 거즈로 싸서 목에 감는다. 파의 점액이 체온 때문에 바싹 마르게 되면 새 파로 교환한다. 이렇게 여러 번 되풀이하고 있는 동안에 목의 통증도 사라진다.

45 마늘잼

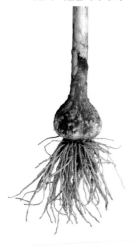

　　먼저 껍질을 벗긴 마늘 5개를 찜통에 넣고 20분 정도 찐다. 찐 마늘을 잘 으깨어 두꺼운 냄비에 넣고 꿀 500g 정도를 넣은 다음 2시간 정도 천천히 약한 불로 조린다. 이 마늘 잼을 자기 전에 한 숟가락 복용하면 목이 부드러워지고 편해진다. 병에 넣어 냉장 보관한다.

기타 효능 : 빈혈, 위를 튼튼하게 하기 위한 약이다.

46 매실장아찌탕

매실장아찌 1~2개를 약한 불에 천천히 구운 후 찻잔에 넣고 거기에 뜨거운 물을 붓는다. 이 매실장아찌탕을 1~2일 계속 마시면 얼마 되지 않아 통증이 줄어들 것이다. [제1장 63 참조]

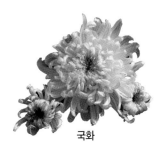

매실장아찌

47 말린 국화를 달인 물과 국화주

국화의 꽃잎만을 따서 말린 것을 물에 붓고 달인다. 처음보다 절반 정도의 분량이 될 정도로 달인 액체는, 목의 통증이나 불쾌감을 없애 준다.

국화는 기타 감기에 따르는 두통·복통·해열에도 효력을 나타내므로 약용술을 만든다. 국화주(菊花酒)는 국화와 술의 배합을 1:3으로 해서 넓은 주둥이의 병에 넣고, 밀폐해서 2~3개월 되면 마실 수 있다.

생국화를 초장에 찍어 먹는 경우도 있는데 이것은 국화가 필 무렵이면 감기를 날려 보내는 음식물로 자주 활용된다. 순수한 초를 사용하면 초에 포함된 아미노산 등의 작용에 의해서 내장 기능은 활발해지고, 혈액도 정화되어 감기 등의 바이러스가 침입해도 거기에 대한 저항력이 강해지기 때문이다.

파 *Allium fistulosum* L.

백합과. 여러해살이풀. 농가에서 재배하고 키 70cm 정도 자란다. 잎은 끝이 뾰족한 통 모양이고 밑동이 잎집이 되며 2줄로 자란다. 꽃은 원기둥 모양이며 6~7월에 흰색으로 피고 꽃줄기 끝에 모여 달리며 꽃잎 조각은 6개이다. 열매는 삭과이고 9월에 익으며 씨는 검은색이다.

한약명 : 총백-파흰밑

채취 : 봄부터 가을 사이에 뿌리줄기(파흰밑)를 수시로 채취하여 사용한다.

약성 : 맛은 맵고 성질은 따뜻하다.

효능 : 건위, 발한, 해열, 거담, 이뇨, 억균
 - 풍한표증, 감기, 소화불량, 설사, 세균성

적리, 저혈압, 태동불안, 부스럼, 궤양의 치료

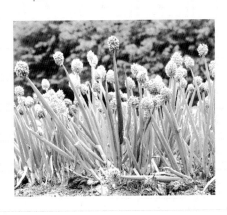

기타 효능 : 피로회복 · 고혈압 · 동맥경화 등에도 효과를 발휘한다.

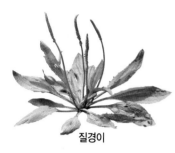

질경이

48 질경이를 달인 물

마당이나 들에 자생하는 질경이를 달여서 뜨거운 물이 절반이 될 만큼 달인 액체를 하루에 여러 번 복용하면 효과적이다. [제1장 75, 제2장 39 · 85 참조]

49 청주 찜질

감기로 목이 아플 때 청주(정종)를 이용한다. 청주는 쌀누룩으로 빚은 맑은 술이다. 거즈를 작게 잘라 청주를 적셔서 목에 대고 그 위에다 붕대를 감는다. 거즈가 마르면 청주를 다시 적셔서 또 목에 댄다. 이렇게 해서 2~3회 되풀이하고 있는 동안에 통증이 사라진다.

50 소금물 양치질

컵에 굵은 소금을 한 줌 넣고 물에 녹여, 이것으로 가글을 하면 다음날 아침에는 통증이 없어진다. 재발이 없도록 다음날도 아침저녁 2회 양치질을 반복하면 깨끗이 치유된다. 이렇게 하면 코로나19도 예방된다.

국화 *Chrysanthemum morifolium* Ramat.

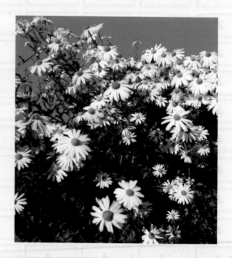

국화과. 여러해살이풀. 산기슭에서 키 1m 정도 자란다. 잎은 어긋나고 깃꼴로 깊게 갈라진다. 꽃은 9~10월에 노란색으로 피고 가지 끝에 두상화서로 1송이씩 달린다. 열매는 수과이고 10~11월에 익는다.
한약명 : 국화·꽃봉오리
채취 : 가을에 꽃잎만 채취하여 햇볕에 말린다.
약성 : 맛은 맵고 달고 쓰며 성질은 조금 차갑다.
효능 : 소풍, 청열, 평간, 명목, 해독
－두통현훈, 목적종통, 풍열감모, 피부발진, 위산과다, 소화불량, 구취의 치료

51 감자즙

　목이 부어 아프거나 편도선염에 걸리면 생감자를 강판에 갈아 생긴 즙을 탈지면에 흠뻑 묻혀 목에 대고 붕대로 감고 있으면 통증과 부기가 잦아들고 염증이 사라진다. 체온 때문에 즙액이 바싹 마르면 새것으로 바꿔 붙이도록 한다.

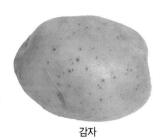

감자

　감자는 물집이 생기는 경향이 있는 병에 좋고 잘 붓는 증상에도 효과가 있으며 또한 강장 효과도 있다. 독일에서는 이 감자를 국민식(國民食)이라고 정해 감자 생산을 장려한 일이 있을 정도이다. 더욱이 1940년에는 감자가 만병 통치약으로서 인간의 몸에 없어서는 안되는 식품이라고 생각된 적도 있었다.

기타 효능 : 감자즙을 복용하면 위가 더부룩할 때, 위궤양(胃潰瘍)에도 잘 듣는다. [제2장 02 참조]

52 만려지즙(여주즙)

　만려지(萬慮枝)는 여주의 다른 이름이다. 여주는 덜익은 열매를 쓰는데 거무스름할수록 효과가 더 있다. 여주즙을 헝겊에 묻혀 목에 붙이면 통증이 줄어드는데, 익은 여주를 먹어도 감기에 효과가 있다.

　여주를 통째로 불에 구워 표면을 좀 그슬리고, 반을 쪼개어 속을 빼낸 다음 얇게 썰어 가다랭이포를 곁들여 간장 맛으로 먹는 게 보통이다. 또는 여주를 얇게 썰어 기름에 볶다가 된장으로 맛을 내어 먹는 방법도 있다. 기름에 볶는 것은 여주가 야채 중에서도 특히 천연의 비타민 C가 많으므로, 감기 바이러스 퇴치에 중요한 비타민 C의 유출을 방지하기 위한 것이다. 게다가 여주는 강장 효과도 뛰어나 남국 요리에서는 빠지지 않고 꼭 등장한다.

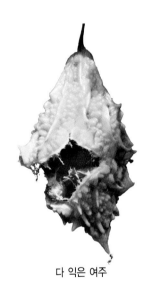

다 익은 여주

기타 효능 : 건위(健胃) · 간장 강화 · 발기불능에도 효과를 나타낸다.

53 쑥즙

　쑥으로 즙을 내어 주스처럼 만들어 하루에 3회, 한 숟가락씩 계속 복용하면 낫는다. 햇볕에 말린 쑥으로

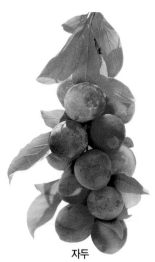

자두

쑥차를 만들어 이것을 다른 차 대신 먹으면 좋다.

[제2장 41, 제3장 14 참조]

54 자두 찜구이

씨를 제거한 자두를 알루미늄박으로 싸서 찜구이로 만들어 먹는다.

이것만으로도 즉시 효과를 볼 수 있지만 그래도 마음이 놓이지 않을 때는 자두의 생과육을 목에 바르면 더욱 효과를 기대할 수 있다.

기타 효능 : 자두는 알코올성 간염의 치료에 잘 듣는다. 그러므로 술안주로 자두를 곁들이는 것도 간장(肝臟)을 위해서는 좋다. 또 담배 연기가 자욱한 곳에서 이 자두를 먹으면 목이 아릿한 증상을 치료해 주므로 이용해 봄 직한 방법이다.

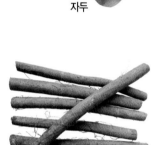

우엉

55 우엉생잎즙

우엉의 생잎과 밥알을 섞어 곤죽처럼 될 때까지 짓이겨 이것을 헝겊에 싸서 목에 붙이면 통증이 거짓말처럼 싹 사라진다.

기타 효능 : 관절염·외이염·치통에도 잘 듣는다. 우엉은 옛날부터 중풍 치료에 사용되어 왔다. 이것을 먹으면 다리와 허리의 힘이 되살아나 일어날 수 있다고 해서 약처럼 사용되어 온 것이다.

56 매실 엑스와 마늘 혼합액

우선 매실 과육은 엑스를 만든다. 매실 엑스는 매실 장아찌의 30배의 효과가 있다고 하므로, 이것만으로도 약효가 큰 약이 된다. 만드는 방법은 다음과 같다.

① 푸른 매실 4~5kg을 씨를 빼내고 으깬다.

② 면으로 된 주머니에 넣어 즙을 짠다.

③ 냄비에 짜낸 즙을 넣고 아주 약한 불에서 끓이면서 휘저어 준다.

④ 청황색의 액체였던 것이 점점 갈색으로 바뀌면서 액체 상태였던 것이 점점 거품으로 변하고, 끈적끈적하게 되므로 이 거품을 주걱으로 떠올려 보아서, 실처럼 길게 늘어지게 되면 불을 끈다. (①에서 ④까지 약 2시간 정도 걸린다.)

⑤ 오랫동안 보관하려면 병에 넣어 둔다.

편도선염이나 목이 부어 아플 때는 이 매실 엑스를 3
분의 1 숟가락 분량과 작은 마늘 한 조각에서 얻어진
마늘 즙을 섞어 찻잔에 넣고 따뜻한 물을 부어 양치질
을 하거나, 2배로 엷게 해서 목에 바르면 효과가 있다.

기타 효능 : 복통·설사·변비·빈혈 등에 뛰어난 효과가
있다. [제2장 51·53·103 참조]

(2) 기침이 나거나 가래가 나오는 감기일 때

57 연근탕

먼저 무를 주사위 모양으로 썰어 꿀에 재운 다음 병
에 넣어 7~10일 정도 냉장고에 넣어 숙성시켜 무엿을
만든다. 다음에 말린 연근을 썰어서 주전자에 넣고 원
래의 물이 절반이 될 때까지 바짝 졸이면 진한 갈색의
액체가 만들어진다. 연근을 졸인 액체에 무엿을 단맛이
알맞게 될 때까지 더해서 맛을 내면 연근탕이 된다.

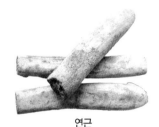

연근

감기는 이 연근탕을 하루 3회 복용하는 것으로 치유
되며 그렇게 심하지 않을 때는 밤에 자기 전에 사용하
는 것만으로도 아침에는 기침과 가래가 멎는다.

기타 효능 : 위궤양·빈혈에도 효과가 잘 나타난다.

자두나무 *Prunus salicina* Lindl.

장미과. 갈잎중키나무. 높이 10m 정도 자
란다. 잎은 어긋나고 긴 달걀 모양이며 가장
자리에 둔한 톱니가 있다. 꽃은 잎이 나기
전인 4월에 흰색으로 피고 3송이씩 모여 달
린다. 열매는 핵과이고 7~8월에 황적색으
로 익는다. 열매를 식용한다.

한약명 : 이자-열매

채취 : 여름에 익은 열매를 채취하여 햇볕
에 말린다.

약성 : 맛은 쓰고 떫으며 성질은 따뜻하다.

효능 : 생진, 이수, 척열(尺熱), 청간, 청열,
해독, 하기

-복수, 소갈, 허로골증(虛勞骨蒸)의 치료

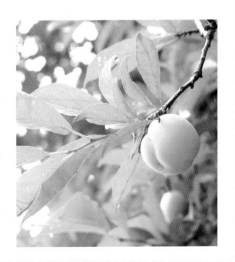

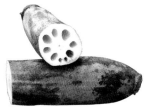

연근

58 연근즙

생연근을 갈아서 거즈로 거른 즙에 꿀을 넣어 먹기 쉽게 한다. 한 숟가락으로도 효과가 있다. 하루에 여러 번 복용한다. [제9장 19, 제10장 09 참조]

기타 효능 : 자양·강장·건위(健胃)에도 효과가 있고, 상처가 났을 때 바르면 지혈 효과가 있다.

59 말린 귤껍질

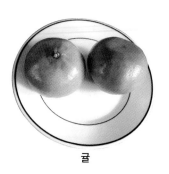

귤

귤껍질을 말린 것은 한방약으로 이용되며 진피(陳皮)라고 부른다. 귤껍질은 건위·진해에 도움이 되므로 가정에서도 귤을 먹고 나서 껍질을 말려 잘게 썰어 달여 먹으면 기침이 날 때 효과를 발휘한다.

귤껍질에는 감기의 바이러스를 물리치는 데 도움이 되는 비타민 C가 풍부하다. 현재 시판되는 귤의 대부분이 농약을 쓰므로, 귤껍질을 쓰기 위해서는 농약을 사용하지 않은 귤을 고르는 게 중요하다. [제1장 43 참조]

기타 효능 : 귤을 통째로 먹으면 암 예방이 된다고 하며, 껍질만으로도 나쁜 콜레스테롤을 추방하고 혈압을 안정시킨다. 정신적 스트레스를 해소하는 효과도 있으므로 반드시 귤껍질과 늘 가까이 하기를 권한다.

연꽃 *Nelumbo nucifera* Gaertner

연꽃과. 여러해살이물풀. 연못에 자란다. 잎은 뿌리줄기에서 나와 물 위에 높이 솟고 둥글며 지름 약 40cm이다. 꽃은 7~8월에 분홍색이나 흰색으로 피고 꽃자루 끝에 1송이씩 단정화서로 달린다. 열매는 타원형 견과이고 9월에 검은색으로 익는다.

한약명 : 연근─뿌리줄기, 연실·연자육─씨

채취 : 늦가을에 씨를 채취하여 햇볕에 말린다. 뿌리줄기는 겨울에 캐낸다.

약성 : 맛은 달고 떫으며 성질은 평(平)하다.

효능 : 양심, 자양, 익신, 보비, 삽장, 진정, 수렴, 지혈, 지사, 항암

─ 신체허약, 위장염, 폐결핵, 비암, 인후암,

소화불량, 설사, 불면증, 유정, 임질, 산후출혈, 요도염의 치료

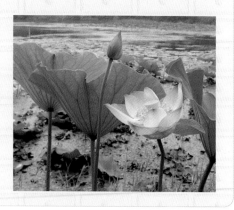

60 벚나무의 속껍질을 달인 물

벚나무 줄기의 겉껍질을 벗기고 안에 있는 속껍질을 깎아 말린다. 이것에 물을 부어 그 물이 절반 정도가 될 만큼 달인 액체는 악성 기침도 멎게 한다.

기타 효능 : 종기 · 설사 · 옻이 올랐을 때 · 버섯 중독에 효과가 있다. [제2장 26 참조]

61 설탕에 담근 푸른매실즙

푸른 매실을 깨끗이 씻은 다음 설탕을 뿌려 담근다. 매실과 설탕을 대략 같은 양으로 하지 않으면 신맛이 강해지므로, 설탕의 양을 잘 맞추어야 한다. 2~3개월이 지나면 즙이 배어 나오는데 이 즙을 한 숟가락 정도씩 하루 3회 복용하면 기침이 멎는다.

매실나무 꽃

62 생강이 든 매실탕

3분 이상 담가 둔 매실장아찌를 불에 구워 약간 태우고, 같은 양의 생강의 껍질을 벗겨 똑같이 태운다. 이것을 한꺼번에 헝겊에 싸서 걸러낸 즙에 뜨거운 물을 부어 단숨에 들이마신다. 그러면 자신도 모르는 사이에 기침이 나오지 않는다. [제1장 46 참조]

벚나무 *Prunus serrulata var. spontanea* (Maxim.) E. H. Wilson

장미과. 갈잎큰키나무. 산과 마을 부근에서 높이 20m 정도 자란다. 잎은 어긋나고 달걀 모양이며 가장자리에 바늘 같은 겹톱니가 있다. 꽃은 3~5월에 분홍색 또는 흰색으로 피고 잎겨드랑이에 2~5송이씩 달린다. 열매는 둥근 핵과이고 6~7월에 적색에서 흑색으로 변하며 익는다. 열매를 식용하고 줄기와 나무껍질을 약재로 쓴다.

한약명 : 야앵화−씨

채취 : 7월에 열매를 채취하고 속씨를 꺼내어 햇볕에 말린다.

약성 : 맛은 쓰고 성질은 차다.

효능 : 청폐열, 투진(透疹)

− 마진(痲疹), 투발(透發), 해수, 천식, 홍역, 가래, 기침의 치료

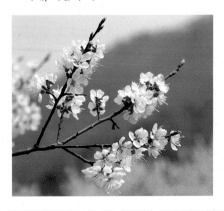

63 매실장아찌의 종자탕

매실장아찌 종자(씨)의 알맹이를 5개쯤 으깨어 뜨거운 물을 부어 마시면 심한 기침도 간단히 낫는다. 그러므로 매실장아찌를 먹고 남은 씨는 햇볕에서 말리면 망치로 간단히 깰 수 있으므로 버리지 말고 모아놓는다. 주변에서 흔하게 볼 수 있으므로 소홀히 하기 쉽지만 감기에는 훌륭한 특효약이다.

64 밤나무잎을 달인 물

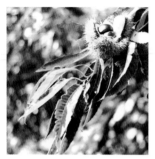

밤나무 잎과 열매

말린 밤나무잎에 물을 붓고 끓인다. 원래의 물이 반 정도가 될 때까지 달여진 액체를 하루에 몇 차례 복용하면 심한 기침도 멎는다. 부작용이 없으므로 노인이나 어린이에게도 안심하고 먹일 수가 있다.

기타 효능 : 송충이에게 쏘이거나(충자상) 옻이 올랐을 때 환부에 바르면 효과가 있다. 마른 밤은 신장 강화의 특효약이고 생밤은 강정제이다. 밤의 떫은 껍질을 가루로 만들어 꿀에 녹여 얼굴에 바르면 기미가 없어져 젊음을 유지할 수가 있다. [제5장 17 참조]

65 무씨 가루

시중의 종묘상에서 파종용으로 팔고 있는 무 씨앗도 좋다. 무씨를 깨처럼 볶아 절구에다 빻아서 복용한다. 기침 감기에 잘 든다.

66 모과절임 · 모과주 · 모과시럽

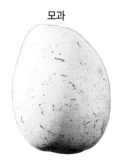

모과

적당히 자른 모과 열매(모과)에 같은 양의 꿀을 넣어 그릇 뚜껑을 덮어 3일쯤 놓아 두면 모과의 액즙이 올라오는데, 이 액즙을 떠서 냄비에다 끓인다. 이것을 한 숟가락만 복용해도 기침이 멎는다. 모과주를 만들어 마셔도 좋다.

모과(두 쪽으로 쪼갠 것) 1kg에 꿀 500~800g, 술 1.8ℓ와 함께 병에 넣어 반년쯤 발효시켰다가 모과를 꺼낸다. 이렇게 만든 모과주는 감기의 기침을 멈추게 하고, 갑자기 심한 기침이 나올 때 한 숟가락만 복용해도 효과를 발휘한다.

그리고 꺼낸 모과를 버리지 말고 믹서로 분쇄하면 진한 엑스가 생기는데 이것을 모과주에 섞으면 훨씬 진해진다. 또는 이 엑스만을 따로 해서 이것을 약용으로 사용한다.

모과주는 건강 음료이므로 여성이나 어린아이도 먹을 수 있는 진액 모과 시럽을 절이는 방법도 알아 보자. 우선 모과 2kg을 잘 씻은 다음 4쪽으로 잘라서 씨를 뺀다. 이것을 얇게 잘라 소금을 묻혀 주둥이가 넓은 병에 넣는다. 설탕 1kg분과 번갈아 넣고 10일쯤 지나면 맛있는 진액 시럽 절임이 완성된다.

기타 효능 : 천식에도 효과가 있다.

67 **차즈기잎으로 싼 멍게**

차즈기

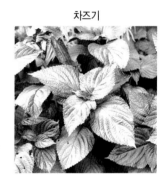

멍게 속살 한 조각을 차즈기 잎 한 장씩으로 싸서 3개월간 소금에 절여 두었다가 먹으면 감기로 심해진 기침을 멎게 한다. 장기간 보관을 위해서는 멍게 조각을 한 시간쯤 소금에 절였다가 초로 씻고 나서 말린 것을 사용한다.

멍게는 글리코겐의 덩어리이고, 차즈기의 잎으로 싸는 것은 차즈기에 들어 있는 페릴라알데히드가 강력한 방부 작용을 하기 때문이다. [제8장 52 참조]

모과나무 *Chaenomeles sinensis* Koehne Rosaceae

장미과. 갈잎 중키나무. 과수로 재배하며 높이 10m 정도 자란다. 잎은 어긋나고 달걀 모양이며, 가장자리에 뾰족한 잔톱니가 있다. 꽃은 5월에 연한 홍색으로 피고 가지 끝에 1송이씩 달린다. 열매는 둥근 이과이고 9월에 노란색으로 익는다. 열매를 식용한다.

한약명 : 목과-열매

채취 : 9월에 열매가 노랗게 익기 전에 채취하여 잘게 썰어 그늘에서 말린다.

약성 : 맛은 시고 성질은 따뜻하다.

효능 : 자양강장, 피로회복, 거풍습, 거담(祛痰), 진해, 지사, 진통

– 백일해, 천식, 기관지염, 폐렴, 늑막염,

각기, 설사, 이질, 신경통, 근육통, 빈혈증의 치료

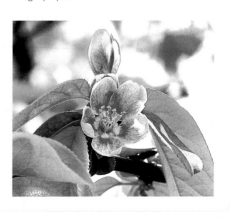

기타 효능 : 식욕이 없는 사람에게 노이로제를 치료해 주고 뇌의 활동도 원활하게 해 준다.

68 하늘타리를 달인 물

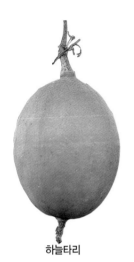

하늘타리

한겨울에도 고목 사이에 주홍색 열매를 늘어뜨리고 있는 하늘타리는 야생 식물이다. 열매는 맛은 없으나 친숙한 가정 상비약이다. 이 하늘타리의 뿌리와 씨를 갈아서 으깨, 적당한 양의 물로 부글부글 끓여 마시면 기침이 멈춘다. 배뇨 작용도 좋아지고 열이나 부기도 빠진다.

한동안 계속 복용하면 피가 깨끗해져 건강이 좋아지는 강장(强壯) 효과도 기대할 수 있게 된다.

기타 효능 : 하늘타리뿌리의 즙은 화상의 응급 조치에는 최적이다. 물론 화상의 환부에 바른다.

– 추워지면 발병하는 치질에 좋으며, 술에 넣고 손가락으로 으깨어 질척질척한 것을 목욕물에 섞고 목욕하면 여자의 치질에는 특히 효과가 있다. 또 하늘타리의 열매 10개 정도를 욕조에 넣고 목욕하면 몸도 따뜻해지고 여성의 월경불순과 불임증을 치료한다. 살갗이 트거나 동창(凍瘡)에 좋으며 손으로 으깨고 있는 사이에 거친 손이 나을 정도로 효과가 있으므로 여성에게는 아주 유용한 식물이다.

하늘타리 *Trichosanthes kirilowii Max.*

박과. 여러해살이 덩굴풀. 산기슭에서 길이 5m 정도 자란다. 잎은 어긋나고 손바닥 모양이다. 꽃은 암수딴그루로 7~8월에 황색으로 피고 꽃자루에 1송이씩 달린다. 열매는 둥근 박과이고 10월에 주황색으로 익는다.
한약명 : 과루–씨, 천화분–뿌리
채취 : 가을에 씨를 받거나 뿌리를 채취하여 잘게 썰어 햇볕에 말린다.
약성 : 맛은 달고 쓰며 성질은 차갑다.
효능 :
열매 : 청열, 화담, 활장, 통변, 제습, 해독
– 해수, 기관지염, 변비, 유옹, 매독, 연주창, 옹종, 종기, 악창, 수은중독의 치료

뿌리 : 청열, 생진, 소종, 배농
– 소갈증, 폐열조해, 종기의 치료

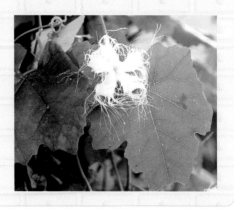

69 머위순 찜구이

머위의 새순을 알루미늄박으로 싸고, 가스불로 5~10분 동안 찜구이로 한다. 이것을 설탕 등으로 맛을 내어 먹으면 목의 통증이나 가래가 싹 없어진다. 옛날에는 머위의 새순을 젖은 신문지에 싸서 재 속에 묻어 두었다고 한다.

기타 효능 : 건위 · 간장 강화.

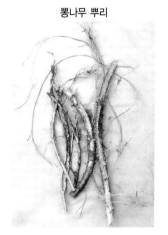
머위 잎

70 상백피를 달인 물

감기약으로 쓰는 뽕나무의 새싹은 4월이 되면 채취할 수 있다. 기침을 치료해 주는 약으로 쓰는 뽕나무의 뿌리도 이 때가 채취 시기이다. 뿌리 중 수염뿌리가 달린 겉껍질을 버리고 흰 속껍질만을 모아 말린 것을 상백피(桑白皮)라고 한다.

이 상백피를 물에 넣고 그 물이 절반의 분량이 될 때까지 달인다. 이 달인 물이 심한 기침이나 천식을 낫게 해 준다. 산뽕나무의 뿌리도 쓸 수 있다.

기타 효능 : 싹은 튀김으로 먹으면 정혈(精血) 작용이 있으므로 몸을 회춘시키는 데 효과가 있다. 뿌리는 역시 졸여서 중풍 치료에 쓴다.

뽕나무 뿌리

뽕나무 *Morus alba* L.

뽕나무과. 갈잎중키나무. 마을 부근에서 높이 5m 정도 자란다. 잎은 달걀 모양이고 3~5갈래로 갈라진다. 꽃은 암수딴그루로 4~6월에 노란색으로 피고 잎겨드랑이에 달린다. 열매는 장과이고 6~7월에 익는다.

한약명 : 상백피-뿌리껍질, 상심자-열매, 상엽-잎

채취 : 가을에 뿌리를 캐내어 속껍질만 떼어내고, 열매와 잎은 햇볕에 말린다.

약성 : 맛은 달고 성질은 차갑다.

효능 :

상백피 : 사폐평천, 해열, 진해, 행수소종
– 수종, 황달, 각기, 소변불리, 빈뇨의 치료

상심자 : 보간, 익신, 식풍, 청량, 지해
– 소갈, 변비, 목암, 이명, 관절불리의 치료

상엽 : 거풍, 청열, 양혈, 명목
– 두통, 목적, 해수, 졸중풍, 담마진의 치료

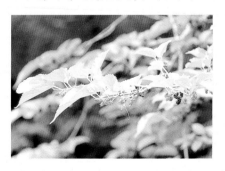

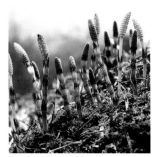

뱀밥(쇠뜨기의 생식줄기)

71 뱀밥을 달인 물

쇠뜨기는 봄에 생식줄기(뱀밥)를 뜯어낸 후에도 그자리에 다시 영양줄기(쇠뜨기)가 자라나므로 모두 뜯어두면 진해(鎭咳)에 효과적인 약이 된다. 쇠뜨기가 가래를 없애는 데 효과가 있는 것은 사포닌 성분의 작용에 의한 것이다.

뱀밥이나 쇠뜨기를 10개쯤 물이 절반 정도로 줄어들때까지 끓여 기침 증상이 일어날 때 한 숟가락 정도를 복용한다. 쇠뜨기의 생식줄기는 포자(胞子)를 흩어 뿌리는 번식 역할, 영양줄기는 영양 보급을 분담하는 역할을 한다. 이것들은 옛날에는 임질을 치료할 때 사용했을 정도로 꽤 효과적인 약초라도 해도 좋을 것 같다. 노인을 위해서는 요리를 해도 좋고, 뱀밥 무침이나 볶음, 쇠뜨기맑은국 등은 옛날부터 많이 알려져 있는 음식이다.

기타 효능 : 신장병이나 그 병에 의한 부기를 빼는 데도 효력을 발휘한다. [제4장 03, 제8장 10 참조]

72 자소주(紫蘇酒)

차즈기의 씨를 소주에 넣고 3개월 정도 발효시키면 자소주가 된다. 차즈기의 빛깔과 향기가 나고 맛도 좋다. 술을 못 마시는 사람은 여기에 설탕을 넣어도 좋다. 3개월이 지나면, 차즈기의 씨만을 걸러서 제거한다. 감기에 걸려 기침이 나거나 목이 아플 때는 이 자소주 한 숟가락만으로도 곧 낫는다. [제3장 58 참조]

차즈기 꽃

73 금감엿

금감 열매의 두세 곳에 식칼로 구멍을 내고 이쑤시개 등으로 씨를 파낸 금감 500g과 황설탕 200g을 병에 번갈아 재워 넣어 제일 윗부분에 황설탕을 넣는다. 그리고 마지막에 꿀 서너 숟가락을 넣고 뚜껑을 달아 냉장고에 보관한다. 가끔 안을 들여다보아서 전체가 걸쭉해진 것 같으면 금감엿이 완성된 것이다. 감기 기운으로 기침이 나올 때 이 금감엿을 숟가락으로 떠 먹으면 즉시 효과를 볼 수 있다. [제1장 27 참조]

74 꽈리소금절임

가을에 잘 익은 꽈리 열매의 겉주머니를 벗겨내고 그 안의 빨간 열매를 꺼내 물로 씻은 후 굵은 소금을 넣고 잘 절여서 병에 담아 냉장고에 보관한다.

감기로 목이 아파 오거나 기침이 나면 이 소금에 절인 꽈리를 어른은 2개, 아이는 1개를 먹는다. 소금에 절인 것이므로 짠맛이 너무 강한 것 같으면 물로 씻어서 먹어도 되는데 하루 1~2개씩 복용하면 효과를 볼 수 있다.

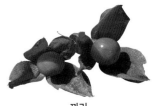

꽈리

75 질경이를 달인 물

질경이는 생약명을 차전초라고 하며 잎과 뿌리와 씨를 모두 약재로 쓰는데 거담, 이뇨 등의 효능이 있다.

먼저 여름에 잎이 싱싱한 질경이를 뿌리째 채취하여 깨끗이 씻어 그늘에 말려 둔다. 이 말린 질경이(2포기)를 컵 5잔의 물에 절반의 양이 될 만큼 달여서 이 액체를 하루에 여러 번으로 나누어 복용한다(아기의 경우는 성인의 절반을 복용한다). 그러면 다음날에는 깨끗하고 상쾌하게 기침이 멎어 있을 것이다.

[제1장 48, 제2장 39 · 85 참조]

채취한 질경이

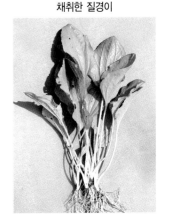

꽈리 *Physalis alkekengi* L. var. *francheti* (Masters) Hort.

가지과. 여러해살이풀. 마을 부근에서 키 40~90cm 자란다. 잎은 어긋나고 가장자리에 톱니가 있다. 꽃은 7~8월에 연노란색으로 피고 잎겨드랑이에서 나온 꽃줄기 끝에 1송이씩 달린다. 열매는 둥근 장과이고 9~10월에 익는다. 꽃받침이 자라서 주머니 모양으로 열매를 둘러싼다. 열매를 먹는다.

한약명 : 산장-열매

채취 : 가을에 붉게 익은 열매를 따서 햇볕이나 그늘에 매달아 말린다.

약성 : 맛은 시고 쓰며 성질은 차갑다.

효능 : 청열, 이수, 해독, 항균, 해열 , 이뇨
– 인후두염, 담열로 기침하는 데, 열림, 황

달, 옹종, 습진의 치료

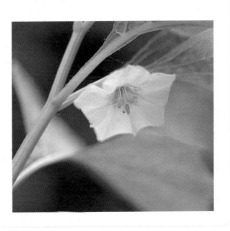

76 말벌집을 달인 물

겨울을 지나 봄이 되면 쇠바더리(말벌과의 벌)의 벌집에는 애벌레가 남아 있지 않게 된다. 이 벌집을 물에 넣고 처음에 넣은 물이 반으로 줄 정도로 달인다. 이 달인 물이 편도선염을 비롯해 목의 통증에도 잘 듣고, 또 재발하는 일도 없을 것이다.

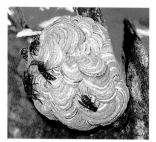

말벌집

(3) 열이 나는 감기일 때

77 바위취를 달인 물

늘푸른 여러해살이풀인 바위취는 5월에 흰색으로 꽃이 피는데, 그늘에서 말린 잎을 하루 4g 정도의 분량으로 달인다. 이 달인 물이 열감기에 잘 듣는다.

[제4장 28, 제7장 13 참조]

기타 효능 : 치통·치조농루(齒槽膿漏)·옻이 올랐을 때 등에 효과를 발휘한다.

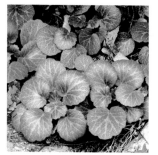

바위취 잎

78 갯방풍을 달인 물

갯방풍은 해변에 자생하는 풀로 중풍을 막는 약초로 쓰는 데서 이름이 유래하였다고 한다. 이 갯방풍은 생

말벌 *Vespa mandarinia* Smith.

말벌과. 곤충. 산지에서 잡목숲에서 무리 지어 서식하며 몸길이 20~25mm 자란다. 머리는 황갈색이고 정수리에 흑갈색의 마름모꼴 무늬가 있다. 앞가슴등판과 어깨판, 제1배등판, 배등판 뒤쪽의 띠무늬는 황갈색이다. 날개는 황갈색이며 앞쪽이 어둡다. 몸에 갈색 또는 황갈색의 긴 털이 있는데 특히 가슴에 많다.
한약명 : 노봉방-벌집
채취 : 늦은 가을부터 초겨울까지 벌집을 뜯어내어 말린다.
약성 : 맛은 맵고 쓰고 짜며 성질은 평하다.
효능 : 거풍, 구충, 해독, 항암

– 풍습비통, 풍충치통, 옹저악창, 나력, 후설종통, 치루, 풍진소양, 피부완선의 치료

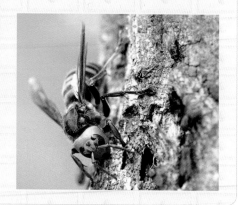

선회에 곁들이는 야채로서 연한 붉은색의 줄기와 푸른 잎이 따라 나오는데 먹지 않고 남겨두는 사람이 많다. 갯방풍의 뿌리를 그늘에 말려 물을 넣고 그 물이 절반이 될 때까지 달여서 마시면 감기가 단번에 떨어진다. 발한 작용이 대단히 강하여, 열을 내리게 하며 몸살 같은 통증도 없애 준다.

기타 효능 : 목욕할 때 사용하면 목욕 후 한기를 느끼지 않는다. [제2장 45 참조]

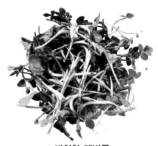

채취한 갯방풍

79 알로에와 금감을 달인 물

알로에잎 500g을 깨끗하게 씻어 5mm의 두께로 썰고, 금감 300g은 한 개씩 깨끗이 닦아 반으로 갈라 놓는다. 금감은 절대로 물에 씻어서는 안 된다.

그리고 알로에와 금감을 1ℓ의 물에 넣고 삶다가 물이 절반쯤의 분량으로 줄어들면 알로에와 금감을 모두 꺼내 버리고 달인 물을 얼음 설탕(빙당)으로 맛을 낸다.

기침이 나고 열이 날 때 이 달인 물을 하루에 3~4회 정도 복용하면 열이 내리고 기침도 가라앉는다.

주의 : 알로에는 알로인, 알로에메모진이라는 성분이 다량 포함되어 있어서 과량을 복용하면 설사를 일으킬 수도 있으므로 주의하도록 한다.

알로에 *Aloe arborescens* Mill.

백합과. 늘푸른 여러해살이풀. 다육식물로 키 1~2m 자란다. 잎은 줄기 끝에서 돌려나고 밑부분은 줄기를 감싸며 가장자리에는 날카로운 가시가 있다. 꽃은 여름에 선홍색으로 피고 잎겨드랑이에서 나온 꽃줄기에 총상화서로 달린다. 열매는 삭과이다.

한약명 : 노회-잎의 진액

채취 : 잎 밑부분을 잘라 나오는 즙을 모아 물엿 상태로 졸인 후 식혀서 말린다.

약성 : 맛은 쓰고 성질은 차갑다.

효능 : 건위, 소염, 억균, 항암

 - 위장병, 변비, 결막염, 만성 위염, 위·십이지장궤양, 신경통, 백일해, 간염, 소아

경풍, 소아감질, 연주창, 옹종, 화상, 동상, 옴, 무좀, 외상의 치료

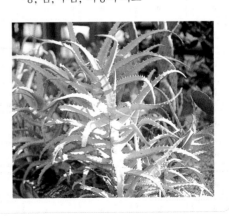

기타 효능 : 변비 · 위궤양 · 십이지장궤양 · 신경통 · 류머티
즘 등에도 효과가 있다.

80 알로에와 금감의 설탕 절임

금감을 설탕 절임을 해서 보관해 두면, 금감이 없는
계절에도 이용할 수 있어서 대단히 좋다.

만드는 요령은 다음과 같다. 금감을 마른 행주로 깨
끗이 닦은 후, 병에다 금감과 얼음 설탕을 같은 양으로
번갈아 넣는다. 그리고 맨 위가 얼음 설탕이 되도록 해
서 뚜껑을 덮고 냉암소에 놓는다. 냉암소에 보관하면서
때때로 병을 잘 흔들어 얼음 설탕이 잘 섞이도록 한다.
그리고 걸쭉한 즙이 배어났을 때 금감은 건져내고 즙만
보관하면 된다.

감기로 열이 날 때 알로에를 처음 넣은 물이 절반이
될 정도로 끓여, 이 알로에 끓인 물과 금감의 즙을 섞은
것을 한 숟가락씩 하루 3~4회 복용하면 놀랄 정도로
빠르게 해열이 된다.

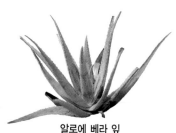

알로에 베라 잎

81 지렁이를 달인 물과 질경이차

여름에도 감기가 잘 걸리는 사람은, 보통 감기와 증
세는 같을지라도 원인이 다른 경우가 많으므로 주의할

지렁이 *Pheretima communisima* Goto et Hatai

지렁이과. 환형동물. 비옥한 습지대의 땅
속에 서식한다. 몸은 길쭉한 기둥 모양이며
앞끝에 입이, 뒤끝에 항문이 열려 있다. 지
렁이는 몸이 거의 같은 모양의 환절(環節)로
되어 있다. 지렁이는 암수한몸이다.
한약명 : 구인-몸체
채취 : 봄부터 가을까지 지렁이를 잡아 배
　를 가르고 잡질을 제거한 후 말린다.
약성 : 맛은 짜고 성질은 차다.
효능 : 해열, 진경, 이뇨, 구충, 해독
－ 경풍, 전간, 발열경련, 황달, 후두염, 배뇨
　장애, 관절통, 반신불수, 기관지천식, 고혈
　압, 회충증의 치료

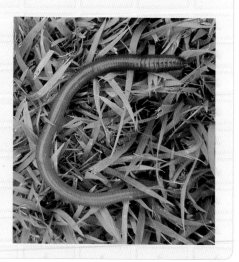

필요가 있다.

인간의 생활이 도시화됨에 따라 생활 환경이 변하고 심해진 환경 오염이 고온다습에 의해서 더욱 악화되어 인체에 작용하는 것이 도시의 여름감기이기 때문이다. 기침, 발열, 두통 등 감기 증상이 없어져도 그것이 다 나은 것이 아니고, 한여름 동안에도 여러 차례 재발할 뿐만 아니라 다음해에도 같은 증세가 반복되는 것이 여름감기이다. 이것을 그대로 두면 폐가 섬유화되어 굳어 버리게 되므로 절대 방치해서는 안 된다.

여름감기는 알러지성 체질인 사람에게 많으며, 곰팡이나 먼지·애완용 새의 분비물 등에 의해서도 여름감기에 걸려 버린다. 그러므로 청결한 환경을 만드는 것이 여름감기를 예방하는 중요한 요소가 된다. 다세대주택의 중앙 냉방도 관리가 잘 되어 있지 않은 곳의 공기는 나쁘며 그 냉각수의 물 속에는 호흡성 균이 가득한 경우가 많아 주택 내 구석구석까지 침투하여 공기 속에 자리잡고 있기 때문이다. 하급 호텔 생활자가 많은 미국에서는 냉방병이라고 해서 큰 문제가 되고 있을 정도이다.

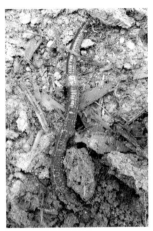

지렁이

여름감기에 걸리면 지렁이가 그 효력을 나타낸다. 지렁이가 여름감기를 퇴치하는 묘약이 되는 이유는 지렁이가 감기약 제조에 쓰이는 부신스테로이드의 덩어리라고 할 수 있기 때문이다.

지렁이를 약으로 쓰려면 봄부터 가을 사이에 지렁이르 잡아 내장은 손가락이나 젓가락으로 훑어내 버리고 햇볕에 말린 것을 약한 불로 천천히 바짝 졸이면 완성된다. 큰 지렁이 5마리를 1회분으로 하고 2일에 3회, 1개월은 계속 복용하도록 한다.

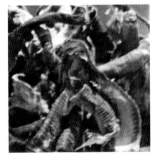

구인(지렁이를 말린 약재)

또 여름감기뿐만 아니라 열이 나는 감기에도 지렁이는 뛰어난 효과가 있다. 한방에서는 지렁이를 '지룡'이라고 하는데 이것은 뛰어난 해열제로 한두 번 복용하면 열이 내린다.

가정에서 지렁이로 감기약을 만드는 또 하나의 방법은, 살아 있는 지렁이 2~3마리를 널빤지 위에 올려놓아 칼이나 막대기 등으로 진흙을 훑어 빼내고 물은 컵으로 2잔 정도의 분량을 넣은 다음 물이 절반이 될 정도로 바짝 달인다. 이 지렁이를 달인 액체에다 흑설탕을 약간 넣어서 2~3g을 아침저녁으로 공복 시에 복용한다.

여름감기를 퇴치하는 또 다른 방법으로 질경이차를 마시면 효과를 볼 수 있다. 질경이 5~20g(1일 분량)을 물 500㎖에 넣고 삶아서 고운 천으로 국물을 짜내면 질경이차가 된다. 따끈할 때 하루 두세 번 나누어 마신다. 설탕이나 꿀을 조금 타서 마셔도 된다. 이 질경이차를 계속 마시면 체질 개선도 되어, 다시는 여름감기에 걸리는 일은 없을 것이다. [제3장 44, 제11장 27 참조]

82 표고버섯을 달인 물

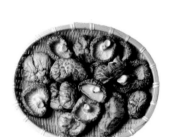

채취한 표고버섯

말린 표고버섯 15g에 물 3컵을 넣어 물의 분량이 반이 될 때까지 느긋하게 달인다. 열이 날 때 이 표고버섯을 달인 물을 하루 2회씩 복용하면 열이 씻은 듯이 가라앉는다.

표고버섯은 '균식(菌食)' 중에서 으뜸으로 단백질·지방·탄수화물·미네랄이나 비타민 이외에도 참으로 많은 효소가 함유되어 있어서 이런 성분들이 몸의 자연 치유력을 매우 높여 준다. '균식'이라고 말하면 약간 낯설지만, 된장·치즈·요구르트·술 등은 '곰팡이류' 식품이라고 하고, 이것에 대해서 버섯은 '균'으로 되어 있는 오직 하나의 식품이므로 '균식'이라고 말한다.

이 '균식' 중에서도 특히 표고버섯이 가장 좋은 약으로 여겨지고 있다. 이 표고버섯은 예로부터 '불로 장수의 묘약'이라고 해서 귀하게 여겨 왔다. 그리고 요즘은 암을 억제하는 힘도 있는 식품으로 인정받고 있다. 불균형적인 식생활이 되기 쉬운 오늘날에야말로 자주 식탁에 올려야 할 식품이다.

기타 효능 : 고혈압이나 위장 장애, 신장의 질환에도 효과가 있다.

83 푸성귀로 머리 두르기

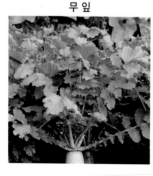

무 잎

감기로 열이 날 때 무 또는 무의 잎을 머리에 두르고 손수건 등으로 흘러내리지 않도록 매어 둔다. 그러면 무잎이 체온을 흡수해서 흠뻑 젖게 되는데, 그렇게 되면 새 잎으로 바꿔 준다. 3~4회 정도 되풀이하면 열이 내린다.

84 도라지를 달인 물

도라지는 보통 요리를 해서 음식으로 많이 먹는데 뿌리를 말린 것을 길경(桔梗)이라고 하며 건위 강장의 묘약으로 쓴다.

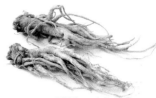

채취한 도라지

길경·감초 각 10g을 물 600㎖에 넣고 달인다. 물이 끓기 시작하면 불을 줄여 뭉근하게 달인 후 건더기를 걸러낸다. 걸러낸 국물만 찻잔에 따라 꿀을 넣어 복용한다.

이 달인 물을 복용하면 기침은 즉시 멈춘다. 목이 아플 때는 이것으로 양치질을 하면 통증이 곧 멎는다.

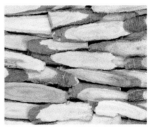

감초(줄기를 말린 약재)

기타 효능 : 도라지는 기관지염, 인후두염에도 좋은 효과를 볼 수 있다. 길경 12g, 감초 4g을 섞은 **감길탕(甘桔湯)**은 인후두염에 쓴다. 물에 넣고 달여서 하루 3번에 나누어 복용한다.

표고버섯 *Lentinula edodes* (Berk.) Pegler

낙엽버섯과. 활엽수의 마른 나무에서 발생한다. 버섯갓은 지름 4~10cm이고 다갈색이며, 처음에는 반구 모양이지만 점차 편평해지고 흑갈색 비늘조각으로 덮이며 표면이 갈라진다.

한약명 : 표고-자실체

채취 : 봄과 가을에 2년생 자실체를 채취하여 햇볕에 말린다.

약성 : 맛은 달고 성질은 평온하다.

효능 : 강혈압(降血壓), 이기(理氣), 치풍(治風), 조식(調息), 화담, 항암

-위·십이지장궤양, 백혈병, 수두, 신경통, 통풍, 저혈압, 근시, 축농증, 변비, 치질,

당뇨병, 간장 질환, 신장 질환, 담석증, 냉증, 불면증, 식욕부진, 중풍의 치료

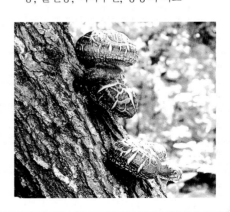

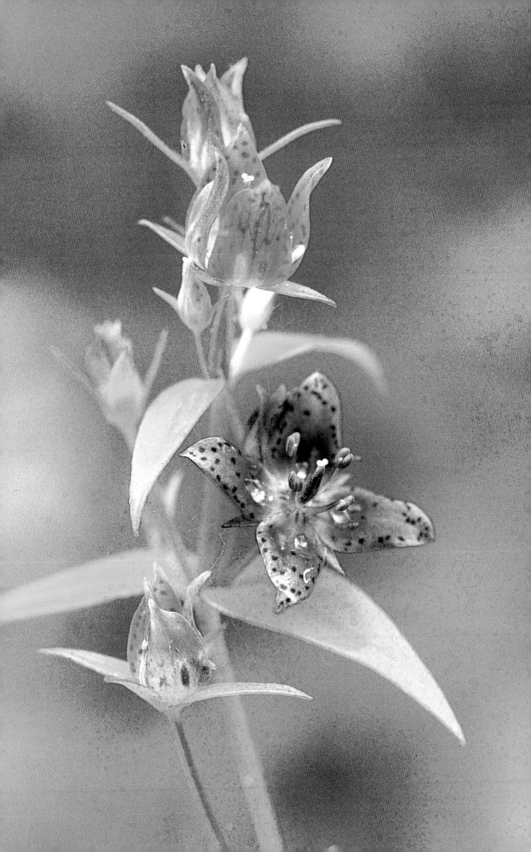

제 2 장
소화기 이상 증세
(위장 · 간장 등)

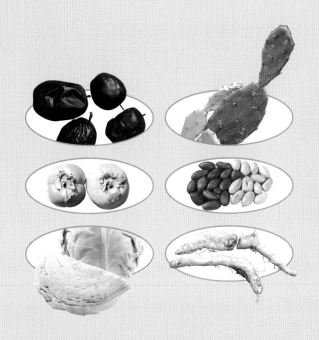

1 위가 약할 때, 위가 더부룩할 때, 속이 메슥거릴 때, 위궤양·위경련 등의 치료

신체 중 어디 한 곳이 아프면 몸 전체에 악영향을 미친다. 특히 사람이 활동하기 위해 필요한 에너지원인 음식물을 제대로 소화할 수 있는 위를 튼튼하게 하는 것은 건강을 유지하는 중요한 조건이다. 위가 튼튼하면 신체 구석구석까지 영양이 골고루 공급되어 각 기관도 튼튼해지고 생기가 넘치며 정신적인 자신감도 충만해진다. 요즘 위약(胃弱)을 비롯해서 위의 트러블로 고생하는 사람이 많아졌다. 위가 건강하지 못하면 음식물을 충분히 섭취하지 못하게 되면서 각 기관의 기능도 활발하지 못하게 된다.

01 꿀과 붉은 와인을 넣은 계란주

붉은 와인과 꿀을 반반씩 넣어 섞고 달걀을 넣어 만든 계란주(鷄卵酒)는 술을 마시면 위가 아프거나 가끔 위장이 쓰린 증세가 있는 사람에게 특효이다.

이것은 그리스에서 유래했는데 아마도 고대로부터 불로 장수의 묘약이라고 전해오고 있는 꿀술(봉밀주; 蜂蜜酒)의 변형인 것 같다. 미국이나 영국에서는 맥주에 달걀을 넣는데, 이것 역시 강정법(强精法)의 하나라고 할 수 있다.

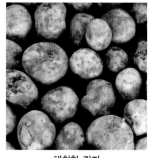

채취한 감자

02 감자즙

위가 아플 때는 감자즙을 복용한다. 감자 껍질에는 위를 강하게 하는 솔라닌이 들어 있으므로 껍질째 강판에 갈아 사용한다. 하지만 싹이 돋은 부분은 도려해야 한다. 감자 싹에는 독(毒)이 들어 있어서 먹으면 오히려 복통을 일으키기 때문이다. 하루에 감자 1개를 3회로 나누어서 복용한다. [제1장 51 참조]

03 번행초즙

해변에서 잘 자라는 번행초는 위의 점막을 보호해 주는 성분이 들어 있다. 그 즙만 짜서 마셔도 좋고, 또 다른 주스에 섞어도 효과가 있다. 된장국의 건더기·데친 나물·샐러드 등으로 이용할 수 있다. 햇볕에 말린 것

은 차 대용으로 사용할 수도 있다. 가슴앓이 · 위가 거
북할 때 · 숙취의 메슥거림 등을 치료한다. 따라서 위염
에 확실한 효과가 있고 예방에도 좋을 뿐만 아니라 위
암의 특효약이라고 믿어도 좋다.

특히, 어부들은 참치를 집에 가져와서 회로 먹을 때
이 번행초를 참치의 배 속에 채워서 가져온다고 한다.
썩기 쉬운 고기를 오래 신선하게 유지하는 효력이 있을
정도이므로, 번행초는 병이 난 위벽을 치료해 주는 효
과가 있는 깃이 틀림없다.

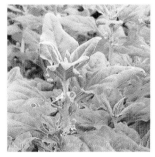

번행초

04 민들레생잎껌

민들레는 만능 가정 상비약으로 옛날부터 사용되어
왔는데 꽃이 피기 전에 채취한 것이 약효가 가장 좋다.
이 민들레를 사용해서 위가 약한 것을 치유하려면 깨끗
하게 씻은 민들레 생잎을 껌처럼 씹는다. 쓴맛이 나지
만 익숙해지면 괜찮다. 계속해서 하다 보면 점차 위장
병이 좋아진다.

기타 효능 : 뿌리째 넣어 바짝 끓인 액체는 간장 강화에도
　좋고, 씻어 먹으면 담즙 촉진 · 최음 · 해열의 효과와 천
　식 · 치질 · 변비 등의 치료에 효능이 있다.

민들레 *Taraxacum platycarpum* H. Mazz.

국화과. 여러해살이풀. 양지에서 자라며
줄기는 없다. 잎은 뿌리에서 뭉쳐나고 피침
형이며 깊게 갈라진다. 꽃은 4~5월에 노란
색으로 피고 잎 사이에서 나온 꽃줄기 끝에
1송이씩 달린다. 열매는 긴 타원형 수과이고
7~8월에 갈색으로 익는다.

한약명 : 포공영, 황화랑-전초

채취 : 봄부터 여름 사이에 꽃이 필 때 전초
　를 채취하여 햇볕에 말린다.

약성 : 맛은 쓰고 달며 성질은 차갑다.

효능 : 소염, 건위, 이담, 산결, 이뇨, 발한,
　억균

－ 유선염, 임파선염, 나력, 결막염, 감기발

열, 편도선염, 기관지염, 위염, 간염, 담
낭염, 늑막염, 식중독, 종기의 치료

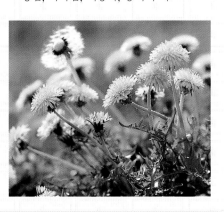

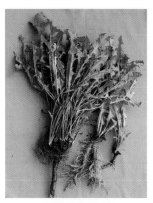

채취한 민들레 전초

05 민들레의 뿌리를 달인 물

꽃이 피려는 민들레의 뿌리를 캐내어 깨끗이 씻은 다음, 먼저 가늘게 자른다. 햇볕에 3일 정도 말려, 약한 불에 태우지 않도록 주의하면서 볶는다. 이렇게 해서 만든 민들레 뿌리 한 줌에 5컵 분량의 물을 넣고 20분쯤 달여, 그 달인 물을 복용하면 위를 튼튼하게 하는 데 대단히 효과가 있다. [제10장 13 참조]

06 차즈기잎 가루

차즈기잎은 소화를 촉진하고 건위제로서의 역할도 한다. 식중독도 예방해 주므로 이것을 가루로 만들어 밥 위에 뿌려서 먹기만 해도 위가 튼튼해진다. 그늘에서 말린 잎을 절구로 빻거나 믹서로 가루를 만든다. 차즈기는 한약명을 자소(紫蘇)라고 한다.

[제3장 56, 제5장 08 · 16, 제6장 13 · 47 참조]

07 감탕나무를 끓인 물

감탕나무의 잎과 가지를 물에 넣어 갈색이 될 때까지 바짝 끓인다. 이 끓인 물을 하루에 3회, 차처럼 마시면 소화불량이나 위장이 쓰리거나 하는 고민을 덜 수 있

자주쓴풀 *Swertia japonica* (Schult.) Makino

용담과. 한(두)해살이풀. 산과 들의 풀밭에서 키 5~20cm 자란다. 잎은 마주나고 끝이 뾰족한 선형이며, 가장자리는 밋밋하고 잎자루가 없다. 꽃은 9~10월에 흰색으로 피고 줄기나 가지 끝에 3~5송이씩 달린다. 꽃잎은 5개이고 자주색 줄이 여러 개 나 있다. 열매는 피침형 삭과이고 10~11월에 익는다. 전체를 약재로 쓴다.
한약명 : 당약-지상부
채취 : 가을에 꽃이 필 때 지상부를 베어 바람이 잘 통하는 그늘에서 말린다.
약성 : 맛은 쓰고 성질은 차다.
효능 : 청열, 해독, 건위, 항염증

– 식욕부진, 골수염, 인후염, 편도선염, 결막염, 옴, 버짐의 치료

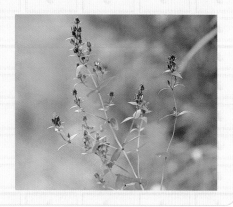

다. 냉장고에 넣어 차게 해서 마셔도 좋다.

08 민물게와 자주쓴풀을 달인 물

노이로제 · 정력 감퇴 · 식욕부진 · 위장병에는 민물
게와 자주쓴풀 달인 물이 좋다. 시중에서 쉽게 구할 수
있는 살아 있는 민물게를 술에 한 시간 정도 담가 두었
다가 자주쓴풀을 달인 물에 술과 함께 쏟아부어, 다시
약한 불로 5~6시간 끓인 후 민물 게와 그 달인 물을 먹
는다. 민물게를 먹을 때 느끼는 쓴맛은 자주쓴풀의 성
분인 '스벨치아마린' 때문인데 이것은 위의 상처를 치
료해 주므로 강장약으로서의 효과도 발휘한다. 하루 한
마리씩 먹으면 효과가 분명히 나타난다. 또 암을 억제
하는 데도 효과가 있다고 한다. 자주쓴풀은 산에서도
채취할 수 있으나 한약방에서도 쉽게 구할 수 있다.

[제2장 87, 제6장 15 참조]

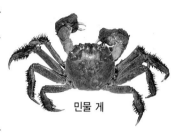

민물 게

기타 효능 : 강정(強精)에 좋다고 자주쓴풀을 달여 먹으려고
시도하는 사람들이 있지만 맛이 너무 써서 복용하기 힘들
다. 차라리 민물게를 넣은 자주쓴풀 달인 물을 만들어 먹
는 것을 권장한다.

9 자주쓴풀을 우려낸 물

자주쓴풀 달인 물은 매우 써서 마시기가 어렵지만,
말린 자주쓴풀 두 포기를 통째로 뜨거운 물에 담그고
잘 흔들어서 우러난 물은 쓴맛이 약하지만 위장병에 효
과가 있다. 한 달 이상 계속 복용하면 위가 좋아져서 식
욕도 왕성해진다. 과식해서 위가 더부룩할 때도 이 물
을 복용하면 편해진다. 아이들에게 먹일 때에는 설탕을
조금 넣어 주면 잘 먹는다. 단, 공복 시에는 위(胃)에 부
담이 되기 때문에 가능하면 복용하지 않는 것이 좋다.

10 쪄서 구운 자주쓴풀

그늘에서 말린 자주쓴풀을 질그릇 등에 넣어 뚜껑을
덮은 다음 약한 가스불에서 찌듯이 굽는다. 3시간쯤 지
나서 뚜껑 사이로 연기가 나오지 않게 되면 불에서 내
려놓고, 검게 태운 자주쓴풀을 가루로 만들어 하루에 3
회, 반 숟가락 정도씩 복용하면 좋다.

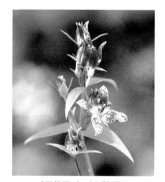

자주쓴풀과 비슷한 쓴풀

위가 약할 때, 위가 더부룩할 때, 속이 메슥거릴 때, 위궤양 · 위경련 등의 치료

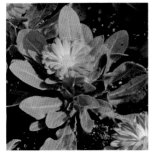

금잔화

11 금잔화를 달인 물

금잔화는 초여름부터 가을까지 아름다움을 감상할 수 있는 꽃이다. 원예용은 품종에 따라 각각 빛깔이 다르고 아침에 피었다가 밤에는 오므라든다. 인도에서는 고대부터 금잔화를 암의 특효약이라고 의학계에서 인정하고 있다. 꽃·잎·줄기를 말려서 달인 즙액을 마시면 위점막이 헐어서 쓰리거나 만성 위염을 치료하는 효과가 있지만 암 치료의 효능에 대해서는 정확하지 않다. [제5장 27 참조]

12 방아풀을 달인 물

배초향(방아풀)은 연보랏빛 작은 꽃이 피는 잡초지만 위경련이나 복통에는 절대적인 효과를 나타내므로 가정에서 민간 구급약으로 상비해 둔다. 잎·줄기·꽃·뿌리의 어떤 부분이라도 좋으며 효력에는 변함이 없다.

그늘에서 말린 배초향 전초를 처음에 부었던 물이 반으로 줄어들 때까지 바짝 끓인 물을 보관해 두면, 극심한 위통이나 위경련에 도움이 되고, 평소에 위가 약한 사람은 하루에 3회, 차 대신으로 복용하면 위가 튼튼해진다. 다만 위경련의 발작이 여러 번 계속될 때는 의사

배초향 *Agastache rugosa* (F. et M.) O. Kuntze

꿀풀과. 여러해살이풀. 산과 들에서 키 40~100cm 자란다. 잎은 마주나고 염통 모양이며 가장자리에 둔한 톱니가 있다. 꽃은 7~9월에 자주색으로 피고, 원줄기와 가지 끝에 모여 빽빽하게 달린다. 열매는 소견과이고 납작한 타원형이며 10월에 익는다.
한약명 : 곽향—지상부
채취 : 여름부터 가을에 꽃이 피어 있을 때 지상부를 채취하여 그늘에서 말린다.
약성 : 맛은 맵고 성질은 조금 따뜻하다.
효능 : 소화, 건위, 지사, 지토, 진통, 구풍 (驅風)
― 감기, 어한, 두통, 식상(食傷), 구토, 복

통, 설사, 소화불량의 치료

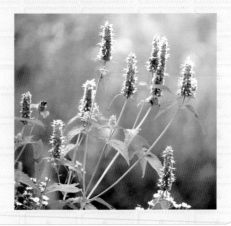

위가 약할 때, 위가 더부룩할 때, 속이 메슥거릴 때, 위궤양·위경련 등의 치료

와 상의하여 근본적인 처치를 해야 한다.

13 광나무엿

위궤양은 스트레스가 원인이 되는 경우가 많다. 뭔가를 생각하고 있을 때 위가 콕콕 쑤시는 것처럼 아프기 시작하는 것은 위궤양의 전조이며, 공복 시의 속쓰림도 비슷하다. 광나무는 울타리에 잘 사용되는 식물인데 위궤양에 효과가 있다. 열매는 쥐똥처럼 생겼다.

광나무의 잎과 열매는 껌처럼 씹어 그 즙을 먹으면 강정과 미용에 좋기 때문에 옛날부터 여성에게도 친숙하여 열매는 한약명을 여정실(女貞實)이라고 한다. 이런 광나무가 위장 트러블을 해소하는 데 도움을 준다.

위에 트러블이 생기면 혀에 백태가 낀다. 구취(口臭)는 이것이 원인인 경우도 있으므로, 위의 트러블을 고치면 혀에 백태가 끼는 원인도 해소된다. 그래서 광나무의 잎이나 열매를 하루에 한 번 씹는 것이다.

이것을 10일쯤 계속하면, 그만큼 혀의 백태도 없어진다. 그러나 구취의 근원인 위를 치료하기 위해서는 열매든 잎이든 장시간에 걸쳐서 끓여 끈적끈적해진 엿 상태로 먹어야 한다. 그렇게 하면 위의 트러블도 없어지

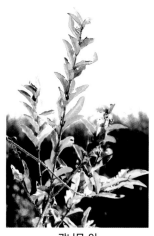

광나무 잎

광나무 *Ligustrum japonicum* Thunb.

물푸레나무과. 갈잎떨기나무. 낮은 산지에서 높이 3~5m 자란다. 잎은 마주나고 양끝이 뾰족한 타원형이며, 가죽질로 광택이 난다. 꽃은 6~8월에 흰색으로 피고 새 가지 끝에 겹총상화서로 달린다. 화관은 통 모양이고 꽃잎은 4개로 갈라진다. 열매는 타원형 장과이고 10월에 흑자색으로 익는다.

한약명 : 여정실-열매
채취 : 가을에 잘 익은 열매를 채취하여 햇볕에 말린다.
약성 : 맛은 달고 쓰며 성질은 시원하다.
효능 : 강근골, 보간신(補肝腎)
-간신음허로 인한 현기증, 조백발증, 시력

저하, 시신경염, 신경쇠약, 요슬산통, 이명, 조기백내장, 중심성 망막염의 치료

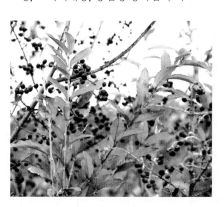

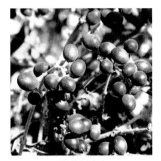

광나무 열매

고, 위궤양으로 고생하고 있는 사람도 그 효과에 놀랄 것이다. 나았다고 생각될지라도 만일을 위해서 잠시 동안은 계속 먹는다. 생잎이나 열매를 씹는 것과 함께 복용하면 완벽하다.

14 광나무의 열매를 달인 물

광나무의 덜 익은 열매를 따서 그늘에 말린다. 말린 열매 한 줌을 5컵의 물에 넣어 바짝 끓여 절반이 되면 불에서 내려놓고 그 물을 마시면 잠시 후에는 위가 시원해지고 다소의 통증도 사라질 것이다.

15 풍년화를 달인 물

봄에 풍년화 잎을 채취하여 물에 넣고 잘 끓여낸 물을 하루에 3회씩 복용하면 출혈이 있는 위궤양에 효과를 볼 수 있다. 그 뒤에는 감자즙을 복용하여 완벽을 기한다. [제1장 51, 제2장 02 참조]

16 매실잼

매실나무의 열매인 매실은 과육이 두껍고 큰 것을 고른다. 매실 1kg과 꿀 800g을 준비한다. 그런 다음 매

풍년화 *Hamamelis japonica* S. et Z.

조록나무과. 갈잎떨기나무. 관상수로 심으며 높이 6~10m 자란다. 잎은 어긋나고 타원형이며, 겉에 주름이 약간 있고 가장자리 윗부분에 물결 모양의 톱니가 있다. 꽃은 4월에 노란색으로 피고 잎이 나기 전에 잎 겨드랑이에 여러 송이가 달린다. 열매는 달걀 모양 삭과이고 10월에 익는다.
한약명 : 풍년화-잎과 줄기
채취 : 여름에 잎과 줄기를 채취하여 햇볕에 말린다.
효능 : 수렴, 소염, 지혈
- 구강염, 설사, 타박상, 정맥류, 종창, 치질, 피부병의 치료

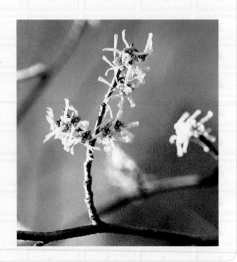

실이 잠길 듯 말 듯하게 물에 넣고 푹 삶는다. 젓가락으로 매실을 눌러봐서 씨가 바로 빠질 정도가 되면 매실을 건져서 가는 체로 거른다. 물론 씨는 여기에서는 불필요하므로 따로 가려내고 말려서 간수하여 감기약의 재료로 사용한다. 다음에 가는 체로 거른 매실에 꿀을 넣은 다음, 잼처럼 굳어질 때까지 바짝 졸인다.

이렇게 해서 만들어진 매실잼은 아직 따뜻할 때 자비소독(끓임 멸균)한 병에 넣어, 냉장고에 넣어 보관한다. 빵에 발라 먹어도 좋고 간식으로 머으면 위장병·복통 등이 얼마 안 가서 가라앉는다.

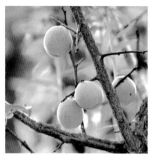

매실나무 열매

17 매실차

마른 매실 20개, 물 1.8ℓ, 엽차 잎 3숟가락을 바닥이 평평한 냄비에 넣고 30분에서 한 시간쯤 약한 불로 걸쭉하게 끓인다. 이것을 매일 식전과 식후에 차 대신 마신다. 뜨겁거나 차가와도 효과에는 변함이 없다. 매실차는 위약·구역질·식욕부진·소화불량에 가장 적합한 음료이다. 복용하고 남은 것은 병에 넣어 냉장고에 보관하되 오래 두지 않는 것이 좋다.

기타 효능 : 여름을 타거나 피로 때문에 식욕이 없을 때 마시면 효과가 있다.

18 아침식사 전의 꿀

아침에 일어나는 대로 곧장 꿀을 한 숟가락 먹은 다음 아침 식사를 하기 전까지 일체 수분은 삼간다. 그렇게 1시간 이상 지난 후에 아침 식사를 한다. 이렇게 하면 위염 증상은 곧 낫는다. 다만 아침 식사를 제시간에 제대로 하기 위해서는 일찍 일어나야 하는데, 이런 기회에 일찍 자고 일어나는 것을 습관화하는 것도 건강을 위해서는 바람직한 일이 된다. [제5장 07, 제6장 49, 제9장 05, 제11장 24 참조]

대추

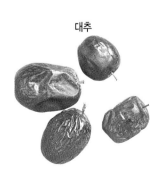

19 대추술

대추술의 강정 효과는 옛날부터 알려져 있다. 러시아 동부 지방에서는 '대추는 어린아이가 밤에 우는 것을 고치고 여자를 밤에 울게 만든다'는 말이 남아 있을 정도로 진정과 강장 효과가 있다는 것을 알 수 있다. 이 진정(鎭靜) 작용이 위에도 작용해서 위경련을 치유하는 역할도 한다. 위경련은 복부의 다양한 트러블을 일으키는 증상으로, 위경련이 격렬하게 자주 일어나면 의사에게 상의해야 하지만, 그렇지 않고 드물게 일어난다면 이 대추술로 즉시 완치할 수가 있다.

대추술은 대추와 술의 비율을 1:3의 비율로 병에 넣어서 만든다. 장기간의 보관을 생각해서 얼음설탕을 넣지 않는다. 그리고 냉암소에서 2~3개월 둔다. 단맛을 내고 싶으면 설탕을 마실 때 넣거나, 완전히 익은 것을 다른 용기로 옮길 때 넣으면 좋다. 하루 복용량은 1~2 숟가락이다. 대추술은 과음하면 코피가 나기도 하므로 주의해야 한다. 약한 위(胃)를 고치고 성욕과 식욕도 왕성해진다.

기타 효능 : 체력회복 · 히스테리 · 노이로제 · 불면증 · 신경증에도 효과가 있다. [제6장 08 참조]

20 **목이버섯 상식(常食)**

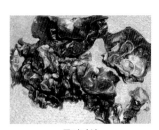

목이버섯

목이버섯은 수프 · 삶은 것 · 볶은 것 · 샐러드 등 여러 가지 요리에 활용할 수 있으며, 위궤양이나 치질의 출혈을 치료하는 식물성 아교질도 함유하고 있다. 이것이 또 아름다운 피부를 만드는 작용을 해 위장병이 있는 사람뿐만 아니라 모든 여성이 애용해야 할 건강식품이다. [제2장 65 참조]

기타 효능 : 태국 · 중국에서는 보정(補精) · 보혈 · 산전산후의 빈혈 치료나 강정제로서 사용된다.

21 **부추참깨무침**

잘 먹고, 잘 자고, 정력이 있고, 변을 잘 보는 이 4가지가 갖춰지면 사람은 잘 지낼 수가 있다. 부추를 데쳐서 참깨 등을 넣어 무쳐 먹는 것도 그렇게 살기 위한 하나의 방법이다.

부추는 기양초(起陽草)로서 최음 효과가 큰 식품이다. 위궤양에는 좀 강한 듯하지만 욕지기가 나거나 위가 무겁거나 위가 약한 경우에는 약으로서 효용이 있고 식욕이 증진된다. 부추에 들어 있는 유화아릴의 독특한 향기가 신경을 진정하고, 카로틴·비타민 B1·B2의 작용이 전신을 활기차게 한다. 참깨는 천연 비타민 E의 보고이다. 리놀산도 듬뿍 들어 있어서 혈관을 강화시켜 주고 칼슘까지 함유하고 있는 건강식품이다.

기타 효능 : 빈혈·허약체질·냉병 등에도 훌륭한 효과를 발휘한다.

22 종유석과 오징어의 뼈

석회암 지대의 동굴 천정에 고드름처럼 매달려 있는 종유석은 천연 탄산칼륨을 함유하고 있는 석회석이다. 이 종유석을 가루내어 복용하면 위궤양에 효과를 볼 수 있다. 그 늘어진 돌의 천정에 붙은 부분이 더 효과가 있다고 한다. 그러나 대개의 종유석은 천연기념물로 보호되어 있으므로 아무데서나 임의로 채취하면 안 된다.

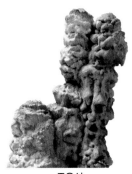

종유석

오징어를 요리할 때 오징어의 흰색 뼈는 대부분 제거하여 버리게 되는데, 이 뼈를 말려서 약재(오적골)로 쓴다. 오징어의 뼈에는 다량의 탄산칼륨이 함유되어 있으므로 위궤양의 치료에 효과를 볼 수 있다.

오징어뼈를 약재로 쓸 때는 석회질층은 없애고 돌기 부분을 깎아서 쓴다. 깎아 쓰는 부분은 뼈가 돌출한 부드러운 부분이다. 오징어 1마리의 뼈를 5일 동안 복용

부추 *Allium tuberosum* Rottler

백합과. 여러해살이풀. 농가에서 재배하고 키 30~40cm 자라며 땅속의 비늘줄기가 비대하다. 잎은 밑동에서 나오고 긴 선형이며 육질이지만 연약하다. 꽃은 7~8월에 흰색으로 피고 꽃줄기 끝에 많이 모여 반구형 산형화서로 달린다. 열매는 삭과이고 염통 모양이며 10월에 익는다. 전체를 식용한다.

한약명 : 구자, 구채자-씨

채취 : 가을에 익은 씨를 채취하여 햇볕에 말린다.

약성 : 맛은 맵고 달며 성질은 따뜻하다.

효능 : 보익간신(保益肝腎), 난요슬(暖腰膝), 장장고정(壯腸固精)

– 요슬냉통, 양위유정, 소변빈수, 유뇨, 하리, 대하, 임탁(淋濁)의 치료

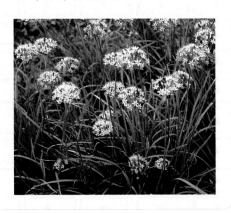

량으로 하는 것이 기준이다. 그렇게 해서 어느 정도 복용이 끝날 무렵에는 피를 토하던 사람도 회복되어 가고 있다는 것을 명확히 알 수 있게 된다.

23 새우의 등껍질과 치자나무의 열매를 쪄서 구운 것

새우의 등껍질과 치자나무 열매를 질그릇에 담아 약한 불로 천천히 검게 쪄서 구운 것이다. 그리고 나서 곱게 가루를 만들어 둔다. 위궤양에 하루에 3회, 한 숟가락씩을 복용하면 점점 증상이 나아진다.

검게 구운 것은 그 재료가 무엇이든 간에 단순한 숯덩이에 불과하다고 주장하는 학자도 있으나, 불로 가열함으로써 귀중한 유기물이 생기는 일도 있는 것이다. 그렇지 않다면 민간요법의 상당한 부분이 미신으로 파묻혀 버려질 수 있다. 이런 방법으로 병이 치료되고 있다는 현실을 주시해서 재검토할 필요가 있다.

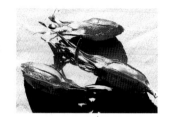

치자

24 이질풀을 달인 물

이질의 치료에 특별한 효능이 있다고 하여 '이질풀'이라는 이름이 붙었다.

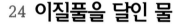

이질풀 *Geranium nepalense ssp. thunbergii (S. et Z.) Hara.*

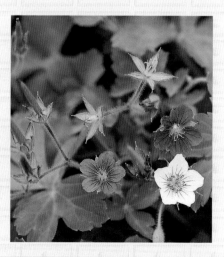

쥐손이풀과. 여러해살이풀. 산과 들에서 키 50~100cm 자란다. 잎은 마주나고 손바닥 모양으로 갈라진다. 꽃은 8~9월에 분홍색으로 피며 잎겨드랑이에서 나온 꽃줄기 끝에 1송이씩 달린다. 열매는 삭과이고 9~10월에 익으면 5개로 갈라진다.

한약명 : 현초−지상부

채취 : 여름에 열매를 맺기 시작할 때 지상부를 채취하여 햇볕에 말린다.

약성 : 맛은 맵고 쓰며 성질은 평(平)하다.

효능 : 거풍, 활혈, 청열, 수렴, 지사, 해독
− 류머티즘동통, 경련과 마비, 화농성 종양, 타박상, 장염, 이질, 설사의 치료

말린 이질풀을 물에 넣고 물이 절반 정도로 줄어들 때까지 바짝 달인다. 이 달인 물을 하루에 3회, 식사 때마다 한 컵씩 물 대신으로 마시면 복통이나 위경련, 메스꺼리거나 더부룩한 증세, 그리고 변비 등이 낫는다.

기타 효능 : 변비와 설사, 각기병에도 효과가 있다.

[제2장 58 참조]

25 이질풀을 끓인 물

그늘에서 말린 이질풀을 뜨거운 물에 크게 한 줌 쥐어 넣고 강한 불로 2분쯤 펄펄 끓여서 그 물만을 다른 사기그릇에 옮겨서 마신다. 한번 끓여내고 난 이질풀은 다시 한 번 5분쯤 끓여서 이것을 건강 음료로 이용하면 낭비하는 것 없이 다 사용할 수가 있다.

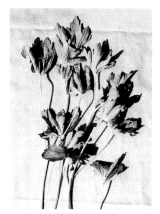

채취한 이질풀 잎

26 벚나무와 황벽나무의 속껍질을 달인 물

벚나무와 황벽나무 줄기의 속껍질은 옛날부터 많은 지방의 상비약이었다. 벚나무의 속껍질을 말려서 바짝 끓인 물을 복용하면 설사를 멎게 하는 데도 좋다. 그리고 위경련 등의 극심한 위장염에는 속껍질이 노란색인 황벽나무를 진하게 달인 액체 5g쯤을 하루 3회로 나누어 복용하면 완쾌될 만큼 강력한 효과가 있다. 그래서 이 벚나무 속껍질과 황벽나무를 바짝 끓여 진하게 달여 놓으면 위의 트러블 해소에는 결정타가 되는 약이 된다. 세균성의 장염도 고치는 베르베린(Berberin)의 작용도 절대적이므로 가정에서 꼭 상비약으로 갖추길 권하는 약이다.

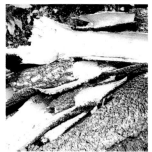

채취한 황벽나무의 줄기껍질

기타 효능 : 혈관노화 방지나 숙취에 효과가 있다. 구내염이나 혀가 짓무를 때 달인 물을 엷게 희석시켜 양치질을 하면 좋다.

황벽나무를 달인 물은 이것을 소맥분과 합쳐 초로 개면 타박상의 찜질용으로 사용할 수 있다. 또 류머티즘이나 어깨가 뻐근한 데 잘 듣는다. 피부병에도 응용할 수 있고 무좀에서부터 살이 쓸릴 때, 기계충·완선(頑癬) 등에도 효과가 있다.

27 하늘타리의 뿌리를 달인 물

가을에 하늘타리의 잎이나 열매가 노란색이 되었을 때 뿌리를 파내어 그늘에 말려 둔다. 하늘타리 뿌리는 위장병에 놀라운 효과를 발휘한다.

위궤양의 말기적 증상에서도 이 하늘타리 뿌리를 바짝 달인 액체를 1개월 동안, 하루 3회 계속 복용함으로써 완치시킨 경우가 많다. 하늘타리 열매는 고열이나 부종을 없애는 데 효과가 있는 것 이외에 여성의 치질, 살갗이 튼 데에도 좋다. [제1장 68 참조]

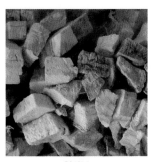

천화분
(하늘타리의 뿌리를 말린 약재)

28 불수감나무의 열매를 달인 물

불수감나무의 열매인 불수감(佛手柑)을 달인 물은 간장의 기능을 회복시켜 주므로 화학약품을 계속 써서 뼛속까지 불순물이 박혀 있는 사람에게 잠을 깨워 주는 위약이라고 할 수 있다. [제1장 02, 제2장 93 참조]

29 참마의 주아즙

참마의 열매처럼 보이는 주아(珠芽)는 덩굴의 잎겨드랑이에 달린다. 이 주아는 볶거나 삶아도 맛이 있어 술을 마시는 사람에게 안성맞춤인 건위 식품이다. 그것은 이 주아에 함유되어 있는 크루크로산이 간장 해독에 작용하기 때문이다. 잡초와 같이 덩굴이 무성한 참마는 잎이 시들면 그 밑에 많은 주아가 매달려 있는데, 이것을 채취하여 심어두면 다음해부터는 쉽게 채집할 수 있게 된다. 위가 헐거나 위궤양으로 고통을 받는 사람에게는 이 참마 주아를 으깨어 그 생즙을 마시게 한다. 하루에 3회 한 숟가락씩 계속해서 복용하면 효과를 볼 수 있다. 곳에 따라서는 이 즙을 소맥분에 개어 붙여, 요통이나 어깨가 뻐근할 때의 치료방법으로 사용한다.

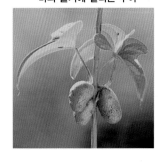

마의 줄기에 달리는 주아

참마주아즙은 위장병을 치료하는 데 이용하는 게 일반적인 경향이다. 그것은 위액분비를 정상화시켜 주는 바로틴 효용이 이 주아에 있기 때문이다.

곰은 동면에 들어가기 전에 모든 음식물을 먹은 후에는 꼭 주아를 먹는다고 한다. 위가 체한 듯 트릿한 증상을 편하게 하는 참마 주아의 효능을 이용하는, 한꺼번에 많은 양을 먹어야 하는 곰의 지혜일 것이다.

기타 효능 : 중풍의 예방에도 활용되고 있다.

30 **참마 가루**

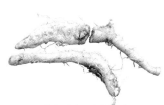

참마는 멕시코에서는 신약(神藥)으로 인정받으며 자양강장제로서 활용되고 있다. 참마에는 디아스타아제(아밀라아제)가 들어 있어 소화를 도와주는 작용을 한다. 소화기 이상이나 위(胃)를 위해서는 참마를 강판에 갈아 건조시켜 가루를 만들고, 처음 3일간은 1회에 반 숟가락씩 하루에 5회 복용하고, 그 이후로는 반 숟가락씩 하루에 3회 복용한다. 그것을 복용하고 있는 동안에 위의 증상이 좋아져 가는 것을 알 수 있다.

마의 덩이줄기와 뿌리

기타 효능 : 마는 체력이 약한 사람, 병후 조리 등에 일반 보약으로 쓸 수 있다.

31 **생강을 달인 물**

생강은 한방에서는 훌륭한 위장약이나 소화제로 쓰이고 있다. 이 생강 50g 정도를 잘게 썰어서 물에 넣고 그 물이 절반으로 줄어들 만큼 끓인다. 그리고 그 생강물을 마시는 것이다. 이 분량은 하루 3회, 3일분 정도의 양으로 생각하면 된다. 한번 끓이고 난 생강을 다시

마 *Dioscorea batatas* Decne.

마과. 여러해살이 덩굴풀. 산지에서 길게 덩굴로 자란다. 잎은 마주나거나 돌려나고 삼각형이다. 꽃은 암수한그루로 6~7월에 흰색으로 피고 잎겨드랑이에 수상화서로 달린다. 열매는 삭과이고 9~10월 익는다.
한약명 : 산약, 서여-덩이뿌리
채취 : 가을 또는 봄에 마나 덩이뿌리를 캐어 겉껍질을 벗겨 버리고 말린다.
약성 : 맛은 달고 성질은 평(平)하다.
효능 : 강장, 강정, 지사, 건비, 건폐, 보신
 - 비허설사, 구리(久痢), 식욕부진, 위염, 허로해수, 소갈, 정액고갈, 유정(遺精), 대하, 빈뇨, 야뇨증, 부스럼, 동상, 화상,

헌데, 유옹, 습진, 단독(丹毒), 건망증, 이명의 치료

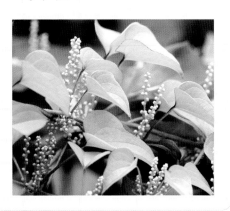

위가 약할 때, 위가 더부룩할 때, 속이 메슥거릴 때, 위궤양·위경련 등의 치료　79

끓여 마셔도 괜찮다.

32 산초나무의 열매를 달인 물

산초나무는 향기가 좋을 뿐만 아니라 식욕을 촉진시키므로 생선탕이나 국을 끓일 때 산초나무 잎을 사용하기도 한다. 또 다시마와 함께 삶는 데 이용되며 열매만을 삶아도 맛있고 술안주에도 좋다.

산초나무에는 위의 조직을 긴장시키는 성분이 있다. 그래서 위가 약한 사람은 말린 산초나무 열매를 물에 넣고, 그 물이 절반 정도가 될 때까지 달인다. 이 달인 물을 하루에 숟가락 가득히 2~3회씩 복용한다. 계속 복용하면 어느새 그 약했던 위(胃)가 튼튼한 위로 탈바꿈해 있을 것이다. [제6장 01, 제9장 01 참조]

기타 효능 : 설사와 구역질 치료에도 쓴다.

33 파래와 양배추의 즙

파래에는 항궤양성 비타민 U가 양배추잎의 60배 이상이나 들어 있다. 한편 양배추의 외엽에는 비타민 U 이외에 궤양부를 수복(修復)·재생하는 데 필요한 칼슘이 많이 함유되어 있다. 그래서 양배추즙을 만들어 여기에 파래가루를 뿌려 넣어 하루 한두 컵씩 2~3회 마

산초나무 열매

산초나무 *Zanthoxyllum schinifolium* S. et Z.

운향과. 갈잎 떨기나무. 산기슭에서 높이 2~3m 자란다. 잎은 어긋나고 깃꼴겹잎이다. 꽃은 암수딴그루로 6~9월에 황록색으로 피고 줄기에 취산화서로 달린다. 열매는 둥근 삭과이고 9~10월에 녹갈색으로 익는다.

한약명 : 천초, 촉초, 산초-열매껍질

채취 : 가을에 열매가 익어 갈라질 때 채취하여 씨를 제거하고 햇볕에 말린다.

약성 : 맛은 맵고 성질은 따뜻하다.

효능 : 건위, 정장, 온중, 산한, 제습, 지통, 살충, 해독

- 소화불량, 식체, 위하수, 위확장, 구토, 설사, 이질, 기침, 산통(疝痛), 치통, 회충증, 음부소양증, 유선염, 종기, 타박상, 창개의 치료

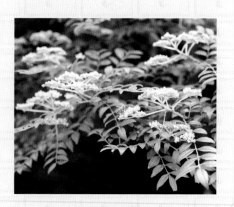

시면 효과가 있다.

또 파래만을 가루로 만들어 밥 위에 뿌려서 먹는 습관을 갖는 것도 튼튼한 위를 만들기 위해서는 좋은 방법이다.

34 잘게 썬 알로에

알로에의 잎을 3cm 정도의 길이로 잘라 잎사귀 가장자리의 톱니 모양의 들쭉날쭉한 부분을 식칼로 긁어낸다. 그런 다음 잘게 썰어 설탕을 묻혀 그대로 물과 함께 복용한다. 그렇게 하면 변비가 낫고 위장의 작용이 정상화되어 더부룩하던 위가 시원해지고 만성위염도 낫게 될 것이다. 알로에가 '약선인장'이라고 불리는 이유는 그 효과가 높기 때문으로, 공인되어 있는 설사약이기도 하다.

한 가지 주의할 점은 과용해서 오히려 설사로 곤란을 겪지 않도록 해야 한다.

[제1장 80, 제2장 60, 제4장 15, 제5장 23 참조]

35 해바라기의 잎을 달인 물

해바라기는 미국 원산으로 멕시코 사람들이 대단히 좋아하는 식물 중의 하나이다. 태양신을 숭배했던 멕시코의 아즈텍 문명은 해바라기와 함께 융성했었다. 아마도 약용으로도 해바라기를 잘 이용하지 않았을까 싶다.

해바라기는 인 · 철분 · 단백질 · 칼륨, 그리고 각종 비타민류의 함유 농도가 뛰어나, 위를 건강하게 하면서 전신에 활력을 북돋워 준다는 것이 후세에 입증되었다.

말린 해바라기잎 30g을 물 1ℓ에 넣고 달여서 복용하면 위를 튼튼하게 한다. [제1장 34 참조]

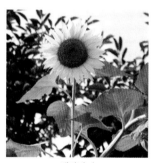

해바라기

36 정향나무의 꽃봉오리 가루

카레 요리는 더운 여름철에 어울리는 건강식일 뿐만 아니라 추울 때는 몸을 따뜻하게 해주는 음식이다. 간편하면서도 건위 · 식욕증진에 이처럼 즉시 효과가 있는 요리도 드물 것이다. 여기에 다시 정향 가루를 넣으면 금상첨화 격이다.

정향(丁香; 클로브)은 정향나무의 꽃봉오리를 말린

정향
(정향나무의 꽃봉오리를 말린 약재)

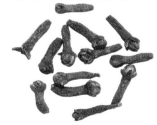

것으로 훌륭한 방향성(芳香性)이 있다. 위를 강하게 하고 피로해진 신경에 적당한 자극을 주기 때문에 정향 가루는 아프리카 산지발 섬의 사람들이나 인도인들에게는 오랫동안 미약(媚藥)으로 알려져 왔었다.

이 정향을 곱게 간 가루는 카레뿐만 아니라 감자의 볶음요리에 뿌려서 먹어도 맛이 있다. 채를 친 감자를 볶고 나서 불을 끈 상태에서 정향 가루를 뿌리는 것이다. 날마다 정향 가루를 뿌린 카레만을 먹을 수는 없겠지만, 이런 감자 요리라면 3~4일은 다른 요리들과 함께 곁들일 수 있다. 이렇게 하는 동안에 위의 고통은 점점 해결될 것이다.

기타 효능 : 성욕 감퇴의 회복에 대단히 효과가 있으며 유행성감기와 바이러스의 억제 작용도 있다.

37 벚나무꽃봉오리의 절임

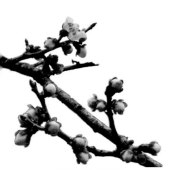

벚나무 꽃봉오리

일본에서는 벚나무의 꽃봉오리에 소금을 뿌려 하룻밤 절였다가 먹는다. 꽃봉오리가 달린 줄기까지 함께 절인다. 이 꽃봉오리 절임은 변색되기 쉬우므로 매실초를 사용한다. 절이는 데 좋은 시기는 벚꽃이 개화하기 전인 6월경이다. 하반신의 냉병이나 설사, 위염에도 잘 듣기 때문에 트러블이 생기면 이 벚나무 꽃봉오리 절임을 복용한다. 꽃봉오리를 그대로 보관할 때는 그늘에 말려서 둔다. 그리고 화두부를 아래로 하여 찻잔에 넣고 뜨거운 물을 부으면 위염에 좋은 물약이 된다.

기타 효능 : 강정·간장 강화에 좋다.

38 참소리쟁이를 달인 물

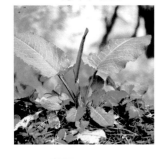

소리쟁이의 어린잎

그늘에 말린 참소리쟁이를 물이 절반 정도가 될 때까지 달인다. 이 달인 물을 하루에 한두 컵 정도를 마시면 위궤양의 통증도 없어지고 구역질나던 것도 멈춘다. 병의 증상이나 체력 등을 고려해서 양을 조절해야 한다. 봄에 돋아나는 참소리쟁이 새싹은 투명하고 미끈미끈한 막을 덮어쓴 산채 진미로 강장식품이기도 하다. 먼저 새싹을 미지근한 물에 담가서 떫은맛을 내는 미끈미끈한 것을 없애야 한다.

참소리쟁이가 강장식품으로서의 효능이 없다고 하는

경우도 있지만, 실제로 새싹을 끓인 즙으로 위암이 낫고 성적으로도 젊어졌다고 하는 사람도 있다. 참소리쟁이는 뿌리도 함께 달여 먹으면 변비에도 좋다. 날것으로는 너무 자극이 강하므로 햇볕에 잘 말려 사용한다. 중국에서는 '양의 발굽'이라고 해서 만성 변비의 특효약으로도 인정받고 있다.

기타 효능 : 치질에는 참소리쟁이를 달인 물로 복용하는 것과 환부를 씻어내는 것 양쪽으로 사용한다. 백선(白癬)이나 완선(頑癬)에는 환부에 바른다. 매우 진한 달임 물에다 초를 조금만 섞어서 쓰면 무좀이나 기계충에도 효과가 있다. 다만 음낭 점막에는 두껍게 바르면 안 된다. 짓무르기 때문이다.

39 질경이잎을 달인 물

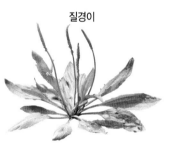

질경이

질경이는 위장병·간장병·천식·심장병·종기·신체허약·위암의 예방책 등으로 이용되고 혈압의 안정을 위해서도 좋다는 사람도 있다. 질경이 어린잎을 채취하여 물로 씻은 다음에 햇볕에 말린다. 말린 질경이 2포기를 물 5컵으로 물 양이 2/1이 되도록 달여서 마신다. 그렇게 하면 위액의 분비가 증가되고 건강에 도움이 된다. 혈액도 정화되어 위가 건강해지고 정신까지

소리쟁이 *Rumex crispus* L.

마디풀과. 여러해살이풀. 습지에서 키 30~80cm 자란다. 잎은 어긋나고 타원형이다. 꽃은 6~7월에 연한 녹색 원추화서를 이룬다. 열매는 납작하고 세모진 수과로 8~9월에 갈색으로 익는다.

한약명 : 우이대황-뿌리

채취 : 8~10월에 뿌리를 캐내어 잡질을 제거하고 햇볕에 말린다.

약성 : 맛은 쓰고 성질은 차갑다.

효능 : 살충, 양혈(凉血), 억균, 지해, 지혈, 청열, 통변, 항암, 화담

-개선, 경폐복장(經閉腹腸), 급성간염, 대변조결, 독창(禿瘡), 기관지염, 종독, 변

비, 신경통, 음부소양, 이질, 백선, 정창, 토혈, 혈붕, 혈소판감소자반증의 치료

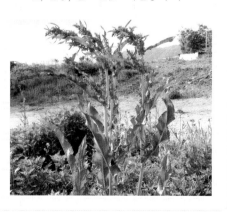

맑아진다. [제1장 48·75, 제2장 85 참조]

기타 효능 : 치질에는 진액을 계속 바르면 낫는다.

40 선인장즙

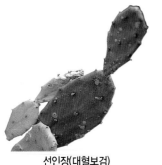

선인장(대혈보검)

원산지 멕시코에서는 '의사나무'라고 불리는 신인장을 강판에 갈아 즙을 내어 한 숟가락 마시는 것만으로 구역질이 따르는 위통에 효과가 있다. 이 선인장즙을 1일 3회 식후에 마시는 것을 2~3일 계속하면 위염에 효과가 있다. 생선인장을 그대로 씹어 먹어도 좋다. 선인장 중에는 환각증상을 일으키는 것도 있기 때문에 조심해야 한다. [제3장 40, 제4장 38, 제7장 01 참조]

기타 효능 : 심장병·천식·각기 등에 효과가 있다.

41 쑥즙

쑥에는 세스키테르펜 등의 정유나 타닌·칼륨염 등의 미네랄이 함유되어 있어, 소염·지혈·해열·이뇨·보온 등의 효과가 있는 유익한 식물이다. 또 손상된 위를 치료하고 건위도 유지한다.

쑥은 어린잎일 때는 즙액으로 만들고, 자라서 잎이 억세진 것은 말려서 물이 반의 분량이 될 정도로 끓여서 사용한다. 또, 쑥은 지혈제로 오래 사용되어 왔다.

명아주 *Chenopodium album* Linne var. *centrorubrum* Makino

명아주과. 한해살이풀. 들에서 키 1m 정도 자란다. 잎은 어긋나고 달걀 모양이며 가장자리에 물결 모양의 톱니가 있다. 꽃은 6~7월에 황록색으로 피고 줄기 끝에 모여 달린다. 열매는 납작한 원형 포과이고 8~9월에 익고 검은색 씨가 들어 있다.

한약명 : 여엽-잎

채취 : 봄에 꽃이 피기 전에 전초를 채취하여 햇볕에 말린다.

약성 : 맛은 달고 성질은 평(平)하며 약간 독성이 있다.

효능 : 청열, 건위, 강장, 해열, 해독, 살균, 살충

– 장염, 설사, 이질, 충교상의 치료

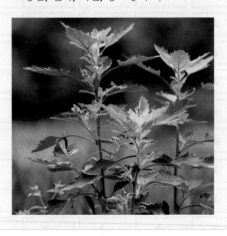

위가 약할 때, 위가 더부룩할 때, 속이 메슥거릴 때, 위궤양·위경련 등의 치료

42 명아주나물

명아주는 위(胃)의 기능을 강화하고 소화력을 높이는 효능이 있다. 어린 싹을 데쳐서 나물로 먹으면 놀랄 만큼 빨리 효과가 나타난다. 어린 싹에는 가루가 붙어 있으므로 흐르는 물에 잘 씻는다. 봄에 채취한 어린 싹은 끓는 물에 데친 후 찬물에 헹구어 양념무침을 하거나 국거리로 쓴다. 가을에는 꽃과 열매를 국거리로 쓴다.

명아주의 잎과 줄기로 즙액을 만들어 음료처럼 먹을 때는 하루에 한 컵 정도로 충분하다. 2~3일 계속해 먹으면 위가 시원하게 느껴질 것이다.

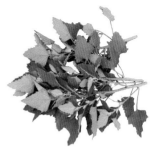

채취한 명아주의 잎과 줄기

43 졸참나무와 상수리나무의 줄기를 달인 물

졸참나무와 상수리나무의 생가지를 10cm 정도로 잘라서 물 2ℓ에 넣고 달인 물을 하루에 한 잔씩 마시면 타닌산이 작용해서 위가 약한 사람에게 도움이 된다.

44 결명자차

위가 더부룩하거나 위궤양 기미가 있을 때, 다음 3가지의 방법을 병용한다.

결명자 *Cassia tora var. mairei Linne*

콩과. 한해살이풀. 약초로 재배하며 키 1.5m 정도 자란다. 잎은 어긋나며 깃꽃겹잎이다. 꽃은 6~8월에 선명한 노란색으로 피고 잎겨드랑이에 1~2송이 달린다. 열매는 협과이고 9~10월에 익으며 마름모꼴의 씨가 1줄로 늘어선다.

한약명 : 결명자-씨

채취 : 가을에 익은 열매만을 따거나 또는 전초를 베어 햇볕에 말린 다음 두드려서 씨를 털어내어 완전히 말린다.

약성 : 맛은 달고 쓰며 성질은 조금 차갑다.

효능 : 청간, 명목, 건위, 변통, 해독

– 간열로 머리가 어지럽고 아픈 데, 눈이

붉어지고 시며 아프고 눈물이 나는 데, 청맹, 비출혈(코피)의 치료

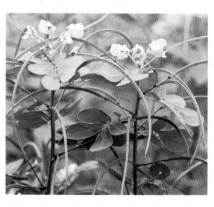

① 차가운 물에 적신 수건의 물기를 꼭 짜서 위 주위를 마사지하듯 문지른다.
② 그늘에서 말린 결명자를 1.8ℓ의 물에 넣고 약한 불로 물이 절반으로 줄어들 때까지 끓여 결명자차를 만든다. 이 찻물을 1회에 3숟가락씩 매일 차처럼 마신다.
③ 굵은소금을 배꼽 위에 채우고(물을 묻히면 수월함) 그 위에 콩만한 크기의 뜸을 뜬다.
이 세 가지 방법을 며칠간 계속하면 완치된다.

기타 효능 : 결명자는 안트라키논 유도체나 네포진을 함유하며, 완하제(緩下劑)로도 이용되고 변비 증상의 사람에게도 효과가 있다.

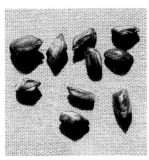

결명자

45 **갯방풍잎을 달인 물**

갯방풍은 산형과의 여러해살이풀로 어린잎에는 짙은 향기가 있다. 이것을 생으로 먹거나 끓여서 액체로 마시면 건위·강장의 묘약이 된다. 게다가 생으로 먹을 때는 나물 등의 요리를 할 수 있어 야채 식재료의 대용이 되기도 한다.

기타 효능 : 두통에도 잘 듣는다. 생잎을 씹으면 뱃멀미·차멀미 등에도 효과를 볼 수 있다. 어부들은 과음한 다음날의 출어 때 반드시 이것을 가지고 간다고 한다.

[제1장 78 참조]

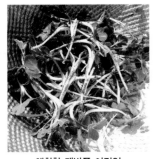

채취한 갯방풍 어린잎

46 **봉숭아를 달인 물**

생선 등에 의한 식중독 증세가 있을 때는 봉숭아의 전초를 달인 물을 복용하면 낫는다. 봉숭아의 전초를 달이는 방법은 봉숭아의 꽃·줄기·잎을 잘게 썬 것을 세 손가락으로 집은 분량에 한 컵 정도의 물을 넣어 달인다. 보관해 두고 싶을 때는 여름에 봉숭아의 전초를 채취하여 그늘에 말려 두었다가 필요할 때마다 달여서 복용하면 된다.

기타 효능 : 무좀에는 봉숭아 전초를 진하게 달인 물에 환부를 4~5회 담근다. 뱀이나 벌레에 물렸을 때에는 생잎을 찧어 나온 즙을 환부에 바르거나 말린 봉숭아씨를 가루내어 환부에 뿌린다. [제9장 25 참조]

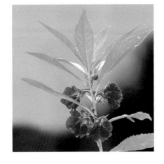

봉숭아

2 설사 · 변비 · 복통 · 치질 등과 맹장염(충수염)의 응급처치

변비는 만성적인 게 대부분이지만 설사나 맹장염 등 돌발적으로 고통을 주는 증상의 병에는 누구든지 당황하게 된다. 그 괴로움은 아파 본 경험이 있는 사람만이 알 수 있지만, 그럴 때 급히 약국이나 병원으로 달려가는 것보다 주변에서 손쉬운 재료로 고칠 수 있으면 다행스러울 뿐만 아니라, 병원에 가기 전까지의 응급조치로서 알아 두면 유익하다.

(1) 설사 · 복통 · 변비 · 치질 등의 경우

47 강낭콩의 잎을 끓인 국물

2500년 전 석가모니가 강낭콩 가루를 꿀에 개어 먹었다는 기록이 있다. 그것은 단식 후에 처음 접하는 음식으로서 약해진 몸에 무리가 없고, 게다가 특이할 정도로 강장효과를 나타내는 것이 강낭콩이기 때문이다.

게다가 강낭콩의 잎은 위장의 약이 된다. 그것도 간단히 잎을 넣어 끓이기만 하면 된다. 이 끓인 국물을 반 컵이나 한 컵쯤 마시면 위나 장이 말끔해지고 지사(止瀉) 효과를 꽤 발휘한다. 게다가 상쾌해져 정신안정에도 도움이 되고, 그 결과 위에도 활력을 주게 된다.

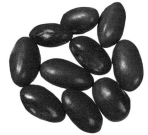

강낭콩

강낭콩 *Phaseolus vulgaris var. humilis Alef.*

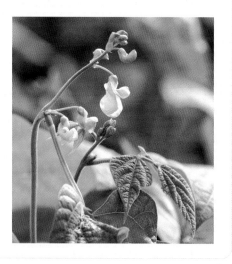

콩과. 덩굴성 한해살이풀. 작물로 재배하고 길이 1.5~2m 자란다. 전체에 잔털이 있다. 잎은 어긋나고 3출깃꼴겹잎이며, 작은잎은 달걀 모양이고 끝이 뾰족하다. 꽃은 7~8월에 흰색 또는 연한 황백색 나비 모양으로 피고 잎겨드랑이에 모여 달린다. 열매는 납작한 원통형 협과이고 8~9월에 익으며, 씨는 둥글고 여러 가지 색이다.

한약명 : 채두-씨

채취 : 가을에 열매를 채취하여 콩꼬투리를 벗겨내고 말린다.

효능 : 자양해열, 이뇨소종

- 서열번갈, 부종, 각기의 치료

강낭콩은 대두(콩)나 팥과 함께 초건강식으로 인·
철·나트륨·칼슘·비타민 B군의 함유량이 뛰어나다.
독소 배출의 효력도 상당히 있으므로 불교의학에서 약
용식물로 인지했던 것도 당연했던 것 같다.

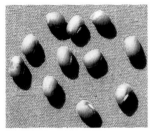

녹두

48 녹두실국수

여름에 더위를 쉽게 타는 사람에게는 자주 신경성 설
사가 일어난다. 그럴 때는 녹두실국수를 훌훌 들이마시
면 깨끗이 멎는다. 실국수의 원료인 녹두 씨에 더위를
물리치고 갈증을 해소하는 효능이 있기 때문이다.

49 볶은 땅콩

볶은 소금을 헝겊에 싸서 배꼽 바로 밑에 대고 허리
를 감아 하복부를 따뜻하게 하고, 볶은 땅콩을 껍질째
잘 씹어 먹으면 설사나 복통은 낫는다. 10개쯤 먹으면
충분하다.

50 땅콩 초절임

생땅콩의 초절임은 어떤 드링크제와 비교해 봐도 결
코 뒤떨어지지는 않을 것이다. 땅콩에 함유되어 있는

녹두 *Phaseolus radiatus* Linne

콩과. 한해살이풀. 밭 작물로 재배하고 키
30~80cm 자라며 전체에 갈색 털이 있다.
잎은 어긋나고 3출겹잎이며 작은잎은 넓은
피침형이다. 꽃은 8월에 노란색 나비 모양
으로 피고 잎겨드랑이에 여러 송이가 모여
달린다. 열매는 협과이고 억센 털이 있으며
8~10월에 검은색으로 익는다.

한약명 : 녹두-씨

채취 : 가을에 열매가 익으면 씨를 채취하
여 햇볕에 말린다.

약성 : 맛은 달고 성질은 차갑다.

효능 : 청열, 해독, 소서지갈, 소종, 이뇨
- 열로 인한 악창이나 종기·단독, 가슴이

답답하고 열이 나는 증상과 갈증의 치료
- 부자·파두·초오의 중독의 해독

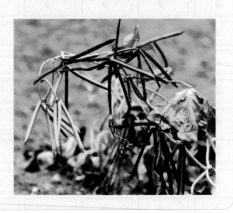

아스파라긴산, 아르기닌, 글루타민산 함유량이 강정식의 깨나 호두보다 훨씬 뛰어나 몸에 활력을 주고, 내장기의 활동을 활발하게 하는 효력은 어느 드링크제 이상이다.

　땅콩을 순수한 쌀초에 10일쯤 껍질째 담가두었다가 초와 함께 떠먹는 것이다. 순 쌀로 만든 질이 좋은 초(현미식초)를 사용하면 몸에 좋은 이유는 쌀에는 혈액을 정화하고 구연산 사이클이라고 불리는, 내장을 건강하게 해주는 시스템을 활성화시키는 아미노산이 많이 함유되어 있기 때문이다. 시판되는 합성초는 초와 같은 맛이 나는 화학 약품을 사용하고 있기 때문에 거기에 몸에 필요한 아미노산이 함유되어 있지 않다. 그래서 순 쌀로 만든 초를 사용하는 것이다. [제11장 22 참조]

　이 초절임을 먹으면 변비의 괴로움으로부터 해방되고, 설사의 고통으로부터 피할 수 있을 뿐만 아니라 체력 회복도 되어 스포츠맨에게 대단히 좋고, 신경도 진정시키므로 신경을 많이 쓰는 일을 하는 사람에게도 매우 좋다.

기타 효능 : 피로 회복 · 정력 증강 · 혈압 안정 · 백발의 회복 · 시력 회복 · 기억력 증강 · 당뇨병의 치료에 적합하다.

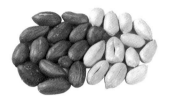

겉껍질을 벗긴 땅콩
(오른쪽은 속껍질을 벗긴 것)

땅콩 *Arachis hypogaea* Linné

　콩과. 한해살이풀. 모래땅에서 키 60cm 정도 자란다. 잎은 어긋나고 깃꼴겹잎이다. 꽃은 7~9월에 노란색 나비 모양으로 피고 잎겨드랑이에 1송이씩 달린다. 씨방의 자루가 자라서 땅 속으로 들어가 열매가 된다. 열매는 긴 타원형 협과이고 10월에 여문다.

한약명 : 낙화생–씨

채취 : 늦가을에 다 익은 땅 속의 열매를 캐내어 겉껍질을 벗겨내고 햇볕에 말린다.

약성 : 맛은 달고 성질은 평온하다.

효능 : 윤폐(潤肺), 지혈, 항암, 화위(和胃)
　–건해(乾咳), 변비, 복부냉증, 소아백일해, 위암, 폐결핵의 치료

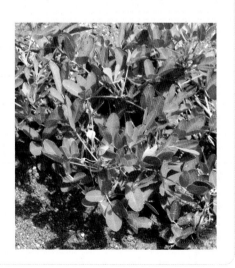

51 매실즙

한 개씩 깨끗하게 닦은 푸른 매실을 같은 분량의 설탕과 함께 입구가 넓은 병에 담는다. 이때 설탕이 적으면 쓴맛이 나기 때문에 각별히 주의해야 한다. 10일쯤 지나면 즙이 다 우러나온 매실이 위쪽으로 떠오른다. 이렇게 떠오른 매실은 전부 건져내고, 남은 매실즙을 거즈로 한번 걸러 그것을 병에 넣어 보관한다.

설사가 나거나 배가 아플 때 한 숟가락 정도씩 떠먹으면 좋다.

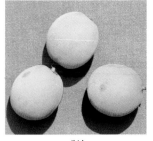

매실

52 매실초

매실을 씨를 발라 버리고 5배량의 농도가 높은 초(醋)에 담가 10일쯤 그늘진 곳에 두면 매실초가 만들어진다. 이 매실초(梅實醋)를 설사나 복통이 났을 때 한 숟가락씩 먹으면 효과가 있다. [제1장 08, 제2장 103 참조]

53 매실장아찌의 매실씨

매실장아찌를 만들고 남은 씨를 쪼개 보면 그 속에 살이 들어 있는데, 그 살을 먹으면 설사로 인한 복통에 효과가 있다. 물론 매실장아찌의 매실을 그대로 바로

매실나무 *Prunus mume* Siebold & Zucc.

장미과. 갈잎큰키나무. 마을 부근에서 재배하며 높이 4~6m 정도 자란다. 잎은 어긋나고 달걀 모양이며 가장자리에는 잔톱니가 있다. 꽃은 2~4월에 흰색 또는 담홍색으로 피고 잎겨드랑이에 1~3개씩 달린다. 열매는 둥근 핵과이고 6~7월에 노란색으로 익는다. 열매를 식용한다.
한약명 : 오매-열매
채취 : 6~7월에 덜 익은 열매를 채취하고 약한 불에 쬐어 노랗게 변한 것을 말린다.
약성 : 맛은 시고 성질은 따뜻하다.
효능 : 수렴, 생진, 진해, 거담, 진통, 해독, 소종, 구충

– 구해부지, 구사구리, 요혈변혈, 붕루, 허열번갈, 회궐복통의 치료

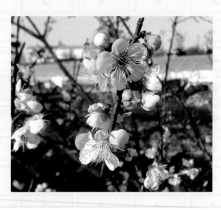

먹어도 좋은데 신것을 싫어하는 사람이면 뜨거운 물속에 넣고 으깨어, 그것을 마시면 좋다. [제1장 63 참조]

54 볶은 소금 찜질

차가운 곳에서 자서 배가 아플 때나 설사가 났을 때는 볶은 소금으로 찜질을 하는 것도 괜찮다. 굵은소금을 약간 누르스름해질 때까지 프라이팬에서 볶아, 뜨거울 때 미리 준비해 둔 면주머니에 넣는다. 이것을 환부에 대고 찜실을 하면 낫는다.

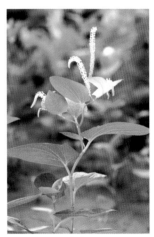

소금

55 단식법과 꿀물

설사가 날 때는 밥을 먹지 말고, 2~3숟가락의 꿀을 컵 한 잔의 물에 타서 그것을 하루 한 번씩 마시면 설사나 복통에 효과가 있다.

기타 효능 : 십이지장궤양에도 효과적이다.

[제2장 18, 제5장 07, 제6장 49, 제9장 05, 제11장 24 참조]

56 삼백초를 달인 물

꽃 밑에 있는 2~3개의 잎이 희게 변하고 꽃과 뿌리 또한 흰색이다. 그래서 세 가지 모두 흰색이라서 삼백초(三白草)라는 이름이 붙었다. 또 야릇한 쓴맛이 있고 송장 썩는 냄새가 난다고 하여 송장풀이라고도 한다.

삼백초는 완화작용, 이뇨작용의 효능이 있어 옛날부터 변비와 부종에 효용이 있다고 알려져 왔다.

꽃이 피는 6월경에 삼백초의 잎과 줄기를 채취해서 그늘에 말린다. 말린 삼백초 10~20g을 물이 절반 정도로 줄어들 때까지 달여서 마시면 변비에 곧 효과가 난다. 변비가 심할 때는 삼백초의 양을 늘린다. 경우에 따라 복용 후 구토(嘔吐)를 일으키므로 주의해야 한다.

삼백초는 악취를 풍기는 유세포를 갖고 있어 청열작용과 해독작용을 한다. 또 항균성이 있기 때문에 세균성 설사를 치료하는 데 효과가 있다.

삼백초

기타 효능 : 삼백초 달인 물은 이질 · 고혈압 · 신경통에도 효과가 있으며 몸 속의 콜레스테롤 수치를 낮춰 준다.

[제2장 104, 제3장 22 · 43 · 65, 제5장 25, 제6장 31, 제9장 18 · 33 참조]

57 이질풀과 황벽나무를 달인 물

위가 약한 사람 중에는 기후변화에 민감하고, 위통·설사 등으로 고통을 받는 사람이 적지 않다. 그래서 당연히 남보다 일찍 여름을 타게 되는 것이다.

그래서 이질풀 전초와 황벽나무 속껍질을 함께 넣고 물이 절반이 될 때까지 달여서 식후 3회에 물 대신 마신다.

4~7일 정도 지나면 꽤 심한 위장병이라도 효과가 있게 되고, 위가 더부룩하거나 메슥거리는 것과 설사 등은 치유가 된다.

달일 때의 분량은 이질풀을 한 줌, 황벽나무의 껍질 안쪽의 누런 부분을 2cm 정도의 폭으로 10cm 길이의 것을 2~3개 넣는다. [제2장 26 참조]

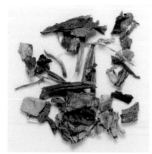

현초(이질풀의 전초를 말린 약재)

58 이질풀을 달인 물

그늘에서 말린 이질풀 지상부를 물에 넣고 약한 불로 진하게 달인다.

이 달인 물을 1일 3~4회 뜨거울 때 마신다. 되도록 진한 액체를 마시면 변비에도 효과가 빨리 나타난다.

[제2장 24 참조]

황벽나무 *Phellodendron amurense* Rupr.

운향과. 갈잎 큰키나무. 깊은 산지에서 높이 10m 정도 자란다. 잎은 마주나고 1회깃꼴겹잎이다. 꽃은 암수딴그루로 5~6월에 노란색으로 피고 줄기 끝에 원추화서로 달린다. 열매는 둥근 핵과이고 7~10월에 익는다.

한약명 : 황백, 황백피-줄기껍질

채취 : 가을에 붉게 익은 열매를 따서 햇볕이나 그늘에 매달아 말린다.

약성 : 맛은 시고 쓰며 성질은 차갑다.

효능 : 혈압강하, 지혈, 이담, 억균, 소종

－ 설사, 이질, 장염, 장결핵, 황달, 이슬, 자궁염증, 임증, 방광염, 요소산통, 폐결핵, 유정, 음부소양, 목적현훈, 옹종, 습진, 옴, 뇌척수막염, 골관절 결핵, 고혈압, 담낭염, 만성간염의 치료

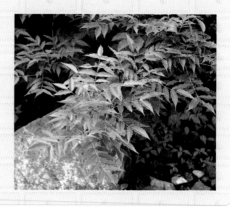

59 **솔잎을 달인 물**

솔잎(소나무 잎)을 물에 넣어 달인 물을 마시거나 생잎을 그대로 씹어 먹으면 만성 위무력증이나 통증을 수반한 위장병 등에 효과적이다.

기타 효능 : 습진과 옴 등 피부 질환에는 솔잎을 달인 물로 환부를 씻어내면 효과를 볼 수 있다. [제1장 29, 제3장 05 참조]

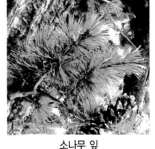

소나무 잎

60 **알로에 생식(生食)**

변비가 심하여 고통스러울 때 알로에를 엄지손가락 정도로 잘라서 생으로 먹으면 설사 효과를 나타내어 쾌변을 볼 수 있다. 다만 치질이 있는 사람, 임신 중인 사람, 생리 중인 사람은 복용을 피해야 한다. 알로에는 통경제로 사용되기도 하기 때문이다.

61 **찐 고구마**

고구마는 날것을 칼로 자르면 자른 자리에서 점액이 나오는데, 이 점액 속에는 변비를 막는 효과가 있다. 또 섬유질도 장을 자극하여 배변을 촉진하므로 변비에는 이중으로 효과가 큰 식품이다. 이 고구마를 찌거나 삶거나 해서 껍질째 먹는다.

고구마 *Ipomoea batatas* Lamarck

메꽃과. 여러해살이풀. 작물로 재배하며 줄기가 땅 위를 기면서 자란다. 잎은 어긋나고 염통 모양이며 잎자루가 길다. 꽃은 홍자색 나팔 모양이며 잎겨드랑이에서 나온 꽃줄기에 7~8월에 5~6송이씩 달린다. 열매는 삭과이고 공 모양이며 2~4개의 흑갈색 씨가 가을에 여문다.

한약명 : 번서-덩이줄기

채취 : 가을에 덩이뿌리를 채취하여 그늘에서 저장한다.

약성 : 맛은 달고 성질은 평하다.

효능 : 보중(補中), 양혈(養血), 보기, 생진액(生津液), 장위이완(腸胃弛緩), 통변비

-토사, 변혈, 혈붕, 유즙불하, 옹창, 화상의 치료

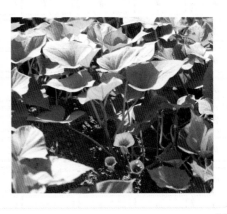

고구마 껍질에 가슴앓이를 방지하는 효능이 있으므로 많은 양을 먹어도 뒤탈이 없다.

62 무청즙

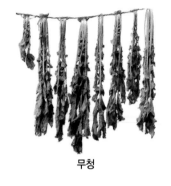

설사·변비를 치유하는 방법으로는 무청즙을 먹는 것도 포함된다. 무 한 포기분의 무잎을 즙으로 만들어 하루 한 번, 5일 정도 계속해서 먹으면 만성의 설사나 변비에 효과가 나타날 것이다. 햇볕에서 말린 무청 역시 같은 효과가 있다.

무청을 밥에 넣고 쪄서 먹거나 여러 형태의 반찬으로 이용해서 먹으면 변비나 설사로 고생하는 일은 없을 것이다. 수확기에 무청을 버리지 않고 새끼줄로 엮어서 말려 두었다가 겨울철에 활용했던 조상들의 지혜를 엿볼 수 있다.

무청

63 곤약

곤약은 구약나물의 뿌리를 가공한 약재인데 옛날부터 장의 숙변을 제거하는 데 활용되어 왔다. 실제로, 장벽에 달라붙은 숙변을 제거하고 소화 흡수 능력을 북돋운다. 이 곤약에 간장을 조금 넣어 삶아도 좋고, 삶

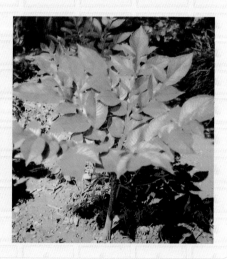

구약나물 *Amorphophalus konjac K. Koch*

천남성과. 여러해살이풀. 약간 습기가 있는 곳에서 키 1~1.5m 자란다. 뿌리줄기는 편평한 구형이다. 잎은 어긋나고 2회깃꼴겹잎이다. 꽃은 암수한그루로 5월에 암자색으로 피고 꽃줄기 윗부분에 수꽃이, 아랫부분에 암꽃이 달린다. 열매는 옥수수처럼 밀착하는 장과이고 황적색으로 익는다.

한약명 : 마우-뿌리줄기

채취 : 가을에 둥근 뿌리줄기를 채취하여 물에 넣고 끓인 후 말린다.

효능 : 활혈, 지혈, 조경, 통유, 소종, 지통
 - 토혈, 비출혈, 자궁출혈, 생리불순, 유즙불통, 절종, 타박상, 창상출혈의 치료

은 곤약은 된장을 찍어 먹어도 효과는 변함이 없다. 시판되는 곤약도 상관없지만 기왕에 약으로 사용할 바에는 화학응고제나 방부제 등이 첨가되지 않은 곤약을 직접 만들어 보면 좋을 것이다.

구약나물의 뿌리는 시중에서 구입할 수가 있으므로 그것을 적당히 썰어서 찐 다음 거기에다 대나무를 태운 재를 넣어 잘 섞으면 연갈색의 맛있고 순수한 곤약이 만들어진다. 그때, 붉은 고추의 매콤함을 넣는 것이 포인트로 이것은 변비에도 효과가 있다. 또 파래를 넣으면 위장병에도 좋은 곤약이 될 것이다. 만드는 방법 다음과 같다.

① 구약나물의 뿌리(곤약 1개분)를 얇게 썰어 말린다.
② 마른 뿌리를 곱게 갈아서 가루를 만들어 여기에 따뜻한 물을 넣고 잘 젓는다. 물을 너무 많이 부으면 잘 굳어지지 않으므로 저을 때 조금 빡빡하다 싶을 정도로만 붓는다.
③ 어느 정도 딱딱하게 반죽이 되면 재를 가볍게 한 줌 넣고 여기에다 고춧가루와 파래를 듬뿍 넣고 도시락 그릇 등에 담는다. 그런 다음 그냥 뜨거운 물을 넣어 가열한다.
④ 다 익으면 그릇에서 빼내 물속에 넣고 재의 떫은 맛을 우려내면 곤약이 완성된다.

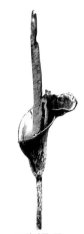

구약나물 꽃

64 강판에 간 사과

사과는 펙틴질이 많이 함유되어 있기 때문에 변비나 설사에 대단히 효과가 있는 과일이다. 설사가 심할 때에는 식사 때마다 사과 2개 정도를 강판에 갈아서 식사 대용으로 먹으면 설사가 멎을 것이다.

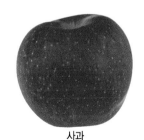

사과

목이버섯

(2) 치질의 증상이 나타날 때

65 목이버섯 상식(常食)

목이버섯은 위장을 튼튼하게 하고 월경을 조정하는 효능이 있다. 목이버섯을 애용하고 있는 태국인은 남녀가 모두 정력적이어서 그 때문에 임신율·출산율도 높

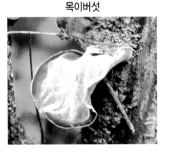

은 것 같다. 목이버섯으로 증혈을 꾀하고 출산 시에 고통이 따르는 치질에 의한 출혈은 삼백초를 달여 마셔서 고치는 지혜도 상당한 것이다. 따라서 태국 미인은 치질과는 무관하다고 한다.

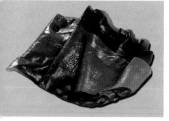

다시마

66 다시마 물

다시마에 함유되어 있는 칼슘은 장(腸)의 세포조직에 탄력을 갖게 하는 동시에, 다시마 그 자체에 섬유질이 많기 때문에 장에 원활한 자극을 주어 배변을 촉진시킨다. 그래서 매일 다시마를 물 한 컵에 담가 두었다가 다음날 아침에 그 우려낸 물을 마시면서, 가능한 한 식사 때마다 다시마를 먹는 방법을 강구하면 변비는 어느새 나을 뿐 아니라 치질까지도 낫게 된다.

톳이나 미역, 파래 등 칼슘이 많은 해초도 함께 먹으면 빠른 시일 안에 확실한 효과를 볼 수 있다. [제3장 12 참조]

기타 효능 : 콜레스테롤 함량을 낮춰 준다.

67 달팽이 가루

치질에는 달팽이가 상당한 효과가 있다. 비가 올 때 기어 나오는 달팽이를 잡아서 삶은 후에 껍질(달팽이

다시마 *Laminaria japonica*

다시마과. 갈조식물. 바닷속 바위에 붙어 길이 1.5~3.5m 자란다. 줄기는 짧은 원기둥 모양이고 가지를 낸다. 겨울에 어린잎이 나와 여름까지 자란 후 늦가을에 포자를 낸다. 잎은 띠 모양으로 길고 황갈색 또는 흑갈색이며, 두껍고 거죽이 미끄러우며 약간 쭈글쭈글한 주름이 있다.

한약명 : 곤포-잎

채취 : 5~6월경에 2년 자란 잎을 채취하여 햇볕에 말린다.

약성 : 맛은 짜고 성질은 차다.

효능 : 소담연견(消痰軟堅), 이뇨, 이수퇴종, 자양

-각기부종, 간경화, 갑상선염, 고혈압, 고환염, 림프절염, 소변불리의 치료

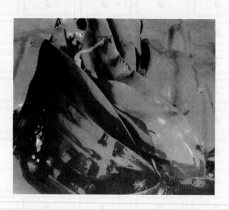

집)은 버리고 살만 햇볕에 말린다. 잘 마르면 프라이팬으로 볶은 다음 갈아서 가루를 만든다. 이 가루를 하루 3회, 한 번에 한두 숟가락씩 배가 고플 때 며칠간 계속 복용한다.

좀더 확실한 치료를 위해서 달팽이를 1개월 정도 참기름에 담가두었다가 이 기름을 탈지면에 흠뻑 적셔 항문에 바르면 효과가 확실하다.

[제6장 48, 제8장 01, 제9장 21 참조]

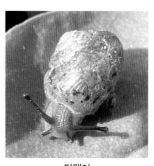

달팽이

68 참기름을 바른 맨드라미꽃

닭의 벼슬 모양인 맨드라미꽃을 따서 잘게 썬 다음 참기름으로 짓이겨 치질의 환부에 바른다. 환부에 바를 때는 문지르듯이 바르는 것보다 조금 두껍게 바르는 것이 좋다.

목욕 후나 자기 전에 치료를 하면 한층 효과가 높다. 분량은 꽃 한 송이에 대해서 참기름 반 숟가락 정도. 이것을 하루 한 번 칠하면 5일 정도는 사용할 수 있는데 작은 병에 넣어서 냉장고 등에서 보관하면 된다.

참기름보다 생검은깨로 하는 게 좋다는 주장도 있으나, 본인 나름의 기호에 관한 문제이므로 본인이 좋은 쪽으로 한다.

맨드라미 *Celosia cristata* Linne

비름과. 한해살이풀. 원예화초로 재배하며 키 90cm 정도 자라고 줄기는 붉은빛이 돈다. 잎은 어긋나고 달걀 모양이며 잎자루가 길다. 꽃은 7~8월에 노란색·홍색·흰색 등으로 피고, 편평한 꽃줄기 끝에 작은 꽃이 빽빽하게 달린다. 열매는 달걀 모양이고 꽃받침에 싸여 있으며 익으면 갈라진다.

한약명 : 계관화─꽃이삭

채취 : 여름에 꽃이 필 때 꽃이삭을 채취하여 햇볕에 말린다.

약성 : 맛은 달고 성질은 서늘하다.

효능 : 양혈, 지혈

치루(痔瘻)로 인한 하혈, 치질, 직백리,

토혈, 객혈, 혈림(血淋), 설사, 이슬, 장출혈, 자궁출혈, 적백대하의 치료

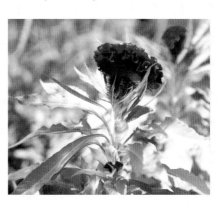

69 말린 말고기와 삼백초차

말고기를 햇볕에서 딱딱하게 말려 하룻밤 동안 찻물에 담가 두었다가 치질의 환부에 덮는다. 심하게 아플 때는 생말고기 쪽이 특효가 있지만 침투력은 말린 고기가 훨씬 뛰어나다. 그러나 식용으로 말린 말고기를 사용하면 안 된다. 식용 말고기는 각종 향신료로 양념을 해서 말린 것이므로 이것을 사용하면 환부가 짓물러 버린다. 그러므로 직접 집에서 말린 것이 안전하다.

또 삼백초의 잎과 줄기를 말려서 물에 넣고 끓인 삼백초차로 대신하면 훨씬 빨리 치료된다. 완치되었다고 생각되어도 재발을 방지하기 위해서 삼백초차 정도는 한동안 계속 복용한다.

기타 효능 : 삼백초차는 고혈압이나 신경통, 그리고 치질의 근원이 되는 변비에도 잘 듣는다.

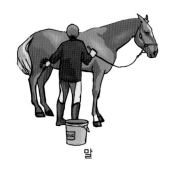

말

70 괭이밥과 참소리쟁이를 달인 물

노란 5개의 꽃잎이 진 뒤에 꼬투리를 맺는 괭이밥도 치질의 특효약이다. 줄기째 뽑아 물이 반이 될 정도로 달여 그대로 식혀서 미지근해지면 그 물로 환부를 씻는데 이것만으로도 꽤 차도가 있다.

괭이밥 *Oxalis corniculata* L.

괭이밥과 여러해살이풀. 밭이나 길가, 빈터에서 키 10~30cm 자라며 전체에 가는 털이 난다. 잎은 어긋나고 세갈래진 겹잎이며 작은잎은 염통 모양이다. 꽃은 5~9월에 노란색으로 피고, 잎겨드랑이에서 나온 긴 꽃줄기 끝에 1송이씩 달린다. 열매는 원기둥 모양 삭과이고 9월에 익는다. 어린잎은 식용한다.

한약명 : 초장초-전초
채취 : 여름부터 가을까지 전초를 채취하여 잡질을 제거하고 물에 씻어서 말린다.
약성 : 맛은 시고 성질은 차다.
효능 : 청열이습, 양혈산어, 해독소종

– 습열설사, 이질, 황달, 토혈, 혈뇨, 인후통의 치료

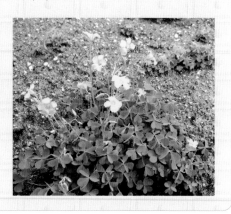

또, 참소리쟁이의 뿌리를 썰어서 햇볕에 말린 것 한 줌 정도를, 3컵 정도의 물로 절반의 분량이 되게 달여 한 번에 반 컵에서 한 잔 정도를 마시고, 나머지는 환부에 바르면 좋을 것이다. 그러나 내부가 노출되고 출혈도 심한 치질에는 절대 발라서는 안 되고 즉시 의사의 진찰을 받아야 한다. 그렇게 심한 중증이 아닌 경우에는 자가진료(自家診療)가 기본이다.

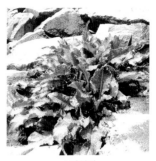

소리쟁이

71 도라지를 달인 물과 생즙액

도라지 뿌리를 달인 물을 마시면 위나 장의 활동을 원활하게 하고, 생줄기와 생잎을 으깨어서 나온 흰 액체와 참기름을 섞어서 환부에 바르면 치질에 대단한 효과가 나타난다. 이 달인 물과 생즙액을 함께 사용하면 치질의 원인이 되는 장의 트러블이나 변비 등도 송두리째 치료할 수 있으므로 빨리 낫는다.

기타 효능 : 동창(凍瘡), 손발이 튼 데, 입술이 튼 데에 바르면 효과가 있다.

72 모란 뿌리와 꽃을 달인 물

미인이 앉은 모습으로 비유되는 모란은 하반신의 병에 효과가 있는 약초로서 옛날부터 알려져 왔다. 치질

도라지 *Platycodon grandiflorum* (Jacq.) A. Dc.

초롱꽃과. 여러해살이풀. 산과 들에서 키 40~100cm 자란다. 잎은 어긋나고 긴 달걀 모양이다. 꽃은 7~8월에 하늘색 또는 흰색 종 모양으로 줄기와 가지 끝에 1송이씩 위를 향해 달린다. 열매는 삭과이고 달걀 모양이며 9~10월에 익는다. 뿌리를 식용한다.

한약명 : 길경-뿌리

채취 : 가을 또는 봄에 뿌리를 캐어 햇볕에 말린다.

약성 : 맛은 쓰고 매우며 성질은 평(平)하다.

효능 : 폐기선개(肺氣宣開), 거담, 배농

– 외감해수(外感咳嗽), 감기기침, 기관지염, 인후두염, 목이 쉰 데, 인후종통, 흉

만협통(胸滿脇痛), 이질복통, 해수나 가래, 폐농양의 치료

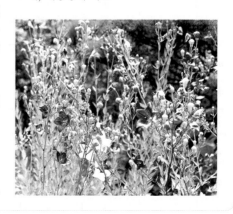

의 특효약일 뿐만 아니라 생리불순에도 잘 듣기 때문이다. 말린 뿌리의 껍질을 달여서 사용하는데 신경증을 낮게 하고 피도 깨끗하게 한다고 고서에 나와 있다.

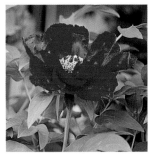
모란 꽃

1720년대의 프랑스 귀족의 용변 뒤처리에 모란꽃을 사용했다고 한다. 비식과 운동 부족이 초래한 귀족들의 치질에 의한 고통을 이 모란꽃으로 완화했다고 하는데, 모란꽃 중에서도 붉은색이 가장 효력이 있었다고 한다.

모란 꽃잎을 달이는 방법은, 한 움큼 정도의 양에 3컵 정도의 물을 넣어 그것이 절반 분량이 될 때까지 달인다. 이 달인 물을 2분의 1컵 내지 1컵을 마시면 좋다.

기타 효능 : 모란 꽃잎을 달여서 질 세척액으로 사용한다.

[제6장 18 참조]

73 검은깨를 넣은 식초

검은깨를 2배량의 식초에 담가 한 달 정도 그늘에서 숙성시킨다.

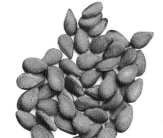
검은깨

치질에 이 검은깨를 넣은 식초를 1회에 한 숟가락씩 하루 3회 복용한다. 일반적인 용법으로 이렇게 함으로써 만병의 예방을 하는 것이다. 외용약으로서는 솜에 묻혀 환부에 바르는데 이렇게 '마시고 바르는' 두 가지 방법을 몇 차례 되풀이하는 사이에 아픈 치질은 치료가 된다. [제5장 09 참조]

기타 효능 : 산후(産後)에 마시면 질을 조여 주고 통경제도 된다. 타이완에서는 여자들이 산후가 아니라도 이것을 물에 희석해서 질 세척액으로 사용한다. 타이완 동북 지방의 상류 가정에서는 이것을 식탁에 올려놓는데 그것을 수프에 넣으면 맛이 상큼해질 뿐만 아니라 여러 가지 병을 예방해 주기 때문이다.

74 연근

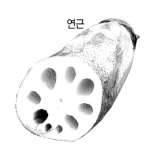
연근

여러가지 병에 이용하는 연근의 효용은 많지만 치질에도 효용이 크다. 치질 환부의 면적에 맞춰서 연근을 둥글게 잘라서 치질의 치료에 사용하는 방법은 잘 알려져 있다. 이것을 거즈로 싸서 바르기만 하면 되는데 꽤 효과가 있다.

기타 효능 : 여성의 질이 거칠어졌을 때에도 효과가 있다.

[제1장 57 · 58, 제3장 49, 제9장 19, 제10장 09 참조]

75 하늘타리 목욕물

하늘타리의 열매를 술에 넣어서 숙성하고 으깬 것을 목욕물에 넣으면 치질에 큰 효과가 있다. 하늘타리의 열매는 관성혈관의 혈액순환을 좋게 하고 혈액 속 지질의 양을 낮추게 하며 억균 작용도 나타낸다. [제1장 68, 제10장 04 참조]

76 무화과나무잎의 온찜질

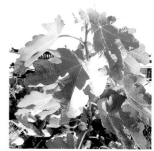

그늘에서 말린 무화과나무잎을 금속성의 큰 용기에 넣고 미리 끓여 놓은 뜨거운 물을 붓는다. 그것을 다시 한차례 불에 올려 놓고 끓인 다음 아주 뜨겁지 않을 때까지 식힌다.

이 무화과나무잎 끓인 물을 면 헝겊에 적셔 살짝 짠 다음 치질의 환부에 대는 것이다. 차갑게 식어 버리면 다시 따뜻하게 해서 여러 번 되풀이하는 것을 하루 한 차례 반드시 실행하면, 어느새 치질은 깨끗해져 있을 것이다.

무화과나무

77 달걀기름

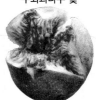

열매 속에 묻혀 있는 무화과나무 꽃

달걀 10개를 깨서 노른자만을 프라이팬에 넣고 약한 불 위에서 흐슬부슬해질 때까지 저으면서 볶는다. 계속

무화과나무 *Ficus carica* Linne

뽕나무과. 갈잎 떨기나무. 높이 2~4m 자란다. 잎은 어긋나고 3~5갈래로 갈라진다. 꽃은 암수한그루로 잎겨드랑이에서 6~7월에 피며 꽃턱 안에 묻혀 겉으로는 꽃이 보이지 않는다. 열매는 달걀 모양이고 8~10월에 흑자색 또는 황록색으로 익는다. 열매를 식용한다.

한약명 : 무화과—열매와 잎

채취 : 여름 또는 가을에 열매를 따고 잎은 7~9월에 채취하여 햇볕에 말린다.

약성 : 맛은 달고 성질은 평(平)하다.

효능 : 자양, 건위청장, 소종, 해독

– 장염, 이질, 변비, 후통, 옹창, 음, 치창

(痔瘡), 심통의 치료

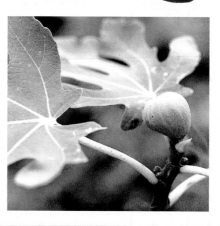

젓는 동안에 노른자가 갈색으로 변하고 연기가 나오면서 기름이 서서히 배어나올 것이다. 그리고 계속 휘젓기를 40분 정도 하면서 달걀기름을 모은다.

치질의 치료에 이 달걀기름을 탈지면에 적셔서 항문에 넣는 방법을 쓴다. 그 효과는 직접석이고 빠른 회복을 기대할 수 있다.

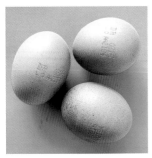

달걀

78 무청 목욕

바람이 잘 통하는 그늘에서 말린 무청을 물에 넣고 삶는다. 이 삶은 물을 목욕물에 섞어서 사용하면 치질에는 특효이다. 삶은 무청을 직접 치질의 환부에 붙이는 것도 좋은 방법이다.

(3) 맹장염(충수염)일 때

79 우엉잎 생즙

알칼리성의 야채나 해초류를 싫어하고 동물성 식품이나 백설탕 등 산성 식품을 많이 먹는 사람이 걸리기 쉬운 병이 맹장염이다. 산성 식품은 변비를 일으키기 쉽고 대장 내에 과잉 노폐물이나 부패 독소가 쌓이게

별꽃 *Stellaria media* (L.) Villars

석죽과. 두해살이풀. 길가에서 키 20cm 정도 자란다. 잎은 마주나고 달걀 모양이다. 꽃은 5~6월에 흰색 취산화서로 피며 줄기 끝에 모여 달린다. 열매는 달걀 모양 삭과이고 8~9월에 익는다.

한약명 : 번루, 자초-지상부

채취 : 봄에 꽃이 필 때 지상부를 베어 물에 씻어서 햇볕에 말린다.

약성 : 맛은 달고 약간 짜며 성질은 평하고 독이 없다.

효능 : 거어, 지통, 최유, 청열, 해독, 활혈

-간염, 복통, 산후어혈복통, 서열구토, 악창종, 유선염, 이질, 임병, 장염, 장옹, 종기, 충수돌기염, 타박상, 치출혈의 치료

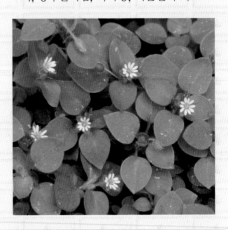

하여, 본래는 대장 안의 부패를 막는다고 알려진 맹장(충수)도 어쩔 수 없이 염증이 일어나는 현상이 맹장염인 것이다.

몇 년 전까지는 맹장염에 걸리면 곧장 수술을 해서 맹장을 잘라버리는 풍조였는데 요즘은 꼭 그렇지만은 않은 것 같다. 무용지물인 듯한 맹장이지만 나름대로 역할이 있는 것으로 알려졌기 때문이다.

그런 만큼 이 우엉잎의 생즙 효용을 다시 보지 않을 수 없게 되었다. 우엉잎의 생즙은 무엇보다도 맹상염(충수염)에는 특효약이다. 맹장염의 예방이나 재발의 방지를 위해서, 5숟가락 정도의 우엉의 생즙을 된장국에 넣어서 먹는 등 오랫동안 먹게 되면 틀림이 없이 효과를 볼 수 있다.

오른쪽 아랫배가 콕콕 찌르는 듯한 통증이 느껴져 혹시 맹장염이지 않을까 하고 생각하면 곧장 우엉의 생잎으로 즙을 내어 하루 3회 복용한다. 병원에 가기 전까지 상황이 악화되는 것을 막는 것이다. 가지고 있는 우엉잎만으로는 필요한 분량을 얻을 수 없는 경우에는 우엉뿌리를 갈아서 짜낸 즙과 섞어서 사용한다. [제1장 55, 제9장 35 참조]

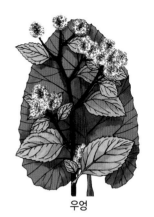

우엉

80 비파나무잎

비파나무의 생잎을 불에 구워서 환부에 문지른다. 식으면 다시 따뜻하게 해서 등·배·환부를 돌아가면서 1시간쯤 계속 문지르면 낫는다. 이때 몸이 춥지 않도록 주의를 해야 한다. 통증이 멎어도 완전히 치료하기 위해선 의사에게 가야 하지만 그때까지는 이것과 병행해서 우엉의 생즙요법을 계속한다. [제1장 30·31, 제4장 42, 제5장 14, 제6장 32, 제8장 07 참조]

81 별꽃의 생즙과 달인 물

맹장염에 별꽃의 생즙이 효과가 높다는 것은 잘 알려진 사실이다. 별꽃의 생풀로 즙을 내서 한 번에 반 컵 이상 마신다. 별꽃 생풀을 구하기 어려울 때에는 그늘에 말린 전초 3~4개를 물이 반의 분량이 될 정도로 달인 것도 효과가 있으므로, 평소에 준비해 두는 것이 좋다. [제9장 32 참조]

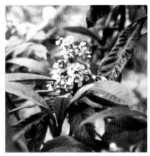

비파나무

82 칡뿌리 가루

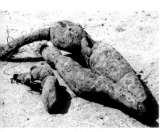

칡 뿌리

맹장염으로 인한 통증이 느껴질 때 순수한 칡뿌리 가루 5숟가락을 물 한 컵에 타서 마시면 통증이 진정된다. 하루에 두 번 정도 마셔도 통증이 가라앉지 않을 때는 즉시 의사의 진찰을 받아야 한다.

기타 효능 : 칡뿌리(갈근)는 땀을 나게 하고 열을 내리게 하며 진액을 발생시키는 효능이 있어 칡차(갈근차)를 끓여 상용하면 숙취해소와 피로회복에 좋다.

말린 칡뿌리 20g을 물 2ℓ 정도에 넣고 중불에서 끓인 후 약불에서 15분 정도 더 끓이면 갈근차가 된다. 건더기는 체에 걸러 건져내고 이 찻물을 식혀서 마신다. 기호에 따라 설탕을 타서 마시기도 한다.

3 간장병이나 황달 · 결석의 치료법

심장 못지않게 간장도 중요한 장기 중의 하나이다. 간장이 제 기능을 발휘하지 못하면 심장병이나 동백경화를 비롯해서 성인병이라고 부르는 모든 병에 걸려, 결국에는 생명의 위험까지도 초래할 수 있다. 또 결석의 경우도 간장의 활동이 약해진 데 원인이 있다. 동물성 식품을 과잉 섭취한 결과 혈액이 산성화되어 간장의 활동이 나빠짐에 따라 수산(蓚酸) 등이 불용성으로 변해 그것이 굳어져서 결석이 생기게 된다.

(1) 간장병이나 황달에 걸렸을 때

83 잉어쓸개술

요즘은 산성 식품인 육류를 비롯해서 즉석식품, 주스나 아이스크림류 등이 흔한데다가 사회 환경의 열악함, 그리고 일이나 인간관계의 복잡성 등에 의한 스트레스로 간장이 시달릴 수밖에 없는 환경에 처해 있다. 그럴 때는 잉어가 간장을 구해 주는 특효약이다. 특히 잉어의 쓸개가 뛰어난 효과를 나타낸다. 대부분은 쓸개를 버리는데 중국에서는 결코 그런 짓을 하지 않는다. 간장약으로 뱀 간을 훨씬 능가하는 초강정제인 것을 알고 있기 때문이다. 그렇다면 버리지 말고 제대로 활용하는 것이 현명할 것이다.

　물고기 손질이 서툰 사람이라도 잉어는 둥글게 자르기만 해도 된다. 머리가 붙은 부위로부터 3번째 비늘 붙은 부근(처음으로 칼을 댈 곳)을 자르면 간단히 쓸개를 꺼낼 수 있다. 이것을 강한 알코올, 예를 들면 소주 같은 것에 넣어 단숨에 삼키면 좋다. 술의 종류는 기호에 따라 선택해도 된다. 다만 약으로 복용하는 것이므로 과음하지 않도록 해야 한다.

기타 효능 : 잉어를 고아 먹으면 신장에 좋을 뿐만 아니라 당뇨병이나 발기불능 · 노이로제에도 효과적이다.

[제1장 22, 제6장 03, 제8장 06 참조]

84 　비파차(琵琶茶)

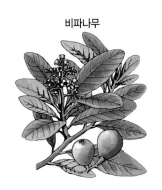

비파나무

　잎과 열매가 중국 전통 악기인 비파와 닮았다고 하여 이름붙은 비파나무는 제주도나 남해안 지방에서 발견할 수 있는 식물이다. 비파나무 잎을 조금 구해다가 적당하게 잘라서 햇볕에다 말린다.

　이것을 프라이팬에 볶아서 끓인 다음 보통의 차(茶)처럼 하루에 수시로 마시면 간장병에 있어서 대단한 효과를 보게 될 것이다. 비파나무 잎은 생으로도 좋지만 오래 사용하기 위해서는 이렇게 말려서 사용하는 편이 좋을 것이다.

잉어 _Cyprinus carpio_ L.

　잉엇과. 민물고기. 강이나 연못과 늪 등에서 1.2m까지 자란다. 몸체는 길고 측편하며 머리는 입 끝으로 향하여 원추형이다. 입 가장자리에는 두쌍의 수염이 있다. 몸빛깔은 등쪽이 감람갈색이며 배쪽은 흰색을 띤다.

한약명 : 이어-전체, 이어담-쓸개

채취 : 자연산은 수온이 따뜻할 때, 양식장에서는 수시로 잡는다.

약성 : 맛은 달고 성질은 평하다.

효능 : 이뇨, 소종, 생진

－ 부종, 각기, 황달, 소갈, 기침, 젖이 잘 나오지 않는 데 등의 치료에 쓴다.

－ 이어담(鯉魚膽; 잉어의 쓸개) : 눈이 충혈된 데와 예막이 생긴 데 쓴다.

－ 이어뇌(鯉魚腦; 잉어 머리의 뇌) : 갑자기 귀머거리가 된 데에 죽을 쑤어 먹는다.

－ 이어골(鯉魚骨; 잉어뼈) : 대하증에 가루 내어 먹는다.

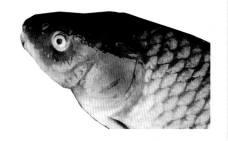

그 이듬해에 열매가 열리면 열매도 먹도록 한다. 열매에는 구연산·사과산·주석산·비타민 C가 풍부하다. 열매와 잎을 함께 상용해서 아주 악화되었던 간장병을 고친 사람도 있을 정도이다.

기타 효능 : 신장병·당뇨병의 치료에도 좋다. 암 치료에도 효과가 있다고 하나, 그것은 신경통의 환부에 빨리 통증을 멎게 하는 효력이나 아미그다린 성분의 항암 효과를 응용한 것이다. 그 효과가 양호하다는 보고도 있으나 단정할 수는 없다.

[제1장 30·31, 제4장 20·42, 제5장 14, 제6장 32, 제8장 07 참조]

85 질경이나물

봄부터 초여름까지 연한 질경이의 잎을 뜯어 참기름에 무쳐도 맛있게 먹을 수 있다. 질경이잎은 끓는물에 데친 후 찬물에 헹구고 나물이나 국거리로 이용한다. 생잎을 쌈채로 쓰고 김치를 담그기도 한다. 잎이 크게 자라면 질겨져서 먹을 수 없게 된다.

[제1장 48·75, 제2장 39 참조]

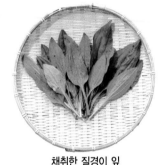

채취한 질경이 잎

86 머위순을 달인 물

머위순의 날것은 야채 가게에서 잠깐 볼 수 있는데 그 이유는 곧 꽃봉오리가 생기고 꽃이 피기 때문이다.

머위 *Petasites japonicus* (S. et Z.) Max.

국화과. 여러해살이풀. 산과 들의 습지에서 키 50cm 정도 자란다. 잎은 땅속줄기에서 나오고 콩팥 모양이다. 꽃은 암수딴그루이며 4월에 흰색으로 피고 꽃줄기 끝에 잔꽃이 빽빽하게 달린다. 열매는 수과이고 원통형이며 6월에 익는다.

한약명 : 관동화-꽃봉오리, 봉두채-줄기, 봉두근-뿌리

채취 : 꽃봉오리와 줄기는 봄에 채취하고 뿌리는 가을에 캐내어 말린다.

약성 : 맛은 맵고 성질은 따뜻하다.

효능 : 해독, 거담, 진해, 산어, 소종, 지통
– 기침, 가래가 끓는 데, 인후염, 편도선염,

기관지염, 천식, 옹종정독, 독사교상(毒蛇咬傷), 타박상의 치료

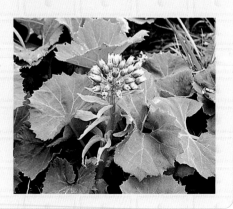

시장에서 보는 대로 구입하여 햇볕에 말려서 보관해 두면, 간장이 나빠진다 싶을 때 언제나 달인 액체를 만들어 마실 수 있을 것이다. [제1장 69 참조]

87 민물게와 자주쓴풀을 달인 물

자주쓴풀의 성분인 스벨치아마린의 쓴맛이 간장에 유익하다. 자주쓴풀은 야생풀이지만 구하기 어려우면 한약방에서 직접 구할 수 있다.

살아 있는 민물게를 술에 한 시간 정도 담가 누었다가 자주쓴풀을 달인 물에 술과 함께 쏟아부어, 다시 약한 불로 5~6시간 끓인 후 민물게와 그 달인 물을 먹는다. [제2장 08 참조]

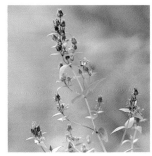
자주쓴풀

88 게장

같은 민물게라 할지라도 좀더 효력이 좋은 것으로 하려면 나무숲의 아래를 흐르는 강에서 잡은 민물게가 가장 좋다. 그렇지만 시판되는 민물 게를 사용해도 괜찮다. 민물게에다 잘게 썬 고추와 굵은소금을 적당량 넣은 다음에 으깬다. 그렇게 해서 3개월쯤 냉장해 두면 완성된다. 간장병 치료에는 안성맞춤이고 반찬으로도 이용할 수 있다.

기타 효능 : 히스테리·노이로제에도 효과가 있다.

89 민들레를 달인 물

만성화된 간장병에는 민들레의 꽃·잎·줄기·뿌리까지 전부를 달인 액체가 대단한 효력을 발휘한다. 노란 담즙을 내뱉을 정도의 심한 증상이라도 민들레의 푸른 즙이 그걸 멎게 해줄 수 있다. [제2장 04, 제3장 24 참조]

90 기름에 볶은 여주

여주에 함유된 성분 중의 비타민 E가 효과를 발휘한다고 하는 설도 있지만, 100g 중에 120mg이라는 많은 비타민 C와 여주의 쓴맛이 간장에 강하게 작용하는 것이다. [제1장 52, 제4장 14, 제9장 28 참조]

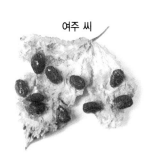
여주 씨

91 매실즙

매실에 함유되어 있는 구연산 · 파크린초가 알칼리성
을 높여 신진대사를 촉진하고 간장을 보호해 준다.

[제1장 08, 제2장 51 참조]

92 감식초

감

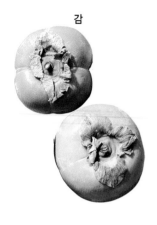

장수의 비결을 묻자 피타고라스는 '육식을 피하고 하
루 2회의 흑빵과 야채와 감식초' 라고 했다고 한다. 이
덕분인지는 모르지만 그는 99세까지 장수했다. 그 때
문에 유럽에서는 '피타고라스 정리' 가 장수비법이라고
생각하고 있다고 한다. 사실이야 어찌 되었든 피타고라
스의 식사 내용에서 새삼 경탄하게 되는 것은 감식초를
먹었다는 사실이다.

옛말에 감나무 100주를 심으면 100석 농사를 짓는
것과 같다고 하는 것은 감나무가 얼마나 유용한가를 말
해 주고 있다. 감에는 간장 강화의 작용이 있고, 초(醋)
에는 나쁜 콜레스테롤을 줄이고 좋은 콜레스테롤을 증
가시키는 혈액정화의 작용이 있고 아미노산이 간장 강
화 작용을 하므로 감과 초의 상승효과가 효율을 높여
주는 것이다. [제11장 04 참조]

기타 효능 : 중풍과 강정에 활용할 수 있다.

팥 *Phaseolus angularis* W. F. Wight

콩과. 한해살이풀. 농가의 밭에서 재배하
고 키 50~90cm 자란다. 잎은 어긋나고 3
장으로 된 겹잎이며, 작은잎은 염통 모양이
고 끝이 뾰족하다. 꽃은 8월에 노란색 나비
모양으로 피고 가지 끝에 모여 달린다. 열매
는 원기둥 모양 협과이고 9~10월에 익으며
꼬투리에 씨가 6~10개 들어 있다.

한약명 : 적소두−씨

채취 : 가을에 열매가 여물면 지상부를 베
　어 말린 다음 두드려 씨를 털어내어 잡질
　을 없애고 햇볕에 말린다.

약성 : 맛은 달고 시며 성질은 평(平)하다.

효능 : 활혈, 통경, 이뇨, 소염, 배농

− 각기, 부종, 황달, 부스럼, 당뇨병, 전염
　성 이하선염, 간경변 복수의 치료

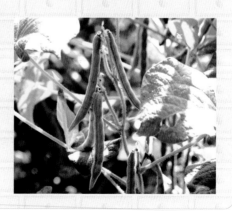

93 불수감을 달인 물

불수감을 얇게 썰어 투명한 황색이 될 때까지 달인 물에 얼음사탕을 적당량 섞어서 과음한 뒤에 마시면 피로한 간장에 효과가 있다. [제1장 02 참조]

94 콩나물 샐러드

콩나물 샐러드에는 아미노산이 많이 포함되어 있고, 간장의 독소를 제거하는 작용이 있을 뿐만 아니라 간장 그 자체의 활동을 돕고 강화시킨다. 콩나물을 생으로 드레싱을 하면 그 효과는 더욱 커진다.

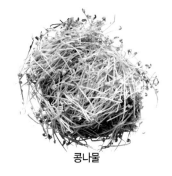

콩나물

95 당근 주스

당근(홍당무)은 간장(肝臟)을 정화하는 작용이 강하고 체내의 해독작용을 돕는다. 당근 주스를 만들어 하루 3회, 한 컵씩 계속해서 마시면 스스로 그런 현상을 자각할 수 있게 된다. [제7장 20 참조]

96 뱀의 생간

아무리 뱀의 생간이 간장에 좋다고 하더라도 집에서 뱀을 기를 사람은 없을 것이다. 뱀의 생간을 소주 같은 독한 술에 넣어 단숨에 마신다. 3일에 하나씩, 1개월 동안 먹으면 간장이 좋아진 것을 자각할 수 있다. 껍질을 벗긴 뱀을 물에 넣고 삶아서 먹게 되면 혈압도 정상이 되고 심장이 나쁜 사람도 좋아진다.

기타 효능 : 빈뇨(頻尿)·야뇨증·어깨결림·요통·발기불능의 고통이 완전히 치유된다.

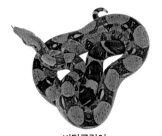

비단구렁이

97 팥 농축액

우리나라에는 동짓날 같은 특정한 날을 정해 놓고 팥밥이나 팥죽을 먹는 풍습이 있는데, 그것은 붉은색이 잡귀를 물리친다는 속설 때문이기도 하지만, 평소에 혹사했던 내장을 강하게 한다는 의미도 포함되어 있다.

팥죽은 이뇨 작용과 해독작용, 그리고 피를 잘 돌아가게 하는 효능이 있어 간장·신장·심장에 특히 효과가 있는 음식이다. 장기(臟器)의 이름을 몰라도 장기를 위한 음식물에 대해서는 오랜 경험으로 알고 있었던 것이다. 그래서 가끔씩 집에서 팥을 이용한 음식을 먹는 습관을 가지면 좋다.

약으로 쓰기 위해서는 팥을 삶은 물이 진하게 될 때까지 끓여서 진한 국물을 마시고 남은 팥은 팥밥을 짓거나 흑설탕을 넣어 단팥죽을 만들어 먹으면 더욱 효과가 난다. [제3장 60 참조]

98 원추리버섯

원추리버섯은 날로 먹을 수 있는 진귀한 버섯이다. 장마 때부터 나기 시작하여 채집이 비교적 쉬운 편이다. 밤나무·너도밤나무·졸참나무 등이 있는 숲에 가면 발견할 수 있다. 군생(群生)하지 않고 여기저기 큰 나무 밑에 부채꼴 모양으로 자란다. 색깔은 빨갛고 찢으면 혈액과 같은 액즙(液汁)이 떨어지므로 독버섯으로 잘못 아는 수도 있다.

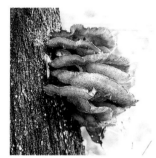

덕다리버섯(식용)

그래서 버섯을 채취하러 갈 때는 반드시 식물도감을 가지고 가면 안심할 수 있을 것이다. 유럽인들은 이 원추리버섯을 매우 좋아하지만 우리들은 이것을 하루에 한 개 정도 먹는 게 좋을 듯하다. 많이 먹는 것은 오히려 역효과이기 때문이다. 생식하는 것이 좋으므로 샐러드 같은 요리법을 개발하여 먹기 쉽게 요리하는 것도 하나의 지혜이다.

술을 담글 때는 햇볕에서 말린 것을 사용해야 한다.

기타 효능 : 신장병·당뇨병·안정피로(眼精疲勞)에 치료 효과가 있다. [제6장 58 참조]

99 바지락을 끓인 물

간장의 악화에 의한 황달에는 특히 효과가 있는데, 이 바지락을 끓인 국물이 병의 근원인 간장 기능을 회복시키는 효과가 있기에 황달이 낫게 되는 첫째의 이유이다. 결국 간장이 좋아지면 그것이 원인이 된 황달도 좋아진다.

바지락 3컵에다 물도 역시 같은 분량인 3컵을 붓고 그 물이 3분의 1 정도가 될 때까지 끓인다. 여기에 간장으로 살짝 간을 해서 하루 3회에 나누어서 마신다. 차도가 있을 때까지 계속해서 만들어 먹는다. 늦어도

2~3일이면 효과가 나타나기 시작할 것이다. 이 방법으로 효과가 없으면 다른 원인에 의한 황달이므로 전문의의 진찰을 받아야 한다. [제5장 31, 제7장 10 참조]

100 바지락과 거북손을 넣은 된장국

옛날부터 바지락은 황달에 효험이 있다고 전해지고 있는데, 더욱 효험을 얻기 위해서는 거북손(석겁;石劫)을 넣는다. 된장국에 넣는 등 하루 한 번은 식사 때 반드시 머도록 한다. 이 거북손은 바닷가의 바위에 굴 등과 함께 무리지어 서식하고 있다.

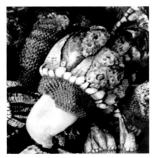
거북손

(2) 결석이 생겼을 때

101 양파 샐러드

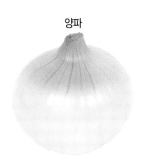
양파

간장에 결석이 생기는 사람은 혈액이 산성일 경우가 많다. 동물성 식품을 지나치게 섭취함으로써 간장이 약해져 있고 수산(蓚酸)이 불용성(不溶性)이 되어 결석이 생기게 된다. 간장병을 고치는 약초를 달여 마시거나 먹고 가능한 한 야채의 생식에 신경을 써야 한다. 그래서 결석을 녹이는 힘이 강한 양파의 생식을 권한다.

프렌치드레싱을 해서 먹으면 초는 간장을 강하게 해

바지락 Tapes(*Amygdala Philippinarum*) (ADAMS et REEVE)

대합과. 조개류. 얕은 바다에서 4cm 정도 자란다. 패각은 흰색 바탕에 검은색 산 모양 방사 무늬를 띠고 있는 것과 황갈색 물결 모양까지 다양하다. 주로 식물성 플랑크톤을 여과 섭식한다.

채취 : 썰물 때 드러난 갯벌에서 호미나 갈퀴 또는 채취기 등을 이용하여 채취한다. 주 산란기인 7월 초순부터 8월 중순까지는 독이 있어 채집하지 않는다.

이용 : 바지락은 미량원소로서 무기질 함량이 매우 높아 대사조절작용으로 병후 원기회복에 효능이 있다. 속살을 먹는데 찜·죽·젓갈·칼국수·회무침·수제

비·맑은 국·볶음 등을 위한 식재료로 많이 사용된다. 새우 양식용 먹이로도 이용된다.

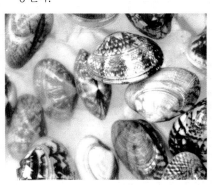

주므로 일거양득이다.

　프렌치드레싱(French dressing)은 미국식 용어이고 프랑스에서는 식초소스라고 하며, 식초 외에 기름·소금·후추 등이 첨가된다. [제10장 28, 제11장 09 참조]

102 청각채를 달인 물

　반 묶음 정도의 청각채에다 2컵의 물을 부어서 그 물이 절반 정도로 줄어들 때까지 달인다. 그렇게 해서 준비된 것을 하루 용량으로 삼는다. 이 달인 물을 하루 2~3회로 나누어 복용한다. 방광결석으로 수술을 며칠 남겨 두었던 사람이 이 방법을 이용해서 수술을 하지 않게 되었다는 사례도 있다.

매실

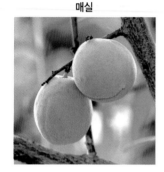

103 매실 엑스

　푸른 매실로 만들어 둔 매실 엑스를 하루 2~3회, 한 숟가락씩 먹으면 결석에 효험이 있다. [제1장 56 참조]

104 삼백초를 달인 물

　꽃이 피는 6월경에 삼백초의 잎과 줄기를 채취해서 바람이 잘 통하는 그늘에서 말린다. 말린 삼백초를

청각 *Codium fragile*

　청각과. 녹조류. 연안의 수심 1~20m에서 바위에 붙어 키 15~40cm 자란다. 줄기는 대롱처럼 속에 구멍이 있고 가지는 불규칙하게 갈라져 사슴뿔 모양으로 자라서 부채꼴 모양을 이루며 표면은 융처럼 부드럽다. 포자가 들어 있는 주머니는 곤봉 모양이며 꼭대기는 뾰족하다.
한약명 : 수송—몸체
채취 : 몸체를 채취하여 잡질을 제거하고 말린다.
효능 : 청서해독, 이수소종, 구충
　– 서병(暑病), 수종, 부종, 소변불리, 회충증의 치료

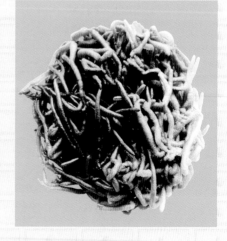

10~20g쯤 처음 넣었던 물이 절반 정도로 줄어들 때까지 달여서 물 대신에 차처럼 마신다. 계속해서 마시면 요도결석이 빠져나올 것이다. [제2장 56 참조]

105 금란초 가루

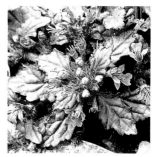

금란초(금창초)는 꿀풀과의 잡초로 여름에 땅을 덮을 듯이 어디서나 무리지어 나므로 쉽게 발견할 수 있다. 잎은 날카롭지는 않아도 들쭉날쭉하다.

금란초 잎과 줄기를 프라이팬이나 냄비 등에 넣어서 천천히 열을 가해 연기가 나오지 않게 되면 불에서 내려 찧어 가루를 만든다. 이 가루를 2분의 1 순가락씩 복용한다. 효과가 있을 때까지 하루에 한 번씩 계속 복용한다. [제4장 41 참조]

금란초와 비슷한 내장금란초

※세계 여러 나라의 지사법(止瀉法)

이란, 이라크, 사우디아라비아 등 페르시아만 연안의 여러 나라에서는 아몬드의 열매나 쌀을 우유에 넣고 끓여 죽을 만들어 설사를 멎게 하는 데 사용하고 있다. 이 방법은 전문의도 그 효용을 인정해 환자에게 권하고 있는 것 같다.

금란초 *Ajuga decumbens* Thunb.

꿀풀과. 여러해살이풀. 산과 들에서 키 10cm 정도 자란다. 전체에 털이 있다. 뿌리잎은 모여나고 넓은 피침형이며, 줄기잎은 마주나고 긴 타원형이다. 꽃은 3~6월에 자주색으로 피고 잎겨드랑이에 여러 송이가 돌려 달린다. 열매는 둥근 소견과로 8~10월에 익는다.

한약명 : 백모하고초-지상부

채취 : 봄에 꽃이 필 때 지상부를 채취하여 햇볕에 말린다.

약성 : 맛은 쓰고 성질은 차다.

효능 : 양혈(凉血), 소종, 지해, 청열, 화담, 해독

– 기관지염, 옹종, 인후종통, 임병, 적리, 정창, 비출혈, 타박상, 토혈의 치료

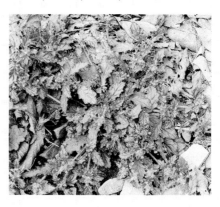

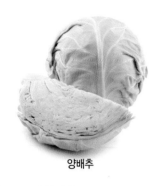

양배추

프랑스에서는 양배추에다 붉은 와인을 넣고 삶아 수프를 만들어 먹는데 이 방법은 장(腸)의 기능을 원활하게 하여 설사를 막아 주고, 여성인 경우에는 애액(愛液)의 분비를 정상화시키므로 출산 후 첫 부부관계 전에 먹으면 좋다고 한다.

스위스나 영국에서는 우유로 설사를 치료하는가 하면 동양 쪽에서는 우유가 변비에 유용하다고도 한다. 아마도 이것은 동양인보다 서양인들의 장이 짧은 데서 비롯된 문제인 것 같다.

그리스, 키프로스, 터키의 에게해 연안 지방에서는 현지 전통소주인 40도의 우조(Ouzo)를 이용한다.

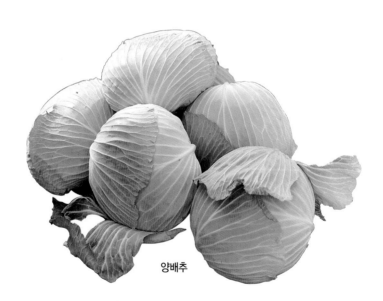

양배추

제 3 장
순환기 이상 증세
(고혈압, 동맥경화, 심장병, 빈혈 등)

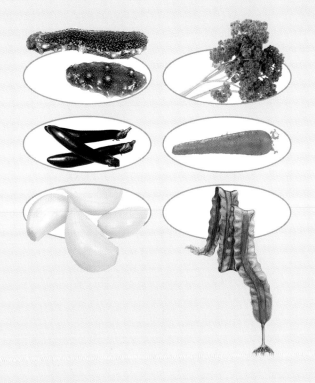

오늘날 우리가 사는 환경은 우리 몸이 좀먹도록 준비되어 있다고 해도 과언이 아니다. 스트레스도 늘고 술이나 담배도 많이 피우게 될 뿐만 아니라 밤을 새우는 사람도 많아지고 음식물도 가정에서는 점점 규격화 되고 있다. 게다가 곳곳에서 쏟아져 나오는 산더미 같은 식품에는 각종 화학약품이 다량 첨가되어 있다. 그 결과 우리들의 몸 여기저기에 이상이 생기고 중요한 내장기관까지 위협을 받게 된다. 그것이 성인병의 발단이다. 그 본보기가 고혈압이나 동백경화, 그리고 심장병이며 최근에는 급격히 이 병으로 사망하는 사람이 증가하고 있다. 그런 사태를 미연에 방지하기 위해서 그 대비책을 강구해 두어야 한다.

(1) 고혈압 · 동맥경화 · 뇌일혈의 경우

01 무즙

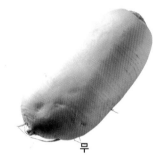

무

겨울이 되면 뇌졸중으로 쓰러지는 사람이 많은데, 그 주원인은 대부분이 고혈압이다. 오늘날에는 연령이 많은 사람뿐만이 아니라, 한창 일할 나이인 장년에게서도 곧잘 발생하는데 그것은 과로에서 비롯된 것이리라 생각된다. 고혈압이란 WHO(세계보건기구)에 의하면 최고혈압 150~160mb 이상, 최저혈압 90~95mb 이상의 혈압을 일컫는다. 그리고 원인에 따라서 고혈압도 다음 두 종류로 크게 나눈다.

본태성 고혈압 : 유전적 체질 · 식생활 · 스트레스 · 기후 등이 원인이고, 고혈압의 약 80%가 여기에 해당한다.

증후성 고혈압 : 갱년기, 신장이나 갑상선, 기타 병이 원인이 되는 것을 말한다.

이것을 세분화하면 실로 많은 종류의 고혈압이 있고 그 치료법도 다르지만, 대부분의 고혈압에 대한치료법은 조개와 가지를 찐 것을 초나 참기름으로 조리해서 이것을 하루에 한 번은 먹는 것이다. 조개의 혈관 강화력 · 나쁜 콜레스테롤 제거 작용 · 그리고 가지의 모세혈관의 출혈 방지력이나 참깨와 초의 혈액 정화력과 강장력(强壯力), 이것들의 상승효과를 식사에 담는 것이다. 그리고 잊어서는 안 될 것은 무즙을 많이 먹는 것이다. 비타민 P 등의 작용은 혈액 · 혈관의 정화와 강화를 위해서 절대적이라고 해도 과언이 아니다.

발작을 일으킨 중환자가 무즙을 마시고 진정되었다는 사례도 많이 있다. 1일 1회 음용을 기본으로 하고 샐러리나, 만일 구할 수 있으면 땅두릅의 뿌리를 달인 것을 섞어서 마시면 더욱 효과적이다. [제9장 14 · 36 참조]

02 마늘 가루

마늘을 껍질을 벗기고 얇게 썰어 하룻밤 동안 쌀뜨물 속에 담가둔다. 다음날 아침 이 마늘을 꺼내어 2~3일 그늘에 말린 다음 냄비에 넣고 볶는다. 그리고 볶은 것을 갈아서 가루로 만든다.

이 마늘 가루를 하루에 1~2회, 오블라토(녹말질로 만든 얇은 종이 모양의 투명한 막으로 쓴 가루약 등을 싸서 먹는 데 씀)로 쌀 수 있을 정도의 분량을 3~4개월 계속해서 복용하면 병원에서 치료중인 고혈압으로부터 해방될 것이다.

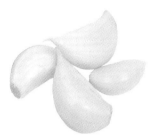

속껍질을 벗긴 마늘

03 마늘과 달걀노른자의 가루

껍질을 벗긴 마늘 300g과 달걀노른자 10개분을 냄비에 함께 넣어 약한 불에서 2시간쯤 끓인다. 끓이는 동안 눋지 않도록 주걱으로 잘 저어준다. 이렇게 하는

무 *Raphanus sativus* L. var. *acanthiformis* Makino

십자화과. 한해살이풀 또는 두해살이풀. 밭에서 채소로 재배하며 뿌리줄기는 원기둥 모양으로 큰다. 잎은 밑동에서 모여나고 긴 타원형이며 깃 모양으로 갈라진다. 꽃은 4~6월에 엷은 홍자색으로 피고 줄기 끝에 모여 총상화서로 달린다. 열매는 각과이고 기둥 모양이며 6~7월에 익는다.

한약명 : 나복자-씨

채취 : 여름에 꽃이 져서 씨가 완전히 여물면 지상부를 베어 햇볕에 말리고 두드려 씨를 털어내 잡질을 없앤다.

약성 : 맛은 맵고 달며 성질은 평(平)하다.

효능 : 소화촉진, 항균

– 해수, 천식, 소화장애, 식체(食滯), 변비, 타박상, 염좌의 치료

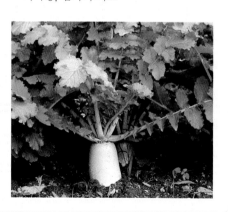

동안에 흩어져 서로 엉기게 되므로 냄비에서 절구로 옮겨 갈아서 가루로 만든다.

이 가루를 한 숟가락씩 하루 3회씩 복용한다. 한 달쯤 복용하면 혈압이 안정될 것이다. [제6장 45 참조]

04 콩과 된장 요리

고혈압을 비롯해서 성인병에 좋은 것은 뭐니뭐니 해도 콩이다. 물론 예방하는 데에도 제격인 식품이다. 콩가루로 암을 고쳤다고 하는 체험 사례도 있어 콩을 애용하는 사람이 늘고 있다.

콩을 프라이팬에서 볶아서 먹기도 하고 어떤 사람은 콩에 초를 쳐서 먹는 사람도 있다. 물론 순수한 콩으로 만든 것이면 콩 그 자체가 아니라도 괜찮다. 두부나 튀김류·두유·된장국 등이 그것이다. 물론 앞에서 언급한 것처럼 콩가루라면 더할 나위 없이 좋은 것이다. 그 중에서도 매일 먹을 수 있는 식품에 된장국이 있다.

아무튼 무턱대고 염분을 적대시하는 풍조가 있지만, 염분을 지나치게 섭취하지 않는 한 염분은 잘 배설되므로 그렇게 크게 염려하지 않아도 된다.

나쁜 콜레스테롤을 추방하며, 혈관을 탄력이 있고 부드럽게 해서 고혈압으로부터 구해주는 된장을 식탁으

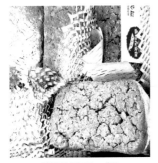

된장을 만드는 메주

콩 *Glycine max Merr.*

종, 설사, 물고기 중독증의 치료

콩과. 한해살이풀. 농가에서 재배하고 키 60~100cm 자란다. 잎은 어긋나고 3장으로 된 겹잎이며 작은잎은 달걀 모양이다. 꽃은 7~8월에 붉은색(흰색)으로 피고 잎겨드랑이에서 나온 꽃줄기에 모여 달린다. 열매는 편평한 타원형 협과이고 9월에 익으며 꼬투리 속에 검은색 씨가 들어 있다.

한약명 : 대두, 흑대두, 흑태-씨

채취 : 가을에 열매가 완전히 익으면 지상부를 햇볕에 말린 후 씨를 털어낸다.

약성 : 맛은 달고 성질은 평(平)하다.

효능 : 거풍, 진해, 이뇨, 소염, 해독작용
- 중풍에 의한 실음(失音), 쉰목, 기침, 부

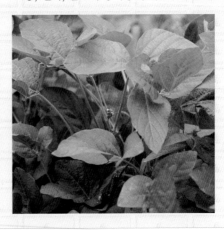

로부터 멀리하는 것은 어리석은 일이다. 염분이 고혈압의 원인이 된다고 해서 지나치게 억제하면 도리어 노화를 더욱 촉진할 뿐이다.

그렇게 염려가 되면, 최근에는 미역이 염분을 흡수하는 작용이 있다는 보고도 있으므로 미역을 넣은 된장국을 먹으면 좋을 것이다. 어쨌든 콩을 삶아서 먹거나 된장을 넣은 요리를 해 먹거나 하면 고혈압에 더없이 좋은 음식물이 될 것이다.

05 솔잎을 달인 물

깨끗이 씻은 솔잎을 물에 넣고 처음 넣은 물이 반이 될 때까지 달여낸 물을 차 대신 꾸준히 마시면 고혈압에 좋은 효과를 볼 수 있다.

분명히 고혈압에는 솔잎을 담근 술(송엽주; 松葉酒)이 잘 듣기는 하나 남용하여 저혈압이 되어 버린 사람도 있으므로 그다지 권하고 싶지는 않다.

기타 효능 : 중풍, 류머티즘, 천식, 감기에도 잘 듣는다.

[제1장 29 참조]

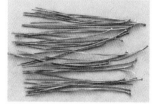

솔잎

06 솔잎야채즙

솔잎만으로는 좀처럼 많은 양의 즙을 짤 수는 없으므로, 고혈압에 좋은 샐러리를 포함한 녹황 야채(부추나 시금치 · 파슬리 등)와 섞어서 짜낸 것을 한 컵 정도 매일 복용하면, 고혈압이나 동맥경화 · 중풍 등의 회복이 빨라진다. 그러면 혈관의 영양 흡수가 좋아지고 저항력이 증가하여, 후유증의 회복이 현저히 빨라질 것이다.

[제10장 26 참조]

소나무

07 꿀에 담근 솔잎

어떤 종류의 소나무든지 상관없지만 새잎이 돋기 시작한 4월경에 채취한 것이 이상적이다. 다듬은 솔잎을 반으로 자른 다음 병의 3분의 1까지 넣고 같은 분량의 꿀을 넣는다. 그리고 병 가득히 물을 넣고 헝겊으로 덮어씌운다. 이것을 낮에는 양지바른 곳에 놓고 발효시키면서 2개월 이상은 그대로 둔다.

3개월쯤 지나면 솔잎을 제거하고 남은 액체도 깨끗한 헝겊으로 거른 다음 다른 병에 옮긴다. 여름은 냉장

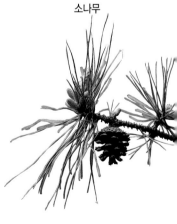

고, 겨울엔 냉암소에 보관한다.

한 번에 한 숟가락, 하루 3회를 복용한다. 마시기 쉽
다고는 말할 수 없으나 습관이 되면 애착이 생기는 고
혈압·동맥경화의 약이다.

08 익모초를 달인 물

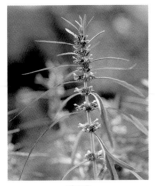

익모초는 밭둑이나 빈터에서 쉽게 볼 수 있는 약초식
물이다. 잎과 줄기를 한약명으로 충울(充蔚) 또는 충위
라고 하는데, 부인병에 효능이 있으며 특히 임산부의
원기를 회복시키는 데 탁월한 효능이 있다고 하여 익모
초(益母草)라는 이름이 붙었다.

익모초의 지상부를 그늘에 말린 것을 물에 넣고 그
물이 절반이 될 때까지 달여서 차 대신으로 사용하는
데, 이것을 몇 개월 계속하다 보면 고혈압의 증상이 차
츰 없어지는 것을 자각할 수 있을 것이다.

익모초

기타 효능 : 류머티즘·신경통·모든 눈병에, 여성에게는
성기 수축의 효과가 있다. 이에 대해서는 산부인과 의사가
인정하고 있다. [제10장 05 참조]

09 산사나무열매를 달인 물

산사나무는 중국이 원산인 약용식물로 열매를 고혈
압의 치료약으로 쓴다.

산사나무의 열매를 얇게 썰어서 잘 달인 물을 엽차
대신으로 항시 복용하는 것이다. 바로 딴 열매라면 생
으로도 좋고, 꿀에 담가두면 1년 내내 이용할 수 있다.
끈기를 요하지만 몸에 잘 맞으면 1개월 정도로도 상쾌
한 감각이 몸에 되살아난다. 민간요법의 대부분이 이
끈기와, 체질에 맞느냐 안 맞느냐가 결정적인 문제가
된다. 러시아에서는 이 산사나무의 약효를 공인하고 있
고 마늘과 이 산사나무를 상용한다. 두 개가 다 혈액 정
화에 약효가 있다고 믿기 때문이다. [제3장 45 참조]

고추

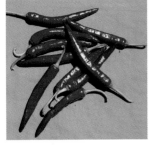

10 고추와 검은깨를 넣은 식초

고추와 참깨에는 비타민 E뿐만 아니라 나쁜 콜레스
테롤을 제거하는 리놀산도 다량 함유하고 있다. 게다가

철분·칼슘·요오드(아이오딘 iodine)·미네랄 등도
들어 있다. 그런 성분들의 체내 흡수를 활성화시키는
것이 초(醋)이다. 초의 주성분은 초산으로, 부신피질 호
르몬을 체내에서 만든다. 이것이 자연 치유력을 높이는
작용을 하게 되는데, 서로 결합함으로써 더없이 좋은
약이 만들어진다.

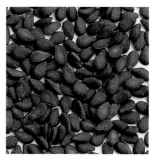

검은깨

　순수한 식초에 검은깨와 고추를 통째로 넣으면 된다.
만든 즉시 사용할 수 있고, 시간이 갈수록 그 효과는 더
욱 증가된다. 날마다 식시 때미디 사용힌다. 나물 무치
는 데 넣어도 좋고 기호에 따라 다양하게 사용한다. 그
러는 동안 저절로 혈압이 정상화될 것이다.

기타 효능 : 백발 방지·통풍(痛風), 여성의 피부가 깨끗해
　지고 젖도 잘 나오게 된다. [제6장 37, 제11장 10 참조]

11 샐러리 생식

　옛날부터 샐러리는 약초로 이용되었는데 영국 사람
들은 샐러리가 피를 깨끗하게 해 준다고 믿어 왔다. 뿐
만 아니라 샐러리는 대부분의 사람에게 자신 있게 권할
수 있을 정도로 부작용이 전혀 없다.

　고혈압일 경우에 혈압안정제 등의 약에만 의지하는
것보다도 이런 천연식품을 먹는 방법을 시도해 보는 것

익모초 *Leonurus japonicus* Houtt.

꿀풀과. 두해살이풀. 산과 들에서 키 1m
정도 자란다. 잎은 마주나고 뿌리잎은 달걀
모양이며 줄기잎은 3개로 갈라진다. 꽃은 7
~8월에 연한 홍자색으로 피고 잎겨드랑이
에 여러 송이가 달린다. 열매는 소견과이고
넓은 달걀 모양이며 9~10월에 익는다.

한약명 : 익모초-지상부, 충위자-씨

채취 : 초여름에 꽃이 피기 전에 지상부를
　베어 바람이 통하는 그늘에서 말린다.

약성 : 맛은 맵고 쓰며 성질은 조금 차갑다.

효능 : 활혈, 거어, 조경, 이뇨, 항암

－산후출혈, 태루난산, 산후혈훈, 산후어혈
　복통, 월경불순, 월경통, 월경이 멈추지

않는 증세, 급성 신염, 소변불리, 식욕부
진, 악성종양의 치료

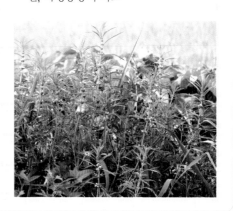

도 좋다.

샐러리를 생으로 씹어 먹기를 권한다. 샐러리 2개 정도를 믹서기에 넣어 갈아 마시고, 나머지는 생으로 먹어서 보충하면 양적으로 충분하다. 일주일쯤 지나면 혈압은 조금씩 내려갈 것이다.

12 다시마를 우린 물

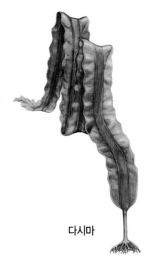

다시마

물 한 컵에 적당한 크기로 자른 다시마를 넣고 하룻밤을 재운다. 다음날 아침 그 우러나온 물을 복용한다. 이것을 계속 복용하면 높았던 혈압도 조금씩 낮아질 것이다.

다시마는 아르긴산·요오드·칼슘·철분 등의 보고이다. 인삼은 오랫동안 복용하면 이상 혈압이 될 우려가 있지만 이 다시마 쪽은 그럴 염려가 없고 효과도 훨씬 나은 편이다. 미국에서나 호주에서도 인삼의 장기 복용(남용)으로 인하여 혈압에 이상이 생겨 큰 문제가 되기도 한다고 한다. [제2장 66 참조]

13 차로 불린 해삼초

해삼(海蔘)은 약효가 인삼과 같다고 하여 붙여진 이름이다. '동지 해삼' 이라든가 '하지 해삼' 이라고 하는

해삼 *Stichopus japonicus* Selenka

자삼과. 극피동물. 수심 10m 이내의 바다 밑에서 10~30cm 자란다. 몸은 긴 원통 모양이고 몸 빛깔은 갈색이며 등에 혹 모양 돌기가 있다. 몸의 앞쪽 끝의 입 둘레에 촉수가 있으며 뒤쪽 끝에는 항문이 있다. 대부분의 종은 아랫면에 관족이 많아 바다 밑을 기어다닌다.
한약명 : 해삼-내장을 빼낸 몸체
채취 : 4~5월에 바다에서 채취하며 내장을 제거하고 소금에 절여 말린 것을 물에 담가 소금물을 우려내고 햇볕에 말린다.
약성 : 맛은 짜고 성질은 평하다.
효능 : 용혈, 항암, 억균

- 혈부족, 신음허증, 신체허약, 음위증, 변비, 궤양 등의 치료

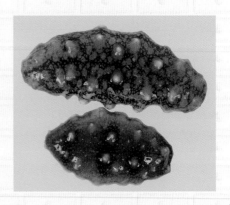

것은 겨울에 금방 잡아 날것으로 먹는 해삼의 맛도 일
품이지만, 어름의 말린 해삼도 또한 그에 못지않게 맛
있다는 것을 의미하는 말이다.

　말린 해삼을 물에 불리면 날것처럼 먹을 수 있지만
이 방법보다는 차(茶) 속에 넣어서 불린 다음 초를 가미
한 해삼초(海蔘醋)를 만들어 먹는 방법이 더욱 맛있을
뿐만 아니라 고혈압 치료에는 훨씬 좋다. 요즘은 다양
한 종류의 해초를 시중에서 쉽게 구입할 수 있으므로
그런 것들과 함께 먹으면 더욱 효과적일 것이다. 해삼
이나 해초에도 요오드가 많이 함유되어 있는데 해삼을
말리게 되면 그 농도가 한층 증가된다. [제3장 67 참조]

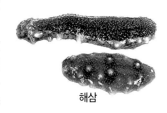

해삼

14 쑥즙

　쑥을 갈아서 즙을 낸 다음, 그것을 아침저녁 식전에
한 숟가락씩 먹게 되면 신경안정과 혈압에 도움이 될
것이다. 그런데 요즘은 농약이나 제초제 등의 남용으로
점점 쑥이나 쇠비름과 같은 귀중한 약재가 절멸되는 것
같아 안타까울 따름이다.

기타 효능 : 외상 등의 출혈에 즙액을 환부에 바르면 지혈
　효과를 볼 수 있다. [제1장 53, 제2장 41 참조]

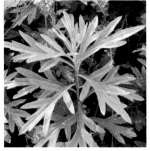

쑥

15 땅콩

　고혈압에 좋다고 땅콩만 먹으면 질리게 되므로 다음
방법을 시도해 봐도 좋을 것이다. 그 한 예로 땅콩을 갈
아서 식초가 들어가는 음식에 조금씩 섞어 먹으면 평소
와는 조금 색다른 맛을 느낄 수 있을 것이다.

16 멧미나리 나물

　멧미나리를 뿌리째 끓는 물에 넣어 데쳐서 먹는다.
멧미나리는 정혈작용(精血作用)이 강한 식물로 혈압 강
하에도 약효가 큰 미네랄 식품이다.

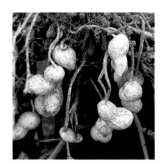

땅콩

17 조릿대차

　칼슘이온은 혈액이나 체액을 맑게 하는 역할을 한다.
노폐물을 몸 밖으로 내보내고 비타민의 작용을 도와서

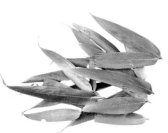

채취한 조릿대 잎

신진대사를 활발하게 하기 때문이다. 칼슘이온을 체내에 증가시키기 위해서는 비타민 K가 필요한데 조릿대에 비타민 K가 많이 함유되어 있다. 그래서 조릿대는 '산채의 왕자' 라는 별명이 붙어 있는 건강식이다. 조릿대차를 만드는 데에는 어린잎이 좋으며, 잎 끝이 말린 새싹은 튀김·국물·깨소금을 넣고 무친 나물 등 다양하게 활용된다.

고혈압에는 조릿대 어린잎을 말려서 차 형태로 만들어 수시로 상용하면 상당한 효과를 기대할 수 있을 것이다. 긴장이나 초조감 등으로 날카로워진 뇌신경에 효과가 나타나 그 상승적 복합효과가 고혈압에도 영향을 미치기 때문이다.

기타 효능 : 불면증. [제5장 28, 제6장 09 참조]

18 감나무잎과 야채의 혼합 주스

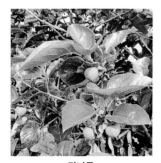

감나무

감나무잎(말린 잎이라도 좋음) 3~5장과 당근·질경이, 그 외에 싱싱한 야채 몇 가지를 제각기 적당량에다 꿀과 쌀초를 각각 한 숟가락씩과 2컵 정도의 물을 넣어서 믹서에 갈아서 만든 주스를 매일 아침 복용한다. 1개월 정도 계속 복용하면 어지간히 높았던 혈압도 정상으로 되돌아올 것이다.

불가피한 사정으로 인해서 며칠간 복용할 수 없게 되더라도, 한번 마셨던 것의 효과가 거의 5~7일쯤 지속되므로 아주 오랜 시간만 아니면 별다른 문제가 없을 것이다.

19 계란초(鷄卵醋)

초(순수한 것) 한 컵에 달걀 한 개를 껍질째로 넣어 3일쯤 담가둔다. 그런 상태로 두면 껍질이 초로 인해 부드러워진다. 그렇게 되면 초와 달걀을 함께 짜서 계란초즙을 만든다.

이렇게 해서 만들어진 계란초즙에 4~5컵의 물을 부어서 희석해 두었다가, 먹을 때마다 꿀을 조금씩 넣어서 하루 한 번씩 마신다. 이 방법을 1개월 남짓 계속하게 되면 서서히 그 효과가 나타나게 될 것이다.

[제5장 30, 제6장 12 참조]

20 양파껍질을 달인 물

양파를 요리할 때 가장 바깥쪽의 겉껍질은 벗겨내 버리게 된다. 그런데 이 황적색 양파 껍질을 말려서 모아 두면 고혈압증의 긴요한 약재가 된다.

말린 양파 껍질 한 줌을 적당량의 물에 넣고 물이 반이 될 때까지 달여서 매일 마시는 것이다. 끈기 있게 계속 마시게 되면 확실히 효과가 나타난다. 또 양파는 날것을 샐러드 재료로 먹으면 효과가 더 촉진된다.

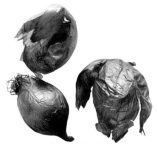

양파와 양파껍질

21 메밀겨와 곤약

시중에서 판매되는 것을 쓰지 않고 직접 곤약을 만들 때 메밀겨의 재로 응고시키면 고혈압의 탁월한 약용 식품이 된다. 메밀의 하기소적(下氣消積) 효능이 그 효과를 배가시키는 것이다. [제2장 63 참조]

22 삼백초를 달인 물

송장 썩는 냄새가 난다고 하여 '송장풀' 이라고도 부르는 삼백초 달인 물은 옛날부터 고혈압의 특효약으로도 옛날부터 사용되고 있다.

기타 효능 : 심장병 · 신장병 · 부인병 · 변비 등. 그 톡 쏘는

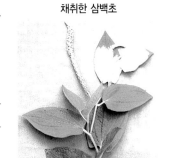

채취한 삼백초

메밀 *Fagopyrum esculentum* Moench

마디풀과. 한해살이풀. 중앙 아시아 원산. 밭에서 재배하고 키 60~90cm 자란다. 원줄기는 속이 비고 가지가 갈라지며 붉은빛이 돈다. 잎은 어긋나고 끝이 뾰족한 염통 모양이며 잎자루가 길다. 꽃은 7~10월에 흰색으로 피고 줄기와 가지 끝에 모여 달린다. 열매는 세모진 달걀 모양의 수과이고 10월에 흑갈색으로 익는다.

한약명 : 교맥-씨

채취 : 가을에 씨를 채취하여 말린다.

약성 : 맛은 달고 성질은 서늘하다.

효능 : 개위관장, 하기소적

  – 장염, 나력, 대하, 설사, 습진, 옹저, 위장

적체, 이질, 자한, 적유단독, 치매, 화상의 치료

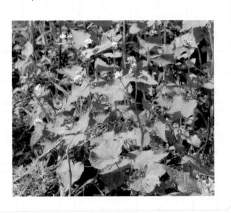

냄새는 데카노일아세트 알데시드로 발균의 항균력을 가지고 있기 때문에 무좀, 음부나 샅에 생기는 습진, 백선(白癬) 이외에 치질에도 효과를 발휘한다. [제2장 56 · 104, 제3장 43 · 65, 제5장 25, [제6장 31, 제9장 18 · 33 참조]

23 포도와 차즈기잎 절임

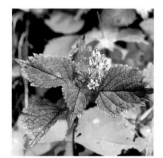

차즈기

깨끗하게 씻은 포도와 꿀, 붉은 차즈기잎을 차례로 용기에 넣은 다음 봉해 둔다. 그렇게 해서 2주일에서 1개월쯤 지나 그것을 베주머니 등을 이용해서 거르면, 아름답고 빨간 포도즙을 얻을 수 있다. 이것을 매일 식후 3회, 반 컵 정도씩 마신다. 그러면 곧 혈압이 안정되는 것을 느낄 수 있다.

24 데친 민들레

민들레는 뿌리를 달여서 먹는 것 외에 전초를 데쳐서 먹는 방법도 효과적이다.

쓴맛이 강하므로 끓는 물에 데친 후 오래 찬물에 담가 우려내고 이용한다.

데친 민들레는 나물무침을 하거나 국거리로도 쓴다.

[제2장 04 · 89 참조]

포도나무 *Vitis vinifera* L.

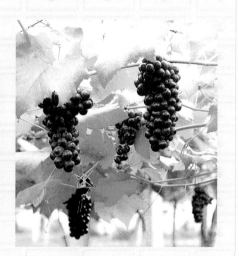

포도과. 갈잎덩굴나무. 과수로 재배하며 길이 3m 정도 자란다. 잎은 덩굴손과 마주 나고 원형이며, 뒷면에 솜털이 나고 가장자리에 톱니가 있다. 꽃은 5~6월에 황록색으로 피고 꽃잎은 5장이며 잔꽃이 모여 원추화서로 달린다. 열매는 송이를 이룬 장과이고 둥글며 자줏빛을 띤 검은색으로 익는다.

한약명 : 포도-열매

채취 : 가을에 포도를 수확하여 그대로 이용한다.

약성 : 맛은 달고 시며 성질은 평온하다.

효능 : 해수, 천식, 이뇨, 건위, 자양강장
 - 수종, 임병, 천식, 태기충격, 해수의 치료

25 철쭉나무잎을 달인 물

철쭉나무잎 5~7장을 물 1.8ℓ에 넣고 한 컵 정도의 분량이 될 때까지 달여 마신다. 하루 한 번 마시고 다음 날은 혈압을 체크하는 것을 잊어서는 안 된다. 한번에 많은 양을 복용하면 빈혈을 초래하므로 주의해야 한다.

26 감잎차

감나무잎은 비타민이 풍부하여 고혈압에 유용하다. 감나무의 잎을 물에 넣고 달여서 차처럼 자주 마시는 것이다. 도중에 중단하는 일 없이 끈기 있게 계속해야 한다. [제11장 03 참조]

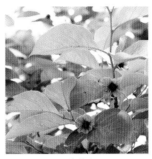

감나무

27 날감의 떫은 즙

2~3년 사이에 뇌일혈 등으로 쓰러졌던 경험이 있는 사람이라면 날감의 떫은 즙을 마시면 좋다. 날감을 갈아 거즈 등으로 걸러서 만들어진 즙액 2숟가락에 무즙 2숟가락을 섞은 것을 1회분의 분량으로 하고 하루에 2~3회 마신다.

복용법은 일주일 마시고, 그 다음 일주일은 거르는 식, 즉 격주제로 되풀이해 가면 점점 좋아질 것이다.

철쭉나무 *Rhododendron schlippenbachii* Max.

진달래과. 갈잎떨기나무. 산지의 모래땅에서 높이 2~5m 자란다. 잎은 어긋나고 달걀 모양이며, 가지 끝에서 5장씩 모여서 로제트 모양이 된다. 꽃은 4~5월에 연분홍색으로 피고 깔대기 모양인 꽃잎 안쪽에 갈색 반점이 있다. 열매는 타원형 삭과이고 10월에 익는다. 꽃과 뿌리를 약재로 쓴다.
한약명 : 척촉–꽃, 양척촉–뿌리
채취 : 봄에 꽃이 필 때 꽃잎을 채취하고 뿌리는 수시로 채취하여 바람이 잘 통하는 그늘에서 말린다.
약성 : 독성이 있다.
효능 : 경련발작, 마취, 강장, 이뇨, 건위

– 사지마비, 악독, 악창, 적풍(賊風), 대두온(大頭瘟), 고혈압의 치료

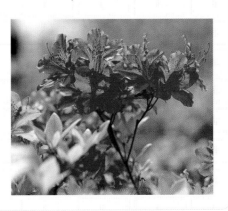

28 무말랭이를 달인 물

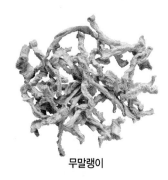

무말랭이

무말랭이는 겨울에 채소를 먹기 위한 조상들의 지혜가 담긴 식품이다. 무를 잘게 썰어 바람이 잘 통하는 햇볕에 말린 무말랭이는 비타민 D가 풍부하여 체내 칼슘의 형성에 도움이 된다.

무말랭이 한 움큼 정도를 적당량의 물을 넣어 그 분량이 절반이 될 정도로 달인다. 이 달인 물을 매일 한 컵 정도 마시면 효과가 있다.

29 우슬차(牛膝茶)

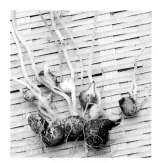

쇠무릎

주변에서 흔하게 발견되는 잡초인 쇠무릎은 혈액순환을 좋게 하는 효능이 있는데 생약명을 우슬(牛膝)이라고 부른다. 중국에서도 쇠무릎을 뿌리째 뽑아 햇볕에 말린 다음 잘게 썰어 차처럼 이용하고 있다고 한다.

쇠무릎은 동맥경화 등 혈관에 이상이 있는 경우에 두루 효과를 볼 수 있는 약재이다. 그러나 임산부는 피하는 것이 좋다.

기타 효능 : 요통 · 발기불능 · 배뇨곤란 · 트리코모나스질염 등에 효험이 있다.

30 반하를 달인 물

반하(半夏)는 여름이 반쯤 지날 무렵 싹이 나와 꽃이 핀다고 하여 붙여진 이름이다. 땅속의 덩이줄기를 약재로 쓰는데 약간 독성이 있어 떫은 맛이 난다. 떫은 맛을 완전히 없애 버리지 않고 사용하면 오히려 설사 · 복통 · 뇌신경 마비 등의 부작용을 일으킬 우려가 있기에 주의해야 한다. 겉껍질을 깨끗하게 긁어낸 반하 덩이줄기를 진한 소금물에 하루 정도 담가두었다가 다음날 다시 맑은 물에 하루쯤 담가두었다가 헹군 다음 건져내어 햇볕에 말리면 떫은 맛을 제거할 수 있다. 떫은 맛을 잘 우려낸 것일수록 빛깔이 희다.

반하 덩이줄기

떫은 맛을 빼낸 반하 덩이줄기를 적당량의 물에 넣어 그 물이 절반 정도로 줄어들 때까지 달여서 마시면 고혈압 · 중풍 등에 강력한 효과가 있다.

기타 효능 : 심장에도 좋으므로 고혈압 환자에겐 더할

나위 없이 좋고, 기타 신경증·바제도병, 발기불능 등에 약효가 있다. [제10장 16 참조]

31 뽕나무차

뽕나무 뿌리껍질은 혈압을 내리게 하고 정혈작용(精血作用)의 효능이 있다. 이 뿌리껍질을 물에 넣고 달여서 차처럼 계속해서 마시면 고혈압·동맥경화·중풍에 효과가 있다. [제1장 70 참조]

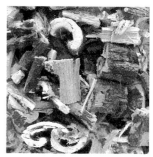

상백피
(뽕나무 뿌리껍질을 가공한 약재)

32 누에의 똥

3~4월경의 뽕나무 어린잎을 먹은 누에의 똥(糞;분)이 고혈압이나 동맥경화에 효과적이라고 한다. 이 누에 똥을 같은 분량의 술에 넣어 이틀쯤 두었다가 술과 잘 섞인 것을 그늘에서 말린다.

이 누에 똥을 갈아서 가루로 만들어 매일 식후 2분의 1 순가락 정도를 먹기 좋게 오블라토에 싸서 복용하면 천천히 효과가 나타난다.

33 쑥을 달인 물

쑥에 함류된 칼륨이 체내의 염분 성분의 배설을 촉진하여 동맥경화의 위험성을 완화시켜 준다. 쑥 달인 물

반하 *Pinellia ternata* (Thunb.) Breitenbach

천남성과. 여러해살이풀. 산과 들에서 키 30cm 자란다. 잎은 3장으로 나뉘며 작은 잎은 달걀 모양이다. 꽃은 암수한그루로 5~7월에 연한 황백색으로 피고 꽃줄기 끝에 대롱 모양으로 달린다. 열매는 장과이고 8~10월에 녹색으로 익는다.
한약명 : 반하─덩이줄기
채취 : 7~9월에 덩이줄기를 캐내 겉껍질을 벗겨내고 물에 씻어서 햇볕에 말린다.
약성 : 맛은 맵고 성질은 따뜻하다.
효능 : 조습, 화담, 진구(鎭嘔), 지토, 진해, 진정, 산결
─ 위부정수(胃部停水), 악심구토, 심통, 반

위, 급성 위염, 해천담다, 습담냉음구토, 흉격창만, 담궐두통, 두훈불면의 치료

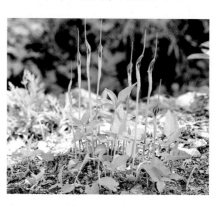

을 끈기 있게 계속해서 복용하면 조금씩 병의 차도가
있을 것이다. [제1장 53, 제6장 50 참조]

34 백단향을 달인 물

백단향(白檀香)은 단향나무 줄기의 심재를 말하는 것
으로, 질이 단단하고 향기가 난다. 그늘에서 말린 백단
향(전단초) 한 움큼 정도에 3컵의 물을 넣고 갈색이 될
때까지 달인 물을 식사 때마다 복용하면, 동맥경화·고
혈압 등에 좋은 결과를 나타낸다.

35 매실씨와 등푸른생선과 꽁보리밥

살구씨 엑스를 항암제나 혈압안정제로 사용하는데,
매실씨의 성분도 비슷하기 때문에 이용하고, 고등어·
정어리·꽁치 등 등푸른생선들은 피를 나쁘게 하지 않
으며 에이코사펜타엔산의 활동이 강력하여 나쁜 콜레
스테롤을 줄여서 중성지방까지도 내려주므로 애용하는
것이 좋을 것이다. 값도 쌀 뿐만 아니라 스태미너가 생
기고 지구력이 붙는다는 점에서도 일반 육류와 다르다.
거기에다 가끔씩 꽁보리밥을 곁들이면 금상첨화 격이
다. 이런 것들을 꾸준히 이용하면 고혈압의 치료에도
상당한 효과를 볼 수 있다.

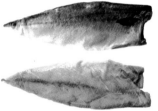

소금에 절인 간고등어

뱀딸기 *Duchesnea chrysantha* (Zoll. et Morr.) Miq

장미과. 여러해살이풀. 풀밭에서 덩굴이
옆으로 기면서 자란다. 잎은 3출엽으로 어
긋나고 달걀 모양이며 가장자리에 톱니가
있다. 꽃은 4~5월에 노란색으로 피며 잎겨
드랑이에서 나온 긴 꽃줄기 끝에 1송이씩
달린다. 열매는 둥근 수과이고 6월에 붉게
익으며 열매를 먹는다.

한약명 : 사매, 지매-잎과 줄기

채취 : 여름부터 가을 사이에 잎과 줄기를
채취하여 잘 씻어 햇볕에 말린다.

약성 : 맛은 달고 쓰며 성질은 차갑다.

효능 : 청열, 양혈, 통경, 진해, 소종, 해독
– 열병, 경간, 해수, 인후종통, 감기, 어한,

기침, 천식, 월경불순, 이질, 옹종, 치질,
정창, 사충교상, 화상의 치료

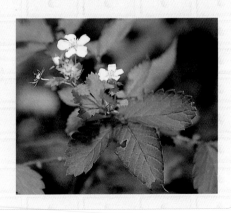

36 뱀딸기

　뱀딸기는 독초의 이미지를 풍기는 이름과 다르게 실제로는 열을 내리게 하고 해독작용을 하는 효능이 있다. 옛날 산간 벽지의 사람들은 혈압 안정의 묘약으로서 먹었다고 한다.

　뱀딸기는 산딸기처럼 생열매를 먹기도 하고 잎과 줄기를 말려 물에 넣고 달인 물을 복용하기도 한다. 열매가 빨간 뱀딸기는 주변에서 흔하게 발견할 수 있으므로 잘 이용하면 좋을 것이다.

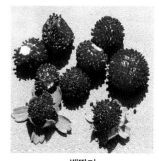

뱀딸기

37 회화나무를 달인 물

　회화나무는 꽃과 잎을 약재로 사용하는데, 그 이유는 잎이나 열매에는 루틴 함유량이 대단히 많기 때문이다. 루틴은 고혈압이나 중풍을 치료하고 또 예방하는 작용을 한다.

　회화나무꽃이나 잎, 열매를 물이 절반으로 줄어들 때까지 물에 넣고 달여서 매일 복용하면 고혈압·동맥경화·중풍의 약이 된다. 겨울철의 나뭇잎이라도 좋지만 꽃봉오리나 어린 과실에 특히 루틴의 함유량이 많으므로, 적절한 시기에 그것을 채

회화나무 *Sophora japonica* L.

　콩과. 갈잎큰키나무. 관상수로 식재하며 높이 10~30m 자란다. 잎은 어긋나고 깃꼴겹잎이다. 꽃은 8월에 황백색으로 피고 겹총상화서로 달린다. 화관은 나비 모양이고 꽃잎은 5장이다. 열매는 협과이고 잘록잘록한 염주 모양이며 10월에 익는다.

한약명 : 괴화·괴미-꽃, 괴실-열매

채취 : 꽃은 여름에 피기 시작하는 것을 꽃봉오리째 채취하고 열매는 가을에 익은 것을 따서 햇볕에 말린다.

효능 : 맛은 쓰고 성질은 조금 차다.

효능 : 소종, 양혈(凉血), 지혈, 진경(鎭痙)
　– 고혈압, 뇌일혈, 대하, 붕루, 음부습창,

임파선염, 자궁출혈, 장출혈동통, 치루, 토혈, 혈변의 치료

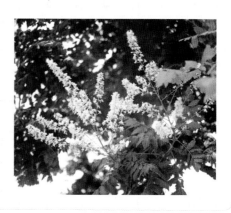

취해 놓는 것도 하나의 지혜일 것이다.

기타 효능 : 지혈 작용이 강해서 치질로 인한 출혈 · 혈변 · 혈뇨에 유효하지만, 치질 · 혈변 · 혈뇨 때는 특히 근본적인 치료가 요구되므로 의사의 진단을 받는 게 현명하다. 중국에서는 아이들이 코피가 나면 회화나무 잎을 씹어서 코를 막는다고 한다. 그러면 코피가 곧 멈추기 때문이다.

38 톳과 다시마 요리

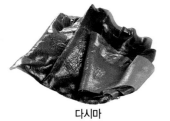

다시마

다시마, 톳(녹미채), 김 등의 해초에 많이 함유되어 있는 요오드는 동맥경화를 예방하여 병을 낫게 하며, 혈액 중의 지나친 중성지방이나 나쁜 콜레스테롤을 제거해 주는 역할을 한다.

뿐만 아니라 칼륨도 다량 함유되어 있는 강한 알칼리성 식품으로 섬유질도 많고 변비도 해소시켜 주며 뇌일혈의 위험도 사전에 예방해 준다. 특히 다시마에 들어 있는 라미닌 성분은 혈압을 낮추는 효과가 있어 고혈압에 좋은 식품이다.

잘게 썬 다시마와 톳 튀김을 얇게 썬 것에다 간장을 살짝 가미해 끓인 것을 상식하면 서서히 그 효과가 나타난다. 여기에 콩이나 곤약을 잘게 썰어서 더하면 더욱 완벽해진다. [제3장 12, 제6장 53, 제9장 23 참조]

은방울꽃 *Convallaria keiskei* Miq.

백합과. 여러해살이풀. 초원과 산기슭에서 키 25~35cm 자란다. 잎은 밑동에서 2장이 마주나고 긴 타원형이다. 꽃은 작은 종 모양이며 5~6월에 흰색으로 피고 꽃줄기 끝에 10송이 정도 달린다. 열매는 장과이고 둥글며 7월에 붉게 익는다.

한약명 : 영란, 초옥란−전초

채취 : 봄에 꽃이 필 때 전초를 채취하여 햇볕에 말린다.

약성 : 맛은 달고 쓰며 성질은 따뜻하다. 독성이 있다.

효능 : 온양, 강심, 이뇨, 활혈, 거풍

− 심장쇠약, 부종, 노상, 붕루, 백대, 타박상, 소변불리, 단독(丹毒), 타박상, 염좌의 치료

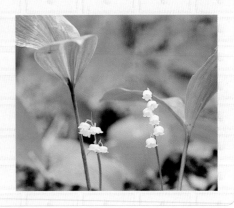

(2) 심장병에 걸렸을 때

39 샐러리 볶음

중국에서는 돼지 심장 · 민들레 뿌리 · 샐러리를 참기름으로 볶은 음식이 심장병 치료식이 된다. 샐러리 주스나 생식을 겸하면 위험치의 고혈압이 눈에 띄게 내려가는 것을 알 수 있으며 심장에도 자신을 가질 수 있게 된다. 샐러리는 칼슘 냄새가 강하므로 먹기 힘든 사람은 후추를 뿌려서 먹으면 괜찮을 것이다. 검은 후추를 사용하면 고혈압인 환자에게 가장 나쁜 변비도 치유되는데, 변비가 심해지면 뇌일혈의 위험도 증가한다.

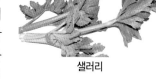
샐러리

[제3장 11, 제8장 48 참조]

40 선인장즙

선인장은 요리할 때는 열매를 쓰고, 잎줄기와 뿌리는 약재로 쓴다. 강판에 간 선인장즙을 한 숟가락씩 매일 식후 하루 3회 적당량을 먹는다. 선인장은 기를 잘 통하게 하고 혈액순환을 도우므로 심장병의 묘약이다.

[제2장 40, 제4장 38 참조]

기타 효능 : 위통 · 각기 · 천식에도 효과가 있다.

41 은방울꽃의 뿌리를 달인 물

은방울꽃은 꽃이 흰색이고 작은 방울 모양이어서 이름이 유래된 것이다. 또 꽃에서 좋은 향기가 은은하게 풍기므로 옛부터 향수를 만드는 원료로도 쓰기 때문에 향수화(香水花)라고 부르기도 한다.

은방울꽃의 뿌리를 채취하여 잔뿌리를 떼어내고 크게 토막을 쳐서 햇볕에 말린다. 잘 말린 것을 물에 넣고 물이 절반 정도로 줄어들 때까지 달인다. 이 달인 물을 아침저녁 반 컵씩 먹게 되면 좋지 않던 심장이 정상으로 회복된다.

은방울꽃은 맹독성 식물이므로 잘 이용하면 훌륭한 약초가 되지만 잘못 사용하면 커다란 불상사가 생길 수 있다. 그러므로 의사 등 전문가의 도움을 받아서 이용하는 것이 현명할 것이다. 등산객이 장난삼아 은방울꽃

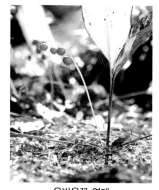
은방울꽃 열매

의 열매를 먹고 죽은 예도 있으므로 각별히 주의해서 이용해야 한다.

42 닭의장풀즙

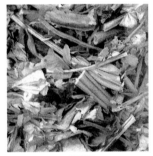

닭의장풀

닭의장풀은 습한 곳에서 무리지어 서식하는 식물이다. 가장 쉽게 이용하는 방법은 봄에 새순을 채취하여 나물로 먹는 것이다. 쓴맛이 없으므로 일반 채소처럼 다루면 된다. 무침·된장국 건더기로 먹거나 실국수의 양념으로 이용해서 먹는다.

또 여름에 꽃이 필 때 전초를 채취하여 생즙을 내어 한 숟가락씩 아침저녁 2회 복용하면 심장병에 대단한 효과를 볼 수 있다.

기타 효능 : 당뇨병·류머티즘에도 잘 듣는다.

43 삼백초를 달인 물

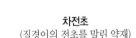

삼백초
(삼백초의 전초를 말린 약재)

삼백초는 들판의 습지나 물가에서 흔하게 나는 약초 식물이다. 가장 위쪽의 잎 2~3장이 흰색이어서 꽃잎처럼 보이므로 이름이 유래되었다.

삼백초잎 한 줌을 적당량의 물에 넣고 물이 절반으로 줄도록 달인다. 이 달인 물을 하루에 수차례씩 복용하면 심장병의 치료에 큰 효과를 볼 수 있다. [제2장 56·104, 제3장 22·65, 제5장 25, 제6장 31, 제9장 18 참조]

기타 효능 : 두통에도 효과가 즉각적으로 나타난다.

44 질경이차

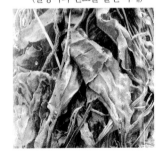

차전초
(질경이의 전초를 말린 약재)

질경이는 주로 햇볕이 잘 드는 길가나 밭둑에서 자란다. 그러므로 많은 사람과 수레(車;차)가 오가는 길에서 발길에 밟히거나 수레바퀴에 눌려도 죽지 않고 살아간다고 하여 한약명이 차전초(車前草)가 되었다.

말린 질경이 씨를 물에 넣고 삶은 물을 차 마시듯 매일 복용하면 혈압이 안정되어 심장의 압박이 줄어든다. 그 결과, 중노동에서 해방된 심장은 인간의 자연 치유 능력의 작용으로 정상으로 회복되게 된다.

[제1장 48, 제11장 27 참조]

기타 효능 : 류머티즘에도 효과가 있다.

45 산사나무의 열매를 달인 물

산사나무의 열매는 혈액순환을 돕는 효능이 있어 열매를 물에 넣고 달인 물을 복용하면 심장병 치료에 도움이 된다. 독한 보드카를 마실 때 산사나무의 열매를 안주로 먹는 것은 심장은 물론이고 위나 간장의 강화를 위한 것이다. [제3장 09 참조]

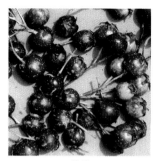

산사

46 검게 쪄서 구운 사과

사과를 세로로 여러 조각을 내어서 뚝배기에 넣어, 3시간쯤 약한 불로 찌듯이 굽는다. 뚜껑 사이로부터 연기가 나오지 않게 되면 불에서 내려 충분히 식힌 다음에 빻아서 가루로 만든다. 그렇게 해서 다 되면 병에 넣어서 보관한다.

이 사과 가루를 한 번에 귀이개로 퍼서 2개 정도를 끼니와 끼니 사이에 복용하는 것을 2주에서 1개월 정도 계속하면 약한 심장도 튼튼해진다.

47 달걀기름

달걀은 영양을 고루 갖춘 완전 식품으로 알려져 있다. 주성분인 흰자는 단백질이고, 노른자는 지방과 단

산사나무 *Crataegus pinnatifida* Bunge

장미과. 갈잎 중키나무. 산과 들에서 높이 6~7m 자란다. 잎은 어긋나고 넓은 달걀 모양이며 깃 모양으로 갈라진다. 꽃은 4~5월에 흰색으로 피고 가지 끝에 산방화서로 달리며 꽃잎은 5개이다. 열매는 둥근 이과이고 흰색 반점이 있으며 9월에 붉게 익는다.

한약명 : 산사자-열매

채취 : 9~10월에 잘 익은 열매를 채취하여 햇볕에 말린다.

약성 : 맛은 시고 달며 성질은 따뜻하다.

효능 : 혈압강하, 건위, 진통, 지사, 이뇨

－ 이질, 식중독, 식체, 장염, 요통, 월경통, 산후하복통, 징가의 치료

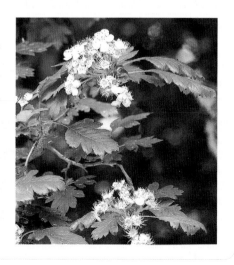

백질이며 비타민 A · D · E · B2와 철분이 많이 들어 있다. 달걀 노른자만으로 프라이팬에 볶아 만든 달걀기름을 한 번에 한 숟가락씩 하루 두 번 정도로 계속 복용하면 심장병의 치료뿐만 아니라, 피로 회복에도 도움이 된다. [제2장 77 참조]

48 가지의 열매꼭지를 달인 물

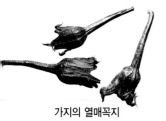

가지의 열매꼭지

가지를 요리할 때 버리게 되는 열매꼭지는 모아두면 귀중한 약재가 된다. 말린 가지 열매꼭지 10개를 5컵 정도의 물에 넣고 중불에서 20분 가량 달인 물을 매 식전에 한 컵씩 마신다. 한두 달 지나면 압박해 오던 심장도 나아질 것이다. [제5장 49 · 53, 제9장 37 참조]

49 연근주스

연근을 갈아 주스를 만들어 매 식전에 한 숟가락씩 마신다. 연근에는 심근의 확장에 필요한 칼륨이 풍부하므로 병이 회복되었다고 생각되어도 재발을 막기 위해서 계속 복용하도록 한다. 머지않아 심장병 따위는 걱정하지 않아도 좋을 체질로 개선되어 있을 것이다.

연근에는 자양강장의 효능이 있다. 또 연근의 단면이 검게 되는 것은 떫은 맛을 내는 탄닌이 들어 있기 때문

당근 *Daucus carota* subsp. *sativa* (Hoffm.) Arcang.

산형과. 두해살이풀. 채소로 재배하며 키 1m 정도 자란다. 잎은 어긋나고 깃꼴겹잎이다. 꽃은 7~8월에 흰색으로 피고 줄기 끝과 잎겨드랑이에서 산형화서로 달린다. 열매는 긴 타원형 분과이고 9월에 여문다.
한약명 : 학슬풍 · 홍라복─뿌리, 남학슬─씨
채취 : 수시로 뿌리를 캐내어 생으로 쓴다. 씨는 가을에 수확하여 햇볕에 말린다.
약성 : 맛은 달고 성질은 평하다.
효능 : 건비, 건위, 화체(化滯), 소종
 - 학슬풍: 소화불량, 위장쇠약, 식욕부진, 장기이질, 해수(咳嗽), 심장쇠약, 심장병, 불면증의 치료

 - 남학슬: 구리(久痢), 담천, 대장염, 이질, 복통의 치료

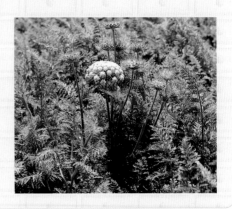

이다. 그리고 연근에는 식물섬유와 비타민 C 등도 많이 들어 있다.

50 콩 초절임

콩을 물에 담가 잘 불려서 프라이팬에서 볶는다. 이것을 병에 넣고 순수한 쌀초(현미식초)와 꿀을 넣어 1~2주간 그대로 두고 잘 섞이도록 한다. 이 초절임콩을 매일 5~10개 정도 먹다 보면 심장의 괴로움은 자신도 모르게 점점 잊게 된다.

초도 한 숟가락씩 매 식전에 마시게 되면 효과는 배가 할 것이다. 이 초절임을 할 때의 요령은 물에 불린 콩 한 컵에 대해서 초도 한 컵, 그리고 꿀은 2숟가락 정도를 넣으면 된다. 이 초절임은 냉장고에 넣어두면 1년 정도는 충분히 유지된다. [제6장 30 참조]

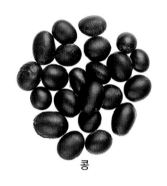

콩

51 찜질과 당근·양파 주스

한방에서는 심장병이 발병하는 원인은 대부분 다른 병으로부터 비롯된다고 한다. 심장은 인간에게 있어서 가장 중요한 내장의 하나이므로 철저한 치료를 하기 위해서는 전문가의 치료와 함께 완전한 체질 개선을 꾀할 필요가 있다. 그런데 그 치료 기간 심장에 이상이 생겨서 쓰러지는 사태도 생각할 수 있으므로 응급처치법을 알아두면 좋다.

괴로워하며 쓰러지면 곧장 위를 보고 눕게 하고, 물수건으로 우선 심장을 차게 하는 것이다. 그와 동시에 오른쪽 옆구리로부터 간장까지는 따뜻하게 해준다. 심장은 왼쪽이므로 냉온 처치를 틀리지 않도록 해야 한다. 심장부를 강타당했을 때도 그렇게 하면 응급처치가 되지만 발작이 심해지고 구역질을 수반할 때가 있어도 절대 엎드리게 하면 안 된다. 어쩔 수 없이 엎드려 있을 때에는 한 손으로 이마를 떠받치고, 또 한 손으로 등을 문지르면 낫는다.

그러나 심장병으로 쓰러졌을 때 엎드린 상태로 깜빡 잊고 그대로 두면, 그 압박으로 인해 심장이 멈춰 버리는 경우도 있다. 따라서 반드시 위를 향해 눕게 해야 하며, 얼굴만은 옆을 향하게 해두면 구토물에 의한 질식

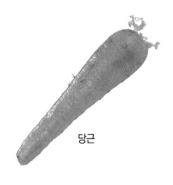

당근

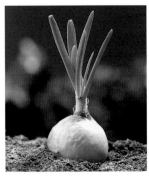

양파

은 막을 수 있다. 그리고 상반신은 좀 높여 주는 편이 좋다. 물론 옷은 느슨하게 풀어주고 실내의 보온에 주의를 기울여야 한다.

또 발작이 일어나 고통스러워할 때는 위쪽을 향해 누운 자세가 좋다고 해서 무리하게 누르고 있으면 역효과가 발생할 수 있다. 완전히 엎드리지 않는 한, 몸을 굽히거나 새우처럼 구부린 자세로 있다고 하더라도 어느 정도까지는 허용하도록 한다. 그편이 본인에게 있어서 가장 편한 자세이기 때문이다.

냉·온 찜질로 발작이 일단 진정되면 당근이나 양파 주스를 먹이면 잠깐 동안은 안정시킬 수 있다. 이상이 응급조치법인데, 병원에 가는 동안 가만히 있을 수는 없으므로 알아두면 도움이 될 것이다.

52 칡뿌리를 달인 물

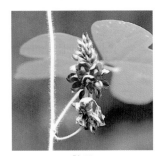

칡 꽃

추위가 심장을 파고드는 계절에는 매일 양파를 먹는 것이 효과적이다. 양파는 혈액순환을 좋게 하는 효능이 있기 때문이다. 껍질을 벗겨서는 물에 헹구지 말고 잘게 썰어 날로 먹는 것이다. 그런데 가을부터 봄까지 양파를 먹으면서 챙겨두어야 할 일이 있다. 칡 뿌리를 채취하는 것이다. 이것은 심장병을 치유하는 데 대단히 효과적이다.

칡은 산과 들에서 얼마든지 볼 수 있는 덩굴 식물로 잎이나 줄기에 털이 밀생해 있으며, 꽃은 적자색이고 가을이 되면 콩꼬투리와 비슷한 열매를 맺는 식물이다. 특히 이 시기의 칡뿌리에는 트리로빈, 이소트리로빈 성분이 다량 함유되어 있기 때문에 가을에 채취하는 것이 효능이 탁월하다.

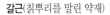

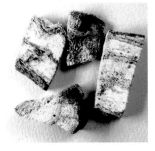

갈근(칡뿌리를 말린 약재)

칡뿌리를 캐내어 잔뿌리를 제거하고 뭉텅뭉텅 토막을 쳐서 햇볕에 말린다. 그 칡뿌리 한 줌 정도를 적당량의 물에 넣고 물이 절반이 될 때까지 달인다. 이 칡뿌리 달인 물을 매일 1~2숟가락씩 계속 복용한다. 그러면 심장이 점점 튼튼해진다는 것을 느낄 수 있을 것이다.

기타 효능 : 이뇨작용이 있으므로 부종이 없어지고 심장병 이외에 감기 치료제로서 이용된다.

(3) **저혈압이나 빈혈일 때**

53 **목이버섯**

목이버섯은 버섯의 자실체가 사람의 귀 모양이므로 나무에 달린 귀라는 뜻으로 목이(木耳)가 되었다.

목이버섯은 저혈압의 치료에 효과가 있다. 수프 · 삶은 것 · 끓인 것 · 샐러드 등으로 많이 활용되는 식품인데 산전산후의 임산부가 빈혈 때는 특히 권하고 싶다.

[제2장 20 · 65, 제5장 34 참조]

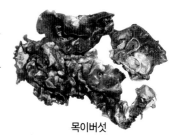

목이버섯

54 **말린 새우**

새우를 매일 먹으면 체질이 개선되어 저혈압이 치유된다. 비싼 새우가 아니더라도 싱싱한 새우를 늘 먹음으로써 생기는 효과이다. 새우의 뇌는 옛날부터 강정제로 취급되어 왔다. 몸의 건강을 위해서는 비싼 왕새우를 가끔씩 먹는 것보다는 작은 새우를 통째 계속해서 먹는 편이 훨씬 좋다.

저혈압은 유전적인 요소가 강한 증상이다. 저혈압은 최고혈압이 90 이하의 경우로 보는 것이 일반적이다. 세균감염의 저항력이 약하고 심부전(心不全)을 일으키기 쉽지만, 동맥경화를 일으키는 일이 적으므로 정상

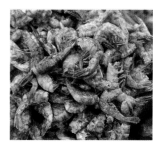

말린 새우

목이버섯 *Auricularia auricula-judae* (Bull, ex St, Am,) Berk

목이과. 봄부터 가을까지 활엽수의 마른 가지에 무리지어 적갈색 귀 모양으로 자라난다. 자실체는 지름 3~12cm이고 아교질이며, 표면은 적갈색이고 맥상의 주름이 있으며 빽빽한 털이 있다. 담자기는 원통 모양이고 4실로 갈라지며, 각실에서 나온 자루 끝에 포자가 붙는다.

한약명 : 목이−자실체

채취 : 필요 시 자실체를 채취하여 햇볕에 말린다.

약성 : 맛은 달고 성질은 평온하다.

효능 : 보기, 보위, 조경, 행체(行滯)

− 생리불순, 이질, 적백대하, 조루, 치루,

편도선염, 하혈, 해수다담의 치료

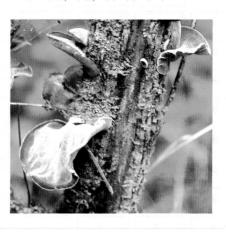

혈압의 사람보다 장수의 경향이 있다.

　그리고 빈혈은 적혈구수, 또는 혈색소가 감소하는 것을 말하며, 빈혈의 상태에서는 산소를 충분히 운반할 수 없으므로 심장이 정상인보다 더 많은 운동을 하여 부담이 생기고, 심장병을 일으키기 쉽다.

　그러나 빈혈의 경우는 원인이 여러 가지로 다양하므로 나중에 소개하는 약용 음식에 의해서 효과를 얻을 수 없을 때는 반드시 그 원인을 규명하기 위해 의사와 상의해야 한다. 저혈압과 빈혈과는 이 정도의 차이가 있으므로, 오인하는 일이 없도록 한다.

기타 효능 : 히스테리나 눈·이·하반신 강화에 효과를 볼 수 있다.

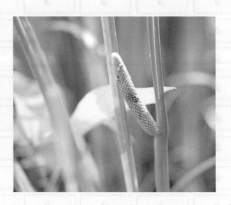

쑥

55 **쑥경단과 쑥을 달인 물**

　쑥은 조혈 작용을 하여 기혈을 다스리므로 저혈압증에 효과가 있다.

　쑥으로 직접 만든 경단에 꿀을 묻혀 먹으면 저혈압은 물론 여성들의 냉병에도 효과를 볼 수 있다. 또 말린 쑥한 줌 정도를 물에 넣고 달인 물을 하루 두 번에 나누어서 복용하는 것도 좋다. 목욕탕에 들어갈 때는 이 쑥을 달인 물을 한 컵쯤 넣으면 상승효과가 작용하여 냉병에

창포 *Acorus calamus* L.

　천남성과. 여러해살이물풀. 호수나 연못가의 습지에서 키 60~90cm 자란다. 잎은 뿌리줄기에서 마주나고 두 줄로 뭉쳐 밑부분이 서로 싸인다. 꽃은 6~7월에 연한 황록색으로 피고 꽃줄기 중앙에 원기둥 모양 육수화서로 비스듬히 달린다. 열매는 긴 타원형 장과이고 7~8월에 적색으로 익는다.

한약명 : 수창포─뿌리줄기

채취 : 8~10월에 뿌리줄기를 캐내어 햇볕에 말린다.

약성 : 맛은 맵고 성질은 따뜻하다.

효능 : 개규, 거담, 건비, 건위, 이습, 진경
－ 각막염, 간질, 개창, 건망증, 기관지염, 기

침, 류머티즘성 동통, 설사, 소화불량, 옴, 옹종, 이질, 장염, 전간, 정신불안의 치료

도 효과적이다.

기타 효능 : 쑥잎을 넣은 온수로 어린 아이를 목욕시키면 피부병을 방지할 수 있다.

[제1장 53, 제3장 33, 제6장 50 참조]

56 차즈기잎, 파슬리, 시금치

차즈기의 잎과 파슬리의 철분 함유량은 상당한 편이다. 예를 들면 100g 중 자소 잎의 철분 함유량은 10.1mg, 파슬리는 7.5mg 정도이다. 예로부터 빈혈에는 시금치가 좋다고 알려져 왔다. 그것은 근거 있는 말로서, 시금치의 철분 함유량은 100g 중 3.3mg 정도이다. 게다가 시금치는 카로틴의 함유량이 많아 비타민 A의 효력이 뛰어나다. 차즈기의 잎과 파슬리와 시금치가 빈혈에 좋다는 것은 새삼 말할 필요조차 없다.

이것들을 주스로 만들어 매일 한 컵씩 마신다. 빈혈의 묘약으로 손색이 없다.

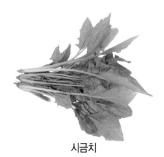

파슬리

시금치

57 황벽나무와 창포를 달인 물

황벽나무는 가지와 줄기의 속껍질이 선명한 노란색이어서 이름이 유래되었다.

창포 잎에는 특이한 향기가 있어 옛부터 단오날에 여인들이 창포의 잎과 줄기를 삶은 창포물에 머리를 감는 풍습이 있다. 욕실용 향수나 입욕제, 화장품, 비누 등에 이용한다.

황벽나무와 창포는 혈압을 내리게 하는 효능이 있어 빈혈의 치료와 예방에 도움이 된다.

황벽나무의 줄기껍질과 열매, 그리고 창포의 줄기와 뿌리를 채취하여 각각 5:5의 비율로 함께 물에 넣고 그 물이 절반이 될 정도로 달인다. 이 달인 물 반 컵 정도를 매번의 식사 사이에 먹는 것을 계속하면 큰 효과를 볼 수 있다. [제2장 57 참조]

황백
(황벽나무 줄기껍질을 말린 약재)

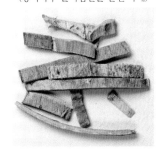

58 자소주(紫蘇酒)

깨끗하게 씻은 차즈기잎을 그늘에서 말린다. 잘 말린 것을 병에 넣고 그 위에다 꿀과 소주를 넣은 다음 3개월쯤 숙성시키면 자소주(紫蘇酒)가 된다. 자소(紫蘇)는 차즈기의 한약명이다. 이 자소주를 취침 전에 2~3순가락 계속해서 먹게 되면 어느 사이에 빈혈은 자취를 감추어 버린다. [제1장 72 참조]

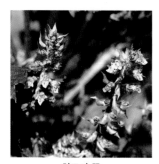
차즈기 꽃

59 차즈기의 꽃이삭

차즈기의 꽃이삭을 열매가 영글지 않았을 때에 줄기째 따서 깨끗하게 씻어 햇볕에 말린다. 그리고는 훑어서 꽃을 모아 병에 채우고 간장을 뿌려 뚜껑을 덮고 며칠 그늘에 두며 숙성시킨다. 이것을 식사할 때라든지 차를 마실 때 등 기회가 있을 때마다 자주 먹으면 그 동안 빈혈이 호전된다.

60 삶은 팥

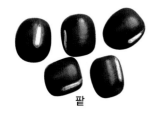
팥

팥은 혈액을 증가시키는 철분과 함께, 비타민 B1이 많이 함유되어 있으므로 빈혈에는 대단한 효력을 발휘한다. 물에 삶은 팥은 그것대로, 삶은 국물도 국물대로 한 주에 여러 차례 마시도록 한다. 이때 꿀을 조금 넣으면 먹기 쉬울 것이다.

동짓날처럼 날을 정해 팥죽과 팥밥을 먹는 풍습은 문화적인 면을 떠나서 몸에도 합리적인 것이 아닐까 싶다. [제2장 97 참조]

61 삶은 호박과 당근 생식

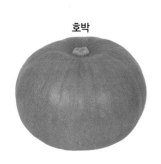
호박

적혈구의 헤모글로빈이 감소되면 빈혈이 되기 쉬운데 철분과 단백질의 부족 때문이다. 그러므로 그것을 예방하기 위해서 호박이나 당근을 먹는 것도 한 방편이다. 호박에는 카로틴이 풍부하므로 대부분 씨까지도 활용한다. 특히 어떤 종류의 호박 속에는 100g 중에 5천 IU나 되는 카로틴이 포함되어 있으므로 영양 면에서도 뛰어나다. 또 당근에는 카로틴 함유량도 보통의 경우 100g 중에 4천 IU 정도다. 오렌지색이 진한 것이라면 1만 IU나 되는 분량이 함유되어 있다.

그러므로 호박을 삶아 먹거나 당근을 생식하는 것이 빈혈의 치료나 예방에 도움이 된다.

62 닭의 간 구이

닭의 간은 철이나 비타민의 공급원으로서 간장의 활동을 돕고 빈혈을 고친다. 닭의 내장이나 생선의 내장에도 같은 성분이 들어 있으므로 기호에 따라 선택한다. [제9장 03 참조]

63 월귤주(越橘酒)

크기는 팥알만하고 빛깔은 붉은 월귤의 열매는 빈혈기가 있는 여성에게는 대단히 좋다.

월귤주를 담그는 방법은 열매 500g 정도에다 소주(35도) 1.8ℓ를 부어 담근다. 신맛을 싫어하는 사람은 설탕 300g 정도를 넣는다. 1개월쯤 지나면 마실 수 있는데, 아침저녁으로 2~3순가락씩 마신다. 월귤을 가지째로 채취해서 잎·열매·가지를 함께 넣고 담그면 효과가 갑절로 늘어난다.

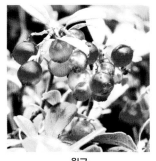

월귤

64 간장을 탄 엽차

차나무는 가을에 꽃을 피워 열매를 맺어 놓고 다음해 그 열매가 영그는 철에 다시 꽃이 핀다. 이 때문에 꽃과 열매가 마주 본다고 하여 실화상봉수(實花相逢樹)

월귤 *Vaccinium vitis-idaea* L.

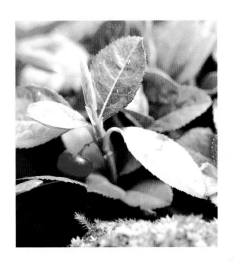

진달래과. 늘푸른떨기나무. 금강산 이북 지방. 고산의 정상 부근에서 높이 20~30cm 자란다. 잎은 어긋나고 달걀 모양이며, 가장자리에 가는 톱니가 있다. 꽃은 5~6월에 연홍색 총상화서로 피며, 화관은 종 모양이고 밑으로 처진다. 열매는 둥근 장과로 8~9월에 적색으로 익는다. 열매를 먹는다.

한약명 : 월귤엽-잎
채취 : 여름에 잎을 채취하여 잡질을 제거하고 햇빛에 말린다.
약성 : 맛은 쓰고 떫으며 성질은 따뜻하다.
효능 : 소염, 이뇨, 해독
　- 요도염(尿道炎), 방광염(膀胱炎)의 치료

라고도 부른다.

차잎을 넣어 끓인 뜨거운 엽차 반 컵 분량에다 반 숟가락의 간장을 탄 것을 매일 3회, 2숟가락씩 마시면 빈혈 치료에 뛰어난 효과를 볼 수 있다.

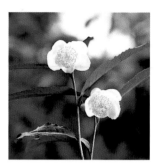

차나무 꽃

65 삼백초를 달인 물

삼백초의 뿌리줄기는 흰색이고 여름 중반이 되면 맨 위의 잎 2~3장은 흰색이 되며 꽃은 꽃잎이 없이 이삭 모양인 흰색 꽃차례가 달린다. 그래서 '3가지가 흰색인 풀'이라는 뜻으로 삼백초(三白草)라고 한다. 야릇한 쓴맛이 있고 송장 썩는 냄새가 난다고 하여 송장풀이라고도 한다.

삼백초는 말린 지상부를 달여서 약으로 쓰는데, 이 달인 물을 매일 아침 한 컵씩 마시게 되면 빈혈에 큰 효과가 있다.
[제2장 56 · 104, 제3장 22, 제5장 25, 제6장 31, 제9장 18 · 22 참조]

66 캄프리 녹즙

비타민군 · 미네랄 · 칼슘의 함유량이 우유 이상으로 들어 있는 캄프리는 대지의 우유라고까지 불린다. 그 정도로 큰 효과가 있는 약초라는 뜻이다.

캄프리 *Symphytum officinale* Linné

지치과. 여러해살이풀. 약재로 재배하며 키 60~90cm 자란다. 잎은 어긋나고 피침형이다. 꽃은 6~7월에 자주색 · 흰색 종 모양으로 피고 꽃줄기에 달린다. 열매는 달걀 모양 소견과이고 9~10월에 익는다.

한약명 : 감부리-잎과 뿌리줄기

채취 : 꽃이 피는 여름에 잎과 뿌리줄기를 채취하여 햇볕에 말린다.

효능 : 강장, 보비위, 보혈, 지천, 지혈, 청간, 탄산

- 간염, 골절, 구토, 빈혈, 설사, 소화불량, 신체허약, 악창, 위궤양, 위염, 육혈, 장염, 종독, 천식, 피부염, 황달의 치료

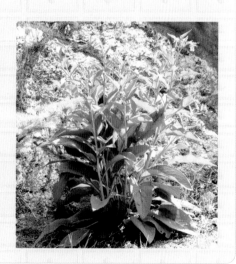

캄프리는 강간(强肝) · 강정(强精) · 증혈(增血) · 신경통 · 발기불능 · 당뇨병 등 이루 헤아릴 수 없을 정도로 많은 병에 뛰어난 약효를 가지고 있다고 해도 과언이 아니다.

이 캄프리에는 비타민 B12와 알란토인이 함유되어 있는데 이것이 악성 빈혈에 대단한 효과를 나타난다.

그래서 이것을 녹즙으로 만들어 한 숟가락씩 매일 계속하여 복용하면 상당히 짧은 시간 동안에 빈혈이 치유될 것이다. 나물 · 튀김 등으로 조리해서 먹는 방법도 있으므로 즙을 내어 먹는 방법 이외에도 이렇게 다양한 방법으로 이용해 보면 좋을 것이다.

기타 효능 : 캄프리의 녹즙은 눈의 피로 · 숙취 · 위장병에도 약효가 있다.

주의 | 최근의 연구에서 캄프리에 발암물질이 들어 있다는 것이 알려져 식용은 물론 약재로서도 이용에도 주의가 필요하다.

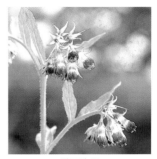
캄프리 꽃

67 해삼과 전복

약효가 인삼과 비슷하다고 하여 바다에서 나는 산삼이라는 뜻을 가진 해삼(海蔘)은 신체허약, 특히 몸이 약한 부인의 보약으로 아주 좋다.

해삼
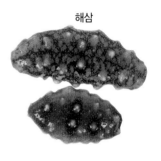

말전복 *Nordotis (Holiotis) gigantea*

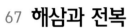

전복과. 연체동물. 수심 10~50m 바다의 바위에 붙어 서식하며 껍데기 크기 20cm 정도 자란다. 전복류 중 가장 크다. 껍데기는 타원형이고 표면은 흑갈색의 각피로 덮여 있으며 안쪽은 진주빛 광택이 난다. 발은 크고 넓으며 머리에는 한 쌍의 더듬이와 눈이 있다. 호흡공은 원뿔 모양으로 껍데기 위로 솟아올라 있다.

한약명 : 석결명-조개껍데기

채취 : 봄부터 가을까지 전복을 채취하여 고기와 잡질을 긁어내고 말린다.

약성 : 맛은 짜고 성질이 차다.

효능 : 평간청열, 명목거예

– 현훈, 시물혼화, 두통, 목적종통, 청맹, 녹내장, 예막, 수족수축의 치료

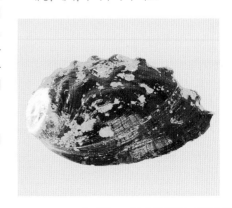

전복은 간기를 편안하게 하고 양기를 저장하는 약효가 있어 옛날부터 병자들의 원기를 회복시키는 귀한 약재로 쓰였는데 이제는 바다양식이 널리 퍼져 손쉽게 구할 수 있게 되었다. 전복은 열을 식히게 하고 눈을 밝게 하는 효능이 있어 결명(決明)이라는 한약명을 가지고 있다. 우리나라에는 동해·서해·남해에서 서식하는데 참전복·까막전복·말전복·시볼트전복·오분자기, 마대오분자기 등의 6종이 알려져 있다.

해삼과 전복에는 모두 담즙 성분인 타우린 성분을 많이 함유하고 있어 빈혈을 예방하고 치유하며 간장의 활동까지도 원활하게 한다.

그러나 굳이 해삼이나 전복으로 한정하지 않아도 일반 조개류에도 그 작용이 있으므로 일상생활에서는 값싸고 손쉽게 구할 수 있는 다른 조개류나 해산물을 많이 먹도록 한다. [제3장 13 참조]

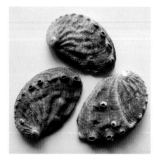

한약재로 쓰이는 전복 껍데기

68 사프란주

사프란은 가을에서부터 겨울 사이에 걸쳐서 꽃이 피는데 노란색의 3개의 암술머리와 연보라색의 6개의 꽃잎을 가지고 있다. 사프란의 알뿌리는 땅에 심지 않아도 적당한 용기에 넣어 실내에 두면 싹이 나와 꽃이 피

사프란 *Crocus sativus* L.

붓꽃과. 여러해살이풀. 관상용으로 식재하며 키 15cm 정도 자란다. 잎은 알뿌리 끝에 모여나고 선 모양이며 꽃이 진 다음 자라는 꽃은 10~11월에 흰색이나 밝은 자주색 깔때기 모양으로 피고 잎이 나기 전에 짧은 꽃줄기 끝에 1송이씩 달리며 꽃잎은 6개이다. 열매는 11월에 익는다.

한약명 : 장홍화, 번홍화~꽃

채취 : 늦가을에 꽃이 필 때 샤프란 꽃 속의 암술대를 채취하여 바람이 잘 통하는 그늘에서 말린다.

약성 : 맛은 달고 성질은 평온하다.

효능 : 산울개결(散鬱開結), 화담(化痰), 활혈

– 감기, 무월경, 산후어혈복통, 우울증, 타박상의 치료

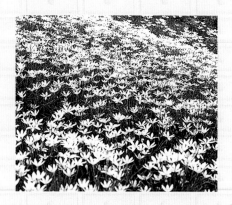

므로 약새로 필요하다면 손쉽게 재배할 수 있다. 물주기는 거의 필요없다. 꽃이 진 후에는 비료를 섞은 땅에 깊이 심어둔다.

사프란꽃의 수는 알뿌리의 무게에 비례하므로 포기나누기를 하면 꽃이 잘 피지 않는다. 포기가 나누어지는 것을 막으려면 곁순을 떼어내고 심는다. 5월경에 다시 파내어 통풍이 좋은 그늘에 보관한다. 장홍화(꽃의 암술대를 말린 약재) 1g을 얻으려면 사프란 꽃 30~40송이가 필요하다.

사프란은 꽃의 암술대를 말려 약으로 쓰는데 향기는 매우 좋지만 쓴맛이 난다. 이 사프란의 꽃은 거의 건위제용으로 사용되고 있지만, 꽃을 찻숟가락 한 개 정도의 분량에다 청주를 5컵 정도 부어서 1주일 정도 두어 숙성시킨 사프란술은 저혈압에도 효과가 있다. 매일 자기 전에 이 술을 한 숟가락씩 먹는 것을 원칙으로 한다.

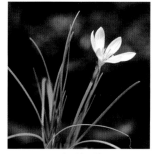

나도사프란

69 상추

상추는 고대 이집트의 피라미드 벽화에 작물로 기록되고, 기원전 550년 페르시아 왕의 식탁에 올랐다는 기록이 있을 만큼 식품으로서의 역사가 깊다. 오늘날 농가의 밭에서 쌈채소로 많이 재배하는 상추는 날것으로 먹는 것이 익혀서 먹는 것보다 약효가 낫다. 현재는 온실에서 많이 재배하는데 자외선의 흡수가 적으므로 그 효력이 어떤지 알 수가 없다. 하여간 밭에서 야생한 것만큼은 못하다.

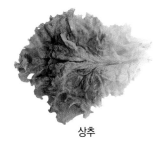

상추

상추에는 철분이 많이 함유되어 있으므로 증혈을 돕고 저혈압에 유용하다. 된장이나 다른 양념을 이용하여 상추쌈을 자주 먹으면 좋다. 해삼이나 전복·파슬리나 샐러리도 효과가 있다. [제3장 67 참조]

70 달팽이

혈액은 골수에서 만들어지는데, 이를 강화하기 위해선 달팽이의 칼슘이 대단히 효과가 있다. 이 달팽이만으로 빈혈이 해소되지 않을 때는 골분(오징어의 뼈)을 이용해 보도록 한다. [제2장 22, 제2장 67, 제6장 48, 제8장 01, 제9장 12 참조]

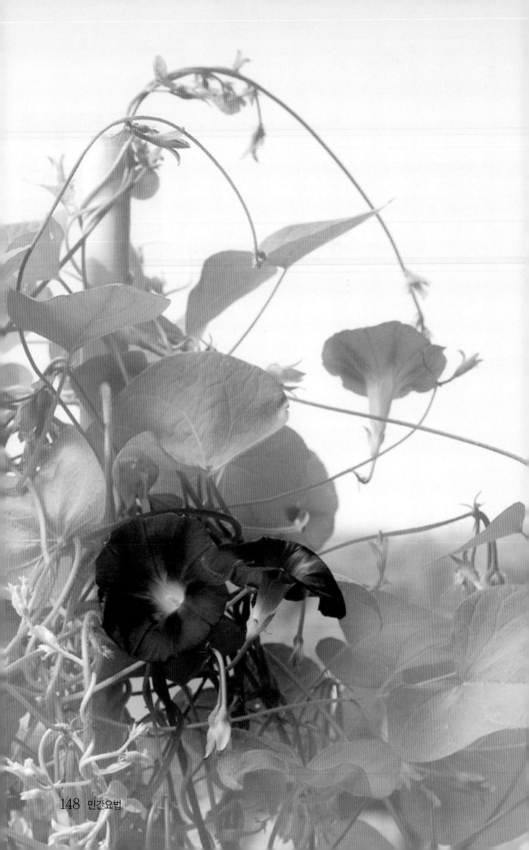

제 4 장
외상·타박상·염좌·화상 등

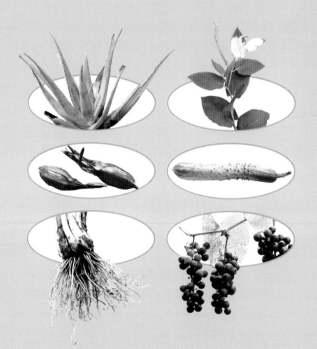

　타박상 · 염좌(捻挫), 화상이나 외상을 입었을 때는 즉시 병원 등을 찾아가서 확실하게 치료를 받아야 하지만, 그렇게 위급하지 않을 때는 우선 응급처치를 하고 나서 병원에 가면 전문적인 치료를 받는 데 크게 도움이 된다. 또는 병원에까지 갈 정도는 아닌 가벼운 증상일 때는 그냥 집에서 치료하도록 한다. 그럴 때 누구든지 신변 가까이에 있는 것으로 안전한 치료를 해야겠다고 생각하지만 화학약품보다는 사용해도 뒤탈이 없고 그러면서 곧 약효가 나타나는 약이 있었으면 하고 바라는 것이 일반적인 생각이다. 사고를 당한 사람이 어린아이였을 경우, 더욱 그런 생각이 간절할 것이다.

(1) 도상, 찰상, 가시에 찔렸거나(자상) 벌레나 뱀 등에 물렸을 때(사충교상)

01 짓찧은 검은깨

　생검은깨를 한참 짓찧어 약간 끈적거리기 시작하면 조금씩 상처에 바르기만 해도 금방 효과가 난타난다.

　옛날에는 아기를 낳은 후에 산파가 산모의 상처투성이의 거친 질의 염증을 치료하기 위해 질도에 참기름을 발랐다. 치질에도 효과가 있다.

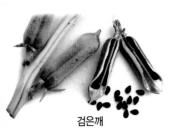

검은깨

기타 효능 : 참깨는 리놀산이 나쁜 콜레스테롤을 감소시키고 혈액을 정화해 주므로 젊음을 유지하는 데 효과적이다. 여성이 먹으면 난소를 성숙시켜서 성적으로 활발해질 것이다. 음모(陰毛)가 적은 사람은 문질러 바르고 마사지를 계속하면 곧 많아진다.

02 말고기기름

　말고기기름은 스테로이드제 그 자체이다. 스테로이드제는 화상 · 난증(難症) 켈로이드(피부조직이 병적으로 증식하는 것)의 특효약이다.

　염증부에 열이 나는 경우, 굳어서 덩어리진 말고기기름을 얇게 저며 내어 환부에 붙이고 위에 붕대로 움직이지 않게 고정시켜 두면 염증 부분의 열이 없어지고, 살갗이 벌겋게 벗겨진 상처에 부드럽게 효과를 나타낸다. 말고기를 취급하는 정육점이나 요리점에서 구입할 수 있을 것이다. 말고기의 지방은 살코기 부분과 달라 부패할 염려는 거의 없다. 사용한 기름은 냉장고에 보관하면 5~6회 정도는 다시 사용할 수 있으므로 편리한 약이다. [제4장 30 참조]

03 쇠뜨기의 생잎

피부의 염증, 옻이 오른 데, 금속에 베인 상처 등에는 쇠뜨기의 생잎을 비벼서 환부에 바르면 효과가 나타난다. 뱀밥은 알아도 쇠뜨기는 모르는 사람이 많은데, 뱀밥은 이른 봄에 나오는 쇠뜨기의 생식줄기를 말하는 것으로 여름이 되면 나오는 것은 잎이 달린 영양줄기로 쇠뜨기라고 부른다. 옛날에는 이 쇠뜨기로 임질을 고쳤다고 하는 기록이 있을 정도로 효능이 좋은 약초이다.

[제1장 71, 제5장 33, 제8장 10 참조]

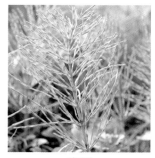

쇠뜨기

04 고사리를 달인 물

독충에 물린 경우 고사리를 달인 물을 환부에 바르면 곧 통증이 가신다. 고사리류는 주로 묵나물로 만들어 요리해서 먹는 식품이지만 칼 따위로 베인 상처 · 동창 (凍瘡) · 튼 살갗 등 피부의 상처에는 대단한 치료 효과가 있는 약초이다.

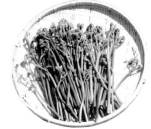

채취한 고사리순

고사리 *Pteridium aquilinum var. latiusculum*

고사리과. 여러해살이풀. 산과 들의 양지에서 나며 키 1m 정도 자란다. 잎은 깃 모양으로 갈라진다. 봄에 잎의 뒷면에 포자낭이 붙는다. 어린잎을 나물로 먹는다.
한약명 : 궐근—뿌리줄기, 궐엽—잎
채취 : 뿌리줄기는 늦가을에, 어린 순은 이른봄에 채취하여 말린다.
약성 : 맛은 달고 성질은 차갑다.
효능 :
  잎 : 이수, 청열, 윤장, 강기, 화담
  – 식체 · 한체 · 장풍열독 등의 독기 치료
  뿌리줄기 : 청열, 이습
  – 황달, 백대, 복통하리, 습진, 해수, 옹종

안통, 인후열증, 고열신혼, 오장허손, 근골동통을 치료. 편충 구충제로 사용

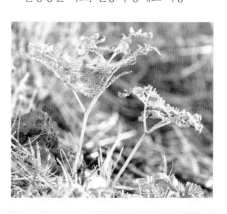

05 삼백초의 생잎

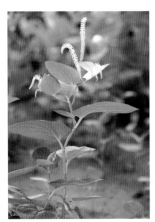

삼백초

모기에 물렸을 경우에 삼백초의 생잎을 채취하여 손으로 비벼서 문지르듯이 바르면 가려움 따위는 곧 없어져 버린다. 독충에 물렸을 경우에는 싱싱한 잡풀을 찧어 바르면 꽤 효과가 있는데 간혹 몸에 안 맞는 경우도 있다. 그런데 삼백초는 그럴 염려도 없고 누구에게나 적용되는 약초이므로 향기나 겉보기와 달리 안심하고 이용할 수 있다. 그러므로 아이들에게는 이런 지혜를 가르쳐 주면 학교 등의 교외 활동 때 종기 · 베인 상처 · 찰과상 등이 생겼을 때 당황하지 않고 현명하게 대처할 수 있을 것이다.

기타 효능 : 여드름 · 치질의 통증에는 사용하기 전에 우선 팔의 안쪽에 발라 시험해 보고, 벌개지거나 붓는 등의 이상이 없으면 활용한다.

[제2장 56, 제4장 12, 제5장 25, 제9장 22 참조]

06 된장을 바른 삼백초

옛날에는 가벼운 상처나 화상에는 간장이나 된장을 발라서 화농을 방지했다. 간장이나 된장의 살균작용을 응용한 것이다. 지방에 따라서는 삼백초의 잎에 된장을

소철 *Cycas revoluta* Thunb.

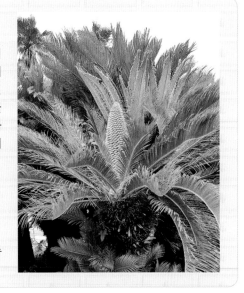

소철과. 늘푸른나무. 관상수로 재배하며 높이 1~4m 정도 자란다. 잎은 줄기 끝에 돌려나고 깃꼴겹잎이며 작은잎은 선형이다. 꽃은 암수딴그루로 6~8월에 피는데 수꽃화서는 원기둥 모양이고 곧게 서며, 암꽃화서는 원줄기 끝에 둥글게 모여 달린다. 열매는 10월에 익으며 씨는 편평하다.

한약명 : 소철엽−잎

채취 : 수시로 잎을 채취하여 말린다.

약성 : 맛은 달고 밋밋하며 성질은 평하다.

효능 : 이기지통, 소종해독

− 간위기체동통, 경폐, 토혈, 혈변, 이질, 종독, 타박상의 치료

발라서 상처에 대고 붕대를 감아 응급처치를 한다. 하루 한 번은 이것을 바꿔 감도록 하는데 치유되는 속도가 의외로 빠를 것이다.

07 부추로 뽑아내기

가시에 찔리면 부추의 잎을 짓이겨서 환부에 댄다. 이것을 4~5회 되풀이하다 보면 박혔던 가시가 신기하게도 머리를 드러내 보이기 시작한다. 그렇게 되면 가시를 족집게로 뽑아내고 그 자리에 된장이나 간장을 문지르듯이 발라두면 곪지 않고 깨끗이 낫는다.

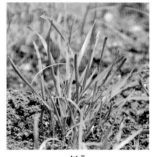

부추

시골 같은 곳에서 텃밭에 부추를 심어 놓고 상용하는 것은 쉽게 볼 수 있다. 상처나 나거나 가시 등에 찔리는 일 등이 다반사로 일어나는 생활 속에서 부추는 손쉽게 활용할 수 있는, 약으로서의 기능뿐만 아니라 먹음으로써 건강까지 유지시켜 주는 역할을 하는 명약이다.

08 소금에 비빈 부추

금속 날붙이(칼 · 낫 · 도끼 따위와 같이 날이 있는 연장) 등으로 상처를 입고 심한 출혈이 생겼을 때는 부추를 소금으로 잘 비벼, 그것을 상처에 대고 붕대를 감아둔다. 한순간은 쓰리고 통증을 느끼겠지만 상처의 회복이 빠르다. 그것은 부추가 소염 · 해열 · 지혈 · 항균작용이 뛰어나기 때문이다.

09 무의 생잎

금속에 베인 상처에는 무청을 짓이겨서 바르면 화농을 막아주는 것은 물론, 베인 자리를 빨리 아물게 하고 치유해 준다. 기타 쑥 · 머위 · 닭의장풀 등 싱싱한 풀잎도 비슷한 효력을 발휘한다.

소철

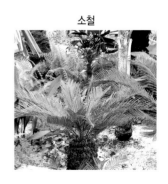

10 소철잎

바늘이나 압정 등을 밟아 찔렸을 경우에, 우선 소철의 잎을 바삭바삭 소리가 날 정도까지 잘 말렸다가 검게 될 때까지 불에 쬔 후 가루로 만든다. 밥알에다 이것을 잘 섞어서 헝겊에 펴 바른 다음 상처에 붙이면 곪는 일이 없이 빨리 낫는다. 곪았을 때는 헝겊의 중앙에 작은 구멍을 뚫어 그쪽으로 고름이 나오도록 한다.

11 털머위의 생잎으로 가시 빼기

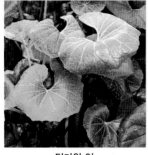

털머위 잎

털머위는 독의 배출에 강력한 작용을 하는 식물이다. 그러므로 상처가 난 뒤에 고름이 생기거나 했을 때, 이 생잎을 비벼서 붙이면 그 고름을 빨아낸다. 독충에게 물린 상처에도 좋고, 가시에 찔러 곪으면 비벼서 잎을 붙인다. 환부가 손가락 끝일 때는 붕대로 감싸 준다. 환부에 붙였던 잎이 열로 인해 마르게 되면 다시 갈아야 하는데, 그러는 동안에 고름과 함께 가시까지 빠져 버린다.

털머위는 머위와 모양이 닮아 습한 마당 구석 등에 흔히 자생하고 있다. 생명력이 강한 식물이므로 옮겨 심더라도 잘 자란다.

기타 효능 : 치통에는 털머위의 생잎을 갈아서 나온 즙을 탈지면에 적셔서 환부 주변의 잇몸을 찜질한다. 어깨가 뻐근하거나 타박상에도 같은 방법으로 한다. 손가락 관절을 삐어서 아플 때에도 효력이 있지만 인대가 손상된 경우도 있으므로, 의사의 진단을 받는 것이 좋다. 인대 손상을 방치해 두면 수술을 받아야 되는 상황이 올지도 모른다.

12 삼백초로 가시 빼기

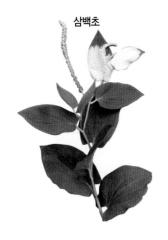

삼백초

이 방법은 손톱 밑으로 들어가 버려 좀처럼 빼내기 어려운 가시라도 효과가 기대될 수 있는 것이다.

① 우선, 삼백초의 새잎 5~6장을 알루미늄박으로 싸서, 이것을 불에다가 2~3분 올려놓는다. 그러면 잎이 검고 흐물흐물한 상태가 된다.

② 이것을 구둣주걱 같은 것으로 헝겊에 펴 발라 가시를 중심으로 해서 가볍게 붕대식으로 감아 둔다. 붕대를 할 때에 약이 마르지 않도록 비닐이나 기름종이로 덧대서 싸면 한층 효과가 크게 나타난다. 하루 한 번씩, 약이 마르면 다시 바꿔 붙이는 식으로 치료한다.

외과병원에 가면 마취한 후에 손톱을 절개해서 제거해야 한다는 진단을 받을 만한 가시가 박힌 것도 이 방법을 써서 15분 섬노면 심한 통증이 가시고 사흘쯤 되면 빠졌다는 경험을 한 사람이 적지 않다.

[제2장 56, 제5장 25, 제9장 22 · 34 참조]

13 매실장아찌의 과육

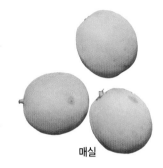

매실

벌에 쏘였을 때는 고사리류를 달인 물이나 삼백초가 잘 들지만, 그것이 가까이에 없을 때는 매실장아찌의 과실의 살(과육;果肉)을 사용한다. 매실의 살균성과 소염성이 서서히 효력을 나타낼 것이다. 처음 붙였던 것이 마르면 새것으로 바꿔 준다. 이러고 있는 동안에 곧 통증과 부기도 가신다.

14 여주 열매

벌레에 물렸을 때는 여주 열매를 강판에 갈아 그 즙을 헝겊에 적셔서 환부에 붙이면 된다. 통증과 가려움을 없애주는 데 즉효성이 있다. [제1장 52, 제9장 28 참조]

15 알로에즙

알로에 잎을 칼로 잘라 그 잘린 부분을 상처에 문지르면 낫는다. 수염을 깎고 난 자국의 피부 염증에는 표

털머위 *Farfugium japonicum* Kitamura

국화과. 늘푸른 여러해살이풀. 바닷가에서 키 30~50cm 정도 자란다. 잎은 콩팥 모양이고 두꺼우며 가장자리에 톱니가 있다. 꽃은 암수딴그루로 9~10월에 노란색으로 피고 꽃줄기 끝에 두상화서로 달린다. 열매는 수과이고 11~12월에 익는다. 잎자루를 식용하고 잎은 약재로 사용한다.

한약명 : 연봉초-전초

채취 : 여름부터 가을 사이에 전초를 채취하여 햇볕에 말린다.

약성 : 맛은 달고 담백하며 성질은 차갑다.

효능 : 해열, 지사, 해독, 소종

– 감기발열, 기관지염, 볼이 붓고 아픈 승세, 임파선염, 설사, 물고기 식중독, 타박상, 종기의 치료

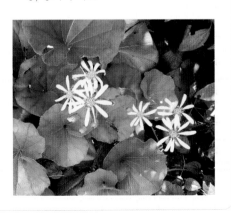

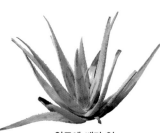

알로에 베라 잎

피를 벗긴 젤리 부분을 붙이고, 반창고로 고정시켜 두면 좋다.

기타나 펜대를 잡는 손가락에 박히는 못의 염증이나 구두 때문에 발에 박히는 못에는 알로에의 가시를 한 개 꽂아두면 효과가 있다. 한방에서 사용하는 침과 같은 역할 때문인지 아침저녁으로 두 번, 꽤 낫기 어려운 증상도 1주일 이내로 편해진다. 이것은 모르핀과 유사한 성질을 만드는 엔도르핀 효과라는 설이 있지만 아직 불확실하다.

'의사가 필요 없다'고 할 정도로 가정 만능약으로 알로에가 이용되어 오는데 알로에의 원산지인 남아프리카, 지중해 연안에서는 기원 전부터 상처의 치료에 사용되어 온 기록을 발견할 수 있다. 예를 들면 칼과 창으로 인한 상처나 맹수에 물렸을 때는, 알로에의 표피를 벗기고 젤리 모양의 부분을 붙이면 치유되었다고 하는데 아직까지도 사용되는 이 방법은 꽤 긴 역사와 전통이 있다. [제1장 80 참조]

기타 효능 : 여드름·벌레에 물렸을 때는 알로에의 즙을 내어 환부에 문지르듯이 바르고, 치질·무좀·습진에는 껍질을 벗긴 젤리 모양의 것을 환부에 붙이면 효과를 볼 수 있다.

나팔꽃 *Pharbitis nil* Choisy.

메꽃과. 한해살이 덩굴풀. 민가 근처에서 길이 2~3m 자란다. 전체에 털이 빽빽이 나며 줄기가 다른 물체를 왼쪽으로 감아 올라간다. 잎은 어긋나고 염통 모양이며 잎자루가 길다. 꽃은 나팔 모양이며 7~8월에 붉은색·자주색·흰색 등으로 피고, 잎겨드랑이에서 나온 꽃줄기에 1~3송이씩 달린다.

한약명 : 견우자, 흑축~씨
채취 : 여름과 가을에 익은 씨를 채취하여 햇볕에 말린다.
약성 : 맛은 쓰고 매우며 성질은 차갑다.
효능 : 사하(瀉下), 이뇨
－식체, 복통, 오랜 체증, 변비, 복수, 부기,

해수, 천식, 관절염의 치료

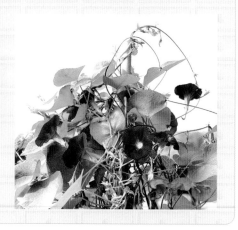

16 **파의 뿌리**

벌이나 지네 등 자극성이 심한 벌레에 물렸을 때는 파의 뿌리를 짓이겨서 환부에 부드럽게 문지르며 바른다. 상처에 파즙이 배어들면 물론 쓰리겠지만, 5분 정도 계속해서 문지르고 있으면 통증과 함께 부기도 곧 가라앉는다.

파에서 나는 심한 냄새는 유화아릴 성분에 의한 것인데, 이것이 산소의 작용으로 인해 휘발성 유화물로 변해 염증을 억제하는 작용을 하므로 벌레에 물린 데에는 효과가 있다. 또 일반적으로 파는 이 휘발성 유화물의 작용으로 발한 · 해열에 효과가 있어서 감기에 활용되고 있다.

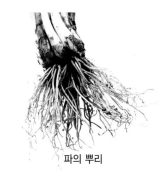

파의 뿌리

17 **나팔꽃의 생잎**

나팔꽃은 한약명을 견우자(牽牛子)라고 한다. 이것은 옛날 어느 의원이 중병에 걸린 왕에게 나팔꽃 씨를 약으로 써서 치료하고 사례로 소를 받아서 끌고 갔다는 전설에서 유래되었다.

벌레에 물렸을 때는 나팔꽃의 생잎으로 환부를 잘 문질러 댄다. 상당히 심한 통증도 가시고 염증도 없어진다. [제4장 48 참조]

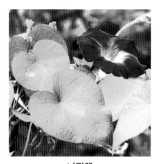

나팔꽃

18 **참마덩굴즙**

참마의 덩굴을 문질러대면 끈적끈적한 즙이 나오는데, 벌 등 벌레에 물렸을 때는 이 참마즙액을 바르면 통증도 없어지고 부기도 가시게 된다. 여름철 등 캠프를 떠나게 될 경우 등을 위해서 알아두면 편리하다.

기타 효능 : 참마덩글의 진액은 피부습진이나 단독(丹毒)을 치료하는 효능이 있다.

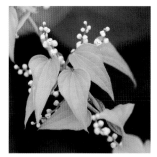

마

19 **닭똥**

지네에 물렸을 때 주변에서 닭을 기르고 있으면 도움이 된다. 닭똥의 흰 부분을 지네에게 물린 환부에 대고 한 시간쯤 지나게 되면 그렇게 지독했던 통증도 말끔히 가실 것이나.

20 비파나무의 씨

비파나무의 씨를 잘게 짓찧어서 환부에 문지르듯이 바른다. 이렇게 하면 독충에 물렸거나 뱀에 물렸을 경우의 통증과 부기가 가신다.

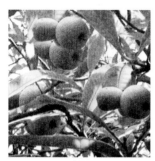

비파나무 열매

21 마늘

야외에서 캠핑을 하게 될 때는 특히 독사에 대해서 조심성을 갖고 주의해야 한다. 독사는 인간의 행동반경에 따라다니기 때문이다. 독사는 초목이 우거진 습지보다는 양지바른 남쪽을 좋아한다는 점이, 사람들이 캠프 장소를 그런 곳으로 택한다는 사실과 유사하기 때문이다. 거기에 대비하기 위해서 각자가 마늘을 주머니에 넣고 가면 좋을 것이다.

독사에게 물렸을 경우 맨 먼저 물린 부분을 입(다른 상처가 없어야 한다)으로 빨아 독혈을 최대한으로 빨아내고 마늘을 잘게 씹은 것을 교상에 문질러 바른 다음 곧장 병원으로 옮겨야 한다.

마늘이 함유하고 있는 알리신 성분이 강력한 해독작용을 하여 응급조치는 되지만, 어디까지나 응급처치일 뿐이니 한시바삐 병원으로 옮겨야 한다. 아무 곳에서나 배뇨할 때 노출부를 물리는 경우가 대단히 많으므로 주의해야 한다.

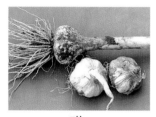

마늘

22 가지를 달인 물

금속으로 된 칼이나 낫 등에 베인 상처가 욱신거리는 것을 가라앉히는 데는 가지를 달인 물을 사용하는 방법이 효과적이므로 일단 유사시를 위해서 평상시에 만들어두면 좋을 것이다.

깨끗한 가지를 채취하여 그늘에서 말려둔다. 그리고 한약방에서 팔고 있는 감초 가루를 구해다가 가지와 함께 적당량의 물에 넣고 물이 절반이 될 때까지 달인다. 이 달인 물을 필요할 때 반 컵쯤을 복용하면 상처의 통증이 부드러워진다. 가지를 달일 때의 요령은 가지 3~4개에다 감초는 찻숟가락으로 반이나 한 숟가락 정도면 적당히다.

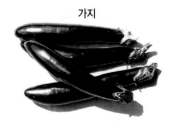

가지

23 된장국

칼이나 낫 등 금속에 베인 상처·찰과상·벌레에 물린 상처를 치료하는 데는, 보통의 된장국보다 2배 정도로 진하게 된장국을 만들어 이용한다(물론 약이므로 건더기는 불필요함). 이 진한 된장국을 한 번 끓이고 나서 조금 식힌 다음 거기에 상처를 담그면 된다. 3분쯤 담가두는 것만으로도 꽤 빠른 치유를 보게 된다. 그러고 나서 삼백초의 잎을 붙여두면 효과는 더욱 빨리 나타날 것이다.

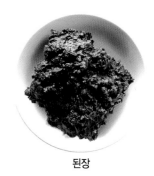

된장

24 피막이

피막이 잎

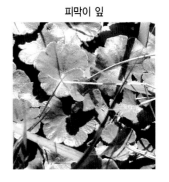

피막이는 옛날부터 논에서 일하던 농부들이 거머리에 다리를 물려 피가 나면 이 풀의 잎을 따 손으로 비벼서 지혈제로 쓰는 데서 이름이 유래하였을 만큼 지혈작용이 탁월하다.

칼이나 낫에 베인 상처·찔려서 생긴 상처·타박상·찰과상 등의 외상으로 피가 날 때 피막이의 잎을 짓이겨 환부에 문질러 바르거나 붙여두면 지혈이 된다. 등산이나 캠핑 등 야외 활동 시 알아두면 유용한 상식이다.

피막이 *Hydrocotyle sibthorpiodes* Lamarck

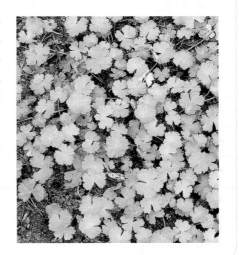

산형과. 늘푸른여러해살이풀. 밭이나 풀밭의 습지에서 땅을 기며 자란다. 잎은 어긋나고 콩팥 모양이며 얕게 갈라진다. 꽃은 7~8월에 흰색이나 자주색으로 피고 잎겨드랑이에 3~5송이씩 산형화서로 달린다. 열매는 납작한 분과이고 8~9월에 익는다.

한약명 : 천호유−잎

채취 : 여름에서 가을까지 잎을 채취하여 햇볕에 말리거나 생잎으로 사용한다.

약성 : 맛은 쓰고 매우며 성질은 차갑다.

효능 : 이뇨, 소염, 지혈, 청열, 소종, 해독
− 황달, 임병, 소변불리, 목예, 옹저정창, 타박어혈, 류머티즘통, 염좌의 치료

25 고추나물의 약주(藥酒)

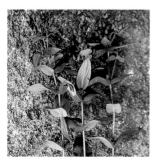

채취한 고추나물의 줄기와 잎

고추나물의 뿌리가 강장제가 된다는 사실은 이미 알려져 있지만 이 풀을 통째로 소주에 담가두었다가 벌레에 물려 가려울 때 바르면, 부기도 가려움도 없어진다. 정도에 따라 다르지만 꽤 심한 경우라도 하루에 여러 번 바르고 3일쯤 지나면 대개의 경우는 완치된다. 만드는 방법은 가위로 고추나물을 잘라 주둥이가 넓은 병에 반 정도까지 채우고 소주를 8할 정도까지 붓는다. 밀봉한 채 2~3개월이 지나면 사용할 수 있는데 그 효과에는 틀림없이 놀랄 것이다.

기타 효능 : 충치로 아플 때, 이 약주를 탈지면에 적셔 아픈 이에 꽉 물고 있으면 통증이 가신다. 물론 근본적인 치료는 되지 않기 때문에 의사의 치료를 받아서 빨리 충치를 치료해야 한다.

(2) 화상을 입었을 때(경증일 때)

26 오이를 간 것

오이 성분의 대부분이 수분이므로 건강에는 별 도움이 되지 않는다고 생각하는 사람이 많다. 그러나 그렇

고추나물 *Hypericum erectum* Thunb.

물레나물과. 여러해살이풀. 산지의 습지에서 키 20~60cm 자란다. 잎은 마주나고 피침형이며 밑동이 줄기를 감싼다. 꽃은 7~8월에 노란색으로 피고 가지 끝에 달린다. 꽃받침과 꽃잎은 각각 5장이다. 열매는 삭과이고 달걀 모양이며 10월에 익는다.

한약명 : 소연교-전초

채취 : 여름에 전초를 채취하여 잡질을 제거하고 말린다.

약성 : 맛은 맵고 성질은 평하다.

효능 : 지혈, 통경, 산어지통, 해독소종

– 토혈, 객혈, 뉵혈, 혈변, 붕루, 창상출혈, 월경불순, 유즙부족, 타박상의 치료

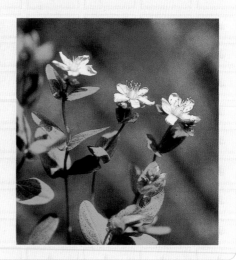

게 생각하면 가지의 경우도 마찬가지이다. 영양 성분만으로 그것을 평가한다면 곤란하다. 그래서 예로부터 전해오는 민간요법에서는 경험에 의해서 그런 것들을 약용으로 사용해 온 듯하다. 현재 오이에 미네랄이나 카로틴 등이 꽤 많이 함유되어 있고, 비타민 C도 함유되어 있다는 것이 알려졌다.

가벼운 화상을 입었을 때는 우선 흐르는 물로 충분히 환부를 차갑게 한 다음, 신선한 오이를 강판에 갈아서 환부에 바르고 붕대를 삼는다. 오래지 않아 통증이 사라지고, 하루에 1~2회 교환해서 바르는 동안에 화상은 낫게 된다.

화상은 그 정도가 중요한데 예를 들면, 빨갛고 따끔거릴 정도면 의학적으로는 1도 화상으로 분류하며 가벼운 증상 쪽으로 들어간다. 붉어지고 조금 지나서 수포가 생기면 2도 화상이다. 일반적인 시각으로 보더라도 큰 화상이라면 얼음 같은 것으로 계속해서 열을 식혀야 한다(피부 깊숙이까지 식히지 못하면 증상이 악화되므로 충분하게 긴 시간을 식혀야 함).

2도 화상일 경우는 수포를 터뜨리지 않도록 주의해야 한다. 충분히 식혔다고 생각되면 마른 거즈로 싸고 즉시 병원으로 가야 한다. 화상이 3도쯤 되면 환부가 검게 되거나 헐거나 한 상태이므로 2도 때와 같은 요령으로 응급처치를 한 뒤에 병원을 찾아간다.

가정에서 화상 치료가 가능한 선은 어디까지나 가벼운 상태일 경우이며, 그렇지 않은 경우에는 오히려 곪아버리거나 나았다고 하더라도 흉터가 남게 되므로 각별히 주의해야 한다. [제4장 37, 제7장 02 참조]

기타 효능 : 검버섯 · 주근깨에는 오이 마사지를 끈기 있게 해야 한다. 질도의 염증, 여성기 비후부의 베인 상처에도 이용한다.

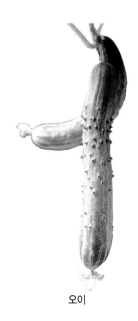

오이

27 **밤을 달인 물**

밤송이, 밤나무 껍질, 밤의 딱딱한 껍질 등은 수렴작용이 대단히 강력하다. 그러므로 구할 수 있으면 밤나무의 어떤 것이든 좋다. 그것을 물이 절반으로 줄어들때까지 날여서 환부에 바른다. 하루에 몇 번씩 반복하

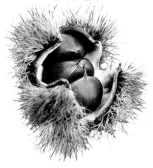

밤나무 열매

여 바르면 가벼운 화상일 경우에는 빨리 통증이 가라앉는다. [제1장 64, 제5장 17 참조]

기타 효능 : 손발의 살갗이 트거나 기타 부위의 살갗이 텄을 때에도 효과가 있다.

28 바위취잎

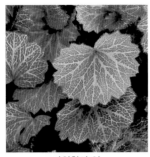
바위취의 잎

바위취는 마당의 습한 구석이나 시궁창 등지에서 흔히 자생하는 식물이지만, 그 효용은 이루 말할 수 없을 정도이다. 그 여러 가지 효용 중의 하나가 화상을 입었을 때도 적용되어 왔다.

바위취의 생잎을 잘 문질러 비벼서 화상의 환부에 붙이기만 하면 되는 간단한 방법으로 하루 1~2회 바꿔붙이기만 하면 된다. [제1장 77, 제7장 13, 제9장 11 참조]

기타 효능 : 여드름 · 동창 · 치질에는 화상을 입었을 때와 같은 방법으로 하면 효과가 있다.

29 하늘타리뿌리의 즙

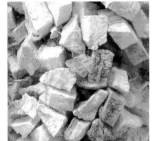
천화분
(하늘타리의 뿌리를 말린 약재)

하늘타리는 열매뿐만 아니라 뿌리까지도 약효가 있으므로, 화상의 정도에 따라서 응급처치를 하는데, 뿌리를 갈아 환부에 댄 채 곧 병원으로 가야 한다. 물론 가벼운 화상이면 집에서 치료해도 좋다. [제1장 68 참조]

30 말고기의 지방

말고기를 외기(外氣)로부터 차단해 두는 것은 화상 · 부상 등에 좋은 스테로이드 효과를 지속시키기 위해서이다. 그러므로 장기간 사용하고 싶으면 작은 병 등에 넣어서 바깥 공기와 확실하게 차단시켜 두는 것이 좋다. [제4장 02 참조]

31 소주에 담근 수박

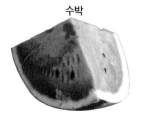
수박

① 수박의 과육을 병에 가득 채워 넣는다.
② ①에 수박보다 조금 적게 소주를 부어 넣는다.
③ 이렇게 해서 면 헝겊으로 병 입구를 봉한 채 이틀쯤 지나면 과육이 풀리기 시작한다.
며칠 더 두게 되면 형체를 분간할 수 없도록 풀려 버

리게 되는네 이때부터는 화상약으로 사용할 수 있다. 유사시를 위해서 뚜껑을 덮어 냉장고에 넣어서 보관해 둔다. 그리고 그 약이 필요해졌을 때는 필요한 양만큼을 다른 그릇에 따라 환부를 적시면 통증은 즉시 멈춘다. 또 환부가 좀 클 때는 세수대야와 같은 넓은 그릇에 약을 붓고 환부를 적시면 역시 통증이 멈춘다.

한번 사용한 약일지라도 다시 보관해 두면 몇 년이라도 사용할 수 있다. 다만 병 속에 생기는 공기를 빼내기 위해서 가끔씩 뚜껑을 열어 줘야 한다.

[제8장 04 · 05 · 25 참조]

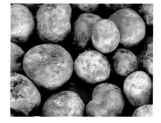
감자

32 **감자**

화상의 환부에 얼마쯤의 화기가 있어도 이 감자를 갈아서 붙이면 바로 화기가 없어지고 통증도 조금씩 사라져 빨리 나을 수 있다. 붙여놓은 감자가 마르면 새것으로 교환해서 붙이는 것을 끈기 있게 반복할 수 있어야 한다. [제1장 51, 제8장 18 참조]

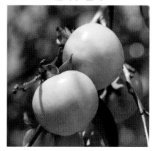
감나무 열매

33 **감과 사과**

가을철에 화상을 입었을 경우가 생겼을 때에는 떫은 감을 으깨서 듬뿍 환부에 바르고, 그 위에다 붕대를 감아 주면 곧 낫는다. 대단하지 않은 가벼운 증상이면 바

바위취 *Saxifraga stolonifera* Meerb.

범의귀과. 늘푸른여러해살이풀. 그늘진 습지에서 키 60cm 정도 자란다. 잎은 뿌리줄기에서 뭉쳐나며 콩팥 모양이고 가장자리에 톱니가 있다. 꽃은 5월에 흰색으로 피고 꽃줄기에 모여 달린다. 열매는 삭과이고 달걀 모양이며 10월에 익는다. 전초를 식용한다. 전체를 약재로 쓴다.
한약명 : 호이초−전초
채취 : 여름에 전초를 채취하여 햇볕에 말린다.
약성 : 맛은 쓰고 매우며 성질은 차다. 약간 독이 있다.
효능 : 서풍, 양혈(凉血), 청열, 해독

− 풍진, 습진, 중이염, 단독, 해수토혈, 폐옹, 붕루, 치질의 치료

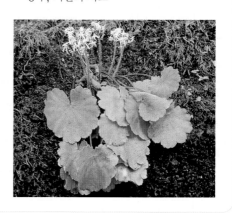

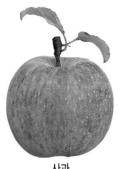

사과

르기만 해도 효과가 있다. 욱신거리는 통증이 있고, 화기가 있는 화상이면 사과를 갈아서 그것을 거즈 등에 펴 바른 다음 그것을 환부에 대는 것이다. 사과가 따뜻해지면 교환하기를 2~3번 되풀이하면 고통과 화기가 가실 것이다.

34 소금물과 꿀

소금의 나트륨은 혈액이나 체액의 알칼리성을 유지하는 중요한 구실을 한다. 대수롭지 않은 가벼운 화상이라면 환부에 소금물을 바르거나 꿀을 바르면 피부가 벗겨지지 않고 바로 치유될 수 있다.

(3) 타박상이나 관절을 삐었을 때(염좌)

35 수양버들을 달인 물

수양버들은 강변이나 길가 등에서 흔히 볼 수 있는 나무이다. 조금이라면 양해를 얻어 나뭇가지를 채취하여 그대로 물에 넣어 그 물이 반이 될 만큼 끓여 그것을 환부의 온찜질에 사용한다.

기타 효능 : 관절 류머티즘의 심한 통증에 효과가 있다.

수양버들 *Salix babylonica* Linné

버드나무과. 갈잎큰키나무. 원예용으로 식재하며 높이 15~20m 자란다. 잎은 좁은 피침형이고 가장자리에 가는 톱니가 있다. 꽃은 암수딴그루로 4월에 피는데 수꽃은 노란색이고 암꽃은 원기둥 모양 유이화서이다. 열매는 원추형 삭과이고 6~8월에 익는다.
한약명 : 유지-줄기
채취 : 봄부터 여름까지 줄기를 채취하여 햇볕에 말린다.
약성 : 맛은 쓰고 성질은 차다.
효능 : 거풍이습, 소종지통
- 풍종소양, 황달, 임탁, 백대, 유옹, 치통, 화상, 류머티즘통, 신경통의 치료

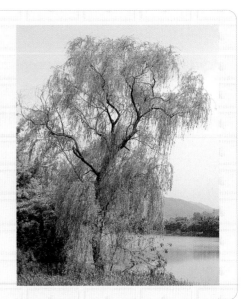

36 **털머위의 생잎**

털머위의 생잎을 갈아 즙을 낸 다음, 그 즙을 탈지면에 묻혀서 찜질을 하는 것이 타박상 · 관절을 삐었을 때 등에 효과가 있다는 것은 제4장의 11에서 언급한 바 있다. 주의할 점은, 손가락을 삐었을 때에 그 삔 손가락을 굽혔다 폈다 하며 움직여서는 안 된다는 사실이다. 삔 손가락을 억지로 움직이게 하는 사람도 있는데 그런 식으로 무리하게 움직이게 되면 열이 나거나 쉽게 완치되지 않고 악화되어, 수술까지 해야 할 경우가 발생하기 때문이다.

관절의 인대를 다쳤을 경우도 있으므로 정도에 따라서 다르겠지만 일단은 곧 병원에 가도록 한다.

일상생활에서 일어나기 쉬운 몇 가지 것들을 살펴보면, 고환을 부딪쳤을 때는 심하게 움직이지 못하게 하는 것이 제일 먼저 해야 하는 일이다. 타박상을 입었을 경우, 환부를 움직이지 않고 차게 하는 일이 일반적인 처치이기 때문이다. 안정을 취하게 하고 차가운 물수건으로 고환을 둘러싸도록 한다. 이때 겸해서 후두부도 차게 해준다.

이럴 때 유념해야 될 사항은 연수(목의 뒤쪽의 조금 위 부근)를 차갑게 해서는 안 된다. 그 곳을 차게 하면 체력이 급속히 떨어져 버리기 때문이다.

만일 타박을 입은 정도가 심할 때는 밀가루를 초로 개어 헝겊에 두껍게 펴 바르고 고환을 싸준다. 만일 페니스의 공막(硬膜)이 손상을 입었을 때는 냉찜질을 하면서 곧장 병원으로 가야 한다.

다른 예로 코피가 터졌을 때 뒷목덜미를 툭툭 치는 사람이 있는데, 이런 행동은 위험을 자초하는 일이다. 뇌의 전달 경로인 연수에는 호흡 중추가 있기 때문에 경우에 따라서는 호흡을 할 수 없게 되어 자칫 사망할 수도 있다. [제4장 11, 제6장 41 참조]

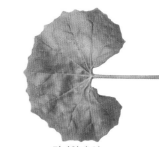

털머위의 잎

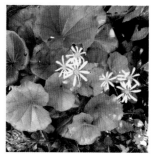

털머위

37 **오이 찜질**

오이를 갈아 만든 즙에다 밀가루를 넣고 적당량의 초를 섞은 다음, 걸쭉한 상태가 될 때까지 잘 개어 헝겊에 누썹게 펴 바른 것을 환부에 댄다. 이것을 하루에 수시

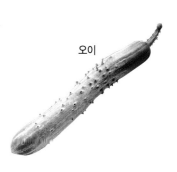

오이

로 갈아 주면 통증이 가시고 후유증도 없이 깨끗이 완치된다.

38 선인장 찜질

타박상이 악화되어 신경통까지 생겼을 때는 선인장 표면에 칼집을 살짝 내면 즙이 나오는데, 그 즙을 헝겊에다 적셔서 붙이면 된다. 이 방법은 놀랄 정도로 효과적일 뿐만 아니라 완치될 수도 있기 때문에 오랫동안 고통을 받아온 사람은 끈기 있게 하면 좋다.

[제2장 40, 제3장 40 참조]

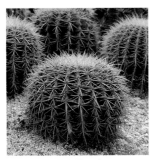

선인장(금호)

39 둥굴레 찜질

둥굴레는 산에 가면 많이 자생하고 있는 식물이다. 옆으로 뻗어나가는 둥굴레의 뿌리를 갈아서 밀가루를 넣고 개면 찜질약이 만들어진다. 이 둥굴레 찜질약을 헝겊에 펴 발라서 타박상이나 염좌의 환부에 붙이는 것인데, 둥굴레는 신진대사 능력이 매우 강해 본래의 활력을 자꾸 부활시켜 주므로 순식간에 환부가 정상적으로 회복된다. 이것을 말렸다가 사용해도 약효에는 변함이 없으므로 혹시 산에 가면 꼭 챙겨 보는 것도 좋을 것이다. 바람이 잘 통하는 처마 밑에라도 달아매어 두면 꽤 오래 보관할 수 있다.

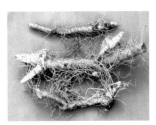

둥굴레 뿌리

40 제비꽃

제비꽃은 대부분이 알고 있는 봄에 피어나는 야생초이다. 진한 자줏빛 꽃을 뜨거운 물이나 맑은 국에 띄우면 나름대로의 아취를 자아내는 식물이기도 하다. 이 제비꽃을 통째로 소금으로 문질러서 타박상에 붙이면 잘 듣는다. 소금에 잘 문질러 비빈 제비꽃을 환부에 붙이고 붕대로 감아 두는 방법은 예로부터 전해오는 생활지혜이다. 뿌리까지 캐내어 말려두면 오랫동안 사용할 수 있는데, 이때는 물이 절반으로 줄어들 만큼 달여서 그 물을 적신 헝겊을 환부에다 붙이는 것이다.

기타 효능 : 오십견·요통·관절염에도 그와 같은 방법을 이용하면 효력이 있다. 하루에 한두 번 바꿔 붙이면 통증은 싹 없어질 것이다.

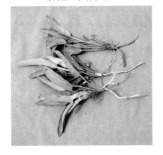

채취한 제비꽃 전초

41 금란초 목욕제

타박상에는 금란초가 좋은 효과가 있다. 이 금란초를 뿌리째 욕조에 넣어 두고 욕조 속에 들어가 있으면 타박상의 통증을 잊을 수 있다. 타박상을 방치해 두면 뒷날 고질화되어 괴로움의 근원이 되므로 가능한 한 빠르게 확실한 치료를 받아야 한다.

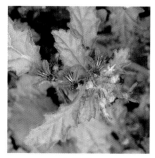

금란초

42 비파잎엑스

시판되는 에타놀(소독용이 아닌 것) 500㎖에 비파잎 7~8장을 썰어서 넣는다. 이렇게 해서 일주일쯤 경과하면 연보라색의 비파잎엑스가 완성된다. 그리고 이 엑스를 쩌서 수건에 뿌린 것을 하루에 수차례 되풀이해서 환부에 붙여주면 어느새 통증은 말끔히 사라진다.

[제2장 80, 제6장 32 참조]

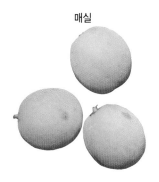

매실

43 매실초와 달걀흰자위

달걀흰자위와 밀가루를 혼합하고 거기에 매실초를 쏟으면서 귓불보다 조금 더 부드러울 정도로 반죽한다. 그리고 이것을 헝겊에 펴 발라서 환부에 바른다. 빠르면 하룻밤 사이에 통증이 사라질 것이다.

제비꽃 *Viola mandshurica W. Becker*

제비꽃과. 여러해살이풀. 산이나 들에서 키 10cm 정도 자란다. 잎은 밑동에서 뭉쳐 나고 피침형이며 가장자리에 톱니가 있다. 꽃은 4~5월에 보라색으로 피고 잎 사이에서 나온 꽃줄기가 끝에 1송이씩 옆을 향해 달린다. 열매는 넓은 타원형 삭과이고 6~7월에 익는다.

한약명 : 자화지정-전초

채취 : 여름에 전초를 채취하여 그늘에서 말린다.

약성 : 맛은 쓰고 매우며 성질은 차갑다.

효능 : 소종, 이습, 청열, 해독

– 설사, 소변불리, 방광염, 임파선염, 급성

유선염, 황달, 간염, 혈변, 코피, 수종, 종기, 독사교상의 치료

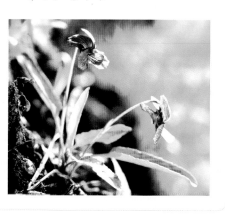

44 조릿대잎

조릿대의 잎을 태워서 숯처럼 되면 갈아 뭉개어 밥에 넣고 잘 섞어서 갠 것을 환부에 바른다. 또, 조릿대는 햇볕이 잘 드는 야산에 자라는 상록성의 대나무로 일반 가정에서는 관상용으로도 흔히 마당 등에 심기도 한다.

조릿대잎에는 엽록소뿐만 아니라 비타민류나 칼슘 등이 함유되어 있어, 이런 성분들이 신진대사를 강력하게 촉진해서 효능을 높인다.

약으로 쓸 때는 잎이 무성하게 자라난 조릿대의 줄기의 끝부분에서부터 5cm쯤의 부분을 잘라서 사용한다. 한 장씩 일일이 잎을 따는 것이 몹시 힘들기 때문이다. 가능하면 수돗가 같은 곳에서 흐르는 물에 씻는 것이 좋다. 병충해나 농약의 위험을 막기 위해서인데, 그럴 염려가 없다고 생각되면 그냥 깨끗한 물에서 씻는 것만으로도 충분하다. [제3장 17, 제6장 09 참조]

기타 효능 : 땀띠 · 피부짓무름 · 여드름 등도 함께 깨끗이 나아버린다.

조릿대

치자

45 치자약

치자 5개, 달걀흰자위 1개, 밀가루 약간량을 준비한다. 먼저 치자의 껍질을 벗긴 다음, 속의 과육을 꺼내

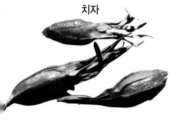

머루 *Vitis coignetiae* Pulliat ex Planch.

포도과. 갈잎덩굴나무. 산기슭과 골짜기에서 덩굴이 10m 정도 자란다. 잎은 어긋나고 염통 모양이며 가장자리에 톱니가 있다. 꽃은 암수딴그루로 5~6월에 황록색으로 피고 꽃줄기에 여러 송이가 모여 원추화서를 이룬다. 열매는 둥근 장과로 9~10월에 검은색으로 익고 포도송이 모양으로 달린다.

한약명 : 산등등앙-뿌리와 줄기

채취 : 수시로 뿌리와 줄기를 채취하여 말린다.

효능 : 거풍, 지통

– 외상동통, 위장관동통, 동맥경화, 신경성 두통의 치료

달걀흰자위와 혼합한다. 거기에다 밀가루를 넣어 귓불 정도로 부드럽게 갠다. 이것을 헝겊에 펴 발라 타박상 이나 염좌의 환부에 붙이는 것이다. 하룻밤이 지나면 환부가 잉크처럼 청색으로 변색하는데 부기가 가심에 따라 그 빛깔도 엷어지므로 신경 쓸 필요가 없다. 보통 은 하루 한 번, 열이 있어 수분 증발이 빠를 때는 하루 에 2~3회 새것으로 교환해 붙인다. [제1장 36 참조]

46 머루 초절임

만추가 되면 산기슭에서 모양이 포도처럼 생겼고 코 발트색이나 자색 등의 열매를 맺는 머루를 볼 수 있다. 이 머루의 열매를 따서 순수한 초에 몇 개월 정도 담가 두면 머루 초절임이 된다. 이것을 외상 · 타박상 · 염 좌 · 화상 등의 환부에 붙이면 대단히 효과가 좋다.

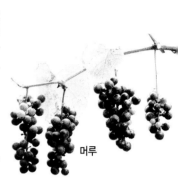

머루

47 민물게

민물게를 5마리쯤 으깨어 달걀노른자와 밀가루를 넣 어 갠 것을 헝겊에 펴 발라, 그것을 외상 · 타박상 · 염 좌 · 화상 등의 환부에 붙이면 효과를 볼 수 있다.

[제2장 08 참조]

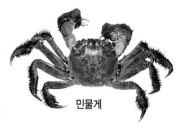

민물게

48 나팔꽃 소주절임

여름에 나팔 모양으로 피는 나팔꽃을 채취하여 물에 깨끗이 씻고 물기를 잘 뺀 다음에 주둥이가 넓은 병에 반쯤 차게 넣는다. 거기에다 소주를 8할 정도 넣고 봉 한다. 이렇게 6개월쯤 묵혀 두면 나팔꽃 소주절임이 완 성된다. 약으로 쓸 때는 소주 속에 있는 꽃을 꺼내 쓰면 된다. 만드는 데 약간 시간이 걸리지만 막상 타박상이 나 관절을 삐었을 때 이것을 바르면 통증이 가시고 나 아지므로 유사시를 대비해서 만들어 놓으면 좋다.

[제4장 17 참조]

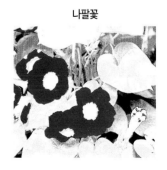

나팔꽃

49 온수와 냉수

타박상을 입었을 경우 빠르면서 쉽게 치료하기 위해 서는 양동이에 각각 온수와 냉수를 준비하고 거기에 환 부를 번갈아 가면서 담그는 일을 되풀이한다. 하루에

30분쯤을 날마다 꾸준히 하게 되면 빠르면 10일쯤 후부터 효과가 나타난다.

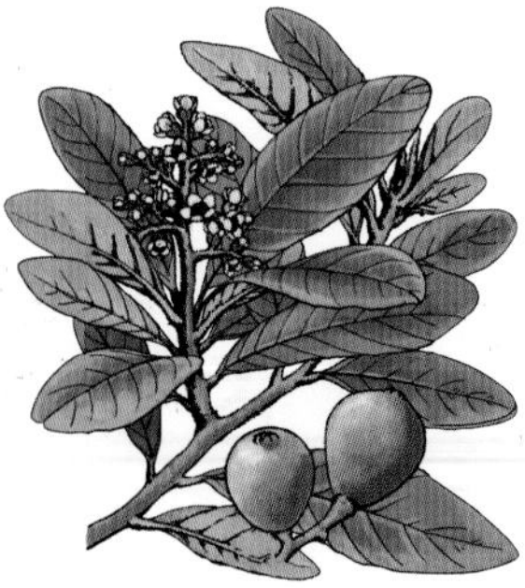

50 냉찜질과 온찜질

관절을 삐었을 때는 처음 3~4일은 냉수에 환부를 담그거나 냉수를 적신 수건이나 얼음을 싼 천주머니 등을 환부에 대거나 하여 냉찜질을 계속한다. 그러면 이 사이에 부기가 가시게 되는데 그 다음엔 온수에 환부를 담그거나 더운 물을 적신 수건을 환부에 대거나 하는 온찜질을 해 준다.

관절을 삔 경우에는 부기가 빠지고 통증이 가셔도 근육 · 인대 등이 회복하는 데 상당한 시간이 필요하므로 앞에서 언급한 비파잎엑스로 온찜질을 한다.

[제4장 42 참조]

비파나무

제 5 장
무좀 · 사마귀 · 두드러기 등
피부 이상

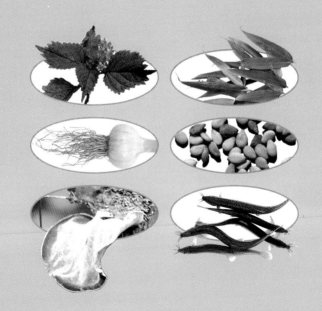

오늘날에는, 피부병이라고 하면 옛날처럼 그저 단순하지 않고 의식주의 생활환경 등 갖가지의 영향이 복잡하게 얽혀서 그 발병이 늘어나고 있는 추세이다. 이러한 추세는 지금 어른뿐만 아니고 아이들에게까지 퍼져, 근대병의 하나로서 대처하지 않으면 안 될 만큼 심각한 문제다. 그렇기 때문에 근대의학의 발달은 그러한 증세에 대해서 효과적인 약을 만들어냈으나 때로는 그것이 강한 부작용을 일으켜, 심각한 상태에 빠져 고통을 받게 되는 경우도 적지 않다. 그것은 근대 의학을 너무 신봉한 나머지 오랫동안 사람들의 지혜와 체험으로 전승되어 온 부작용이 없는 피부병의 약을 도외시해 버린 결과이기도 하다.

(1) 무좀일 때

01 자귀나무를 달인 물

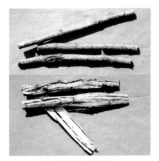

자귀나무의 줄기

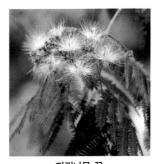

자귀나무 꽃

자귀나무는 합환목(合歡木)이라고도 한다. 펼쳐져 있던 잎이 밤이 되면 서로 껴안듯이 오므라들기 때문에 이런 이름이 붙은 듯하다. 이 자귀나무의 잎을 나물로 해서 먹으면 신경안정이 되기 때문에 선풍기나 에어컨 같은 것이 없었던 옛날에는 여름철 무더운 밤을 이것을 먹고 해소했다고도 한다. 약간의 최면성도 있다고 하지만 심리적 효과도 꽤 작용하지 않았는가 싶다.

자귀나무는 무좀에도 뛰어난 효과가 있다. 3컵의 물에 합환목의 꽃·잎·나뭇가지 등 어느 부분이든 적당한 크기로 썰어 한 줌을 넣고 물이 절반이 될 때까지 달인다. 초를 탄 물로 무좀이 생긴 부분을 깨끗이 씻은 다음에 이 달인 물을 격일제로 무좀의 환부에 발라준다. 갖은 방법을 써도 낫지 않아 고생하던 젊은 여성이 자귀나무 달인 물을 아침저녁 2회씩 꾸준히 발라서 완전히 나았다고 전해진다.

02 초(醋;식초)

일반적으로 무좀균은 초를 싫어한다고 알고들 있는데 그건 사실이다. 초를 한번 끓인 다음 그것을 세숫대야에 옮겨 붓고 환부를 그 안에 담그면 된다. 아프고 괴로울 때도 있겠지만 하루 2~3회 며칠간 계속하면 무좀의 증상은 사라진다.

03 참소리쟁이

소리쟁이의 뿌리를 얇게 썰어서 말린 것 한 줌 정도를 3컵의 물에 넣어 물이 절반으로 줄어들 때까지 달인다. 여기에다 이것보다 살짝 적은 양의 초를 넣어서 잘 저은 다음에 무좀이 생긴 곳에 바르면, 손톱이나 발톱 밑에까지 파고들어가기 시작한 무좀균이 멸균되어 환부가 말끔하게 낫는다. 다 나았다고 생각되더라도 끈질긴 무좀균은 재발의 위험이 많으므로 한동안은 계속 바르도록 한다. [제2장 38, 제5장 44 참조]

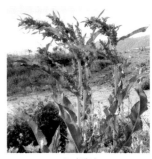

소리쟁이

기타 효능 : 기계충에도 효과가 있다.

04 짓찧은 생마늘과 마늘 목욕

마늘

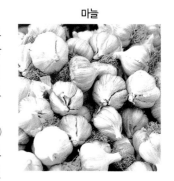

생마늘을 찧어서 무좀의 환부에 바르되 2~3분 정도 지나면 반드시 물로 깨끗이 씻어 주어야 한다. 씻지 않으면 얼마 되지 않아 살갗이 화상을 입은 것처럼 물러지기 때문이다. 이것만을 주의해서 실시하면 뛰어난 효과를 나타낼 것이다.

샐러리맨이 고통을 받는 일곱 가지의 대적으로는 ① 무좀 ② 치질 ③ 감기 ④ 요통 ⑤ 정력감퇴 ⑥ 정신피로 ⑦ 위장장애라고 한다. 무좀을 비롯해서 한꺼번에 이것

자귀나무 *Albizia julibrissin* Durazz.

콩과. 갈잎큰키나무. 산기슭 양지에서 높이 3~5m 자란다. 잎은 어긋나고 2회 갈라지는 깃꼴겹잎이며 작은잎은 낫 모양이다. 꽃은 6~7월에 연분홍색으로 피고 가지 끝쪽의 잎겨드랑이에서 15~20송이씩 뭉쳐서 산형화서로 달린다. 열매는 편평한 꼬투리인 협과로 9~10월에 익는다. 나무껍질과 꽃을 약재로 쓴다.

한약명 : 합환피-줄기껍질

채취 : 여름부터 가을까지 줄기의 껍질을 벗겨 햇볕에 말린다.

약성 : 맛은 달고 성질은 평하다.

효능 : 해울, 화혈, 영심, 소종

- 심신불안, 우울불면, 폐옹, 옹종, 나력, 근골절상, 습진, 종기의 치료

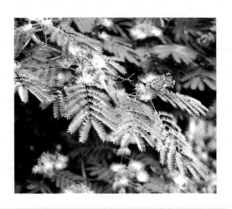

들을 고치고 싶다면 마늘 목욕이 좋다.

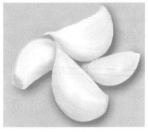

껍질을 벗긴 마늘

껍질을 벗긴 한 봉지의 마늘을 물을 채울 때부터 넣어두면 다량으로 함유된 유황분이 배어나와 욕조 속에서도 온천 기분을 느낄 수 있다. 오랫동안 괴로움을 당해왔던 발의 무좀, 음주나 불규칙한 식사 등으로 발생하기 쉬운 치질은 마늘의 모체화합물질인 아리신의 살균작용으로 즉각 제압될 뿐 아니라, 신경 피로도 완화되어 거기에 따른 갖가지 증상들도 해소될 것이다.

마늘 목욕을 하면 냄새가 몸에 밴다고들 하는데 그렇지 않다. 오히려 피부를 건강하게 하고 나중에는 좋은 향기를 발하게 된다. 초기의 치질에는 마늘을 한 조각 삽입해도 효과가 있으나 이 방법은 입욕 시에만 해야 한다. 그렇지 않으면 점막(粘膜)이 거칠어져 역효과가 나기 때문이다.

이 마늘 요법은 의성(醫聖)이라고 불리는 히포크라테스로부터의 전승인데, 그 후 프랑스의 저명한 세균학자 파스퇴르 박사와 노벨상을 수상한 스위스의 아서 박사의 마늘 연구에 의해서도 그 효과가 증명되고 있다.

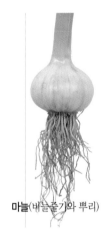

마늘(비늘줄기와 뿌리)

05 삼나무잎을 그을린 연기

늘푸른 바늘잎나무인 삼나무는 잎에서 나는 향이 좋

차즈기 *Perilla frutescens var. acuta Kudo*

꿀풀과. 한해살이풀. 약초로 재배하며 키 20~80cm 자란다. 잎은 마주나고 넓은 달걀 모양이다. 꽃은 8~9월에 연한 자주색으로 피고 줄기 끝에서 총상화서로 달린다. 열매는 둥근 수과이고 10월에 익는다.

한약명 : 자소엽-잎, 자소자-씨
채취 : 잎은 여름에 채취하고, 씨는 가을에 전초를 베어 햇볕에 말린 후 털어낸다.
약성 : 맛은 맵고 성질은 따뜻하다.
효능 :
자소엽 : 발한해표, 행기관중, 해어해독
– 감기, 발열, 해수, 천식, 유산, 조산, 구토, 설사의 치료

자소자 : 강기, 거담, 윤폐, 활장
– 해역, 담천기정체, 변비, 천식의 치료

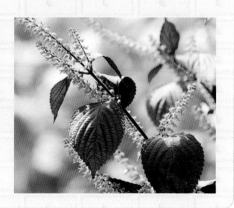

아 향료로 쓴다. 삼나무잎을 불에 그을리면서 나오는
연기를 무좀의 환부에 15분쯤 쐬어주는 방법이다. 1주
일쯤 계속해서 하면 효과가 나타난다.

06 석유

무좀에 석유를 바른다고 한다면 놀랄지도 모르겠지
만, 인류가 생활에 이용한 역사가 짧은 이런 것을 사용
한다는 것은 무좀이 그렇게 오래된 피부병이 아니라는
증거이기도 하다.

07 꿀

가벼운 무좀이면 환부에 꿀을 2~3회 바르면 효과가
나타나며, 고질적인 것이라도 1주일 정도 매일 2~3회
바르면 완전히 낫는다. [제2장 18 · 55, 제6장 49,
제9장 05, 제11장 24 참조]

08 자소엽즙(紫蘇葉汁)

자소엽(紫蘇葉)은 차즈기잎의 한약명이다. 차즈기의
살균력을 이용하는 방법인데, 차즈기의 생잎을 문질러
비벼서 나오는 즙을 환부에 바르는 것이다. 신기하게도
가려움이 없어지고 계속 활용하면 완치된다. 액체가 말
라붙으면 거무스름해지지만 씻으면 바로 없어지니까
걱정할 필요가 없다.

삼백초잎의 즙이나 알로에잎의 즙도 차즈기잎에 필
적할 만큼 효과가 있으므로 어떤 것이든지 마당이나 화
분에 심어두어 활용해 보자.

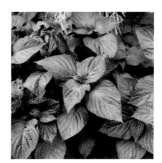

차즈기

09 다시마와 표고버섯을 구워 비벼 넣은 초와 검은깨의 혼합액

검은깨는 세포를 젊게 하는 비타민 E의 보고이다. 아
미노산이 가득한 다시마와 표고버섯을 구워 비벼 넣은
초(醋)도 마찬가지다. 그리고 무좀균이 싫어하는 초의
효용과 함께, 다시마와 표고버섯을 구워 비벼 넣은 초
와 검은깨의 유효 성분을 초의 작용으로 안정시키므로
효과가 탁월하다. [제2장 73 참조]

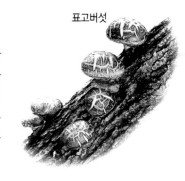

표고버섯

10 호두씨

호두의 알맹이(씨)가 푸른 것이면 그것을 갈아서, 그때 나오는 즙을 환부에 바르면 가려움이 사라지고 계속해서 바르는 동안에 완치된다.

11 **쇠비름의 줄기**

양지바른 길가나 밭 등지에서 흔히 자생하고 있는 쇠비름은 줄기에 물기가 많고 손을 대면 잘 부러진다. 땅 위를 기며 옆으로 뻗어나가는 쇠비름의 줄기를 채취해 와서 필요할 때 으깨어 무좀이 발생한 환부에 붙인다. 붙여놓은 것이 마르면 다시 갈아붙이는 일을 반복하다 보면 오래지 않아 완치된다.

쇠비름의 연한 줄기와 잎을 나물로 만들어 먹는데 다소 미끈거리는 느낌이 있다. 6~9월에는 가지 끝에 달린 잎사귀 사이에서 3~5개의 작은 노란 꽃이 피는데 이 꽃은 햇빛을 받으면 벌어진다. 그 꽃 뒤에 달리는 열매는 뚜껑이 붙어 있는데 영글면 위의 뚜껑이 저절로 떨어져 나가 그 속에 들어 있던 씨가 흩어진다고 한다.

기타 효능 : 이 식물의 잎이나 줄기에는 특히 칼륨이 많이 함유되어 있으므로 무좀의 치료 이외에 사마귀를 떼어내

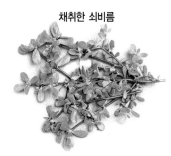

호두나무 열매

채취한 쇠비름

호두나무 *Juglans sinensis* Dod

가래나무과. 갈잎큰키나무. 산과 들에서 높이 10~20m 자란다. 잎은 어긋나고 깃꼴겹잎이며, 작은잎은 타원형이고 가장자리는 밋밋하다. 꽃은 암수한그루로 4~5월에 황갈색으로 피는데 수꽃꽃차례는 밑으로 처진다. 열매는 둥근 핵과이고 9~10월에 익는다.

한약명 : 호도인-씨

채취 : 가을에 열매를 채취하고 열매살을 제거하여 햇볕에 말린다.

약성 : 맛은 달고 성질은 따뜻하다

효능 : 자양강장, 해열, 이뇨, 살균, 구충
– 폐기, 천식, 심복제통, 옴, 동상, 임신구토, 피부병의 치료

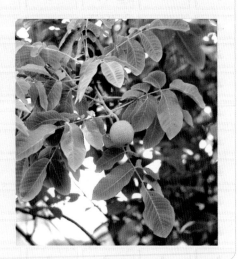

는 데도 유용하며, 그것을 달인 물을 마시면 이뇨작용이
기대된다.

12 알로에의 잎

알로에의 잎을 쪼개서 안의 매끈매끈한 곳을 무좀에
대고 잘 문지른다. 그러면 기묘하게도 바로 가려움이
멈춘다. 이것을 하루에 수시로 며칠을 계속하면 점점
무좀이 없어지게 된다. [제1장 80 참조]

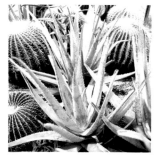

알로에(알로에 베라)

(2) 습진이나 두드러기일 때

13 참깨

습진과 천식은 밀접한 관계가 있다고 한다. 습진에
약을 바르면 독소가 내부를 공격해서 천식을 일으키고,
그 천식을 고치면 이번에는 습진이 생겨서 여간 까다로
운 것이 아니다. 그런 만큼 습진을 외용약으로 고치려
고 노력하기보다는 근본적인 대책을 강구하기 위해서
식생활을 비롯해서 체질개선을 위해 순한 약을 복용해
서 고쳐나갈 수밖에 방법이 없다. 그러기 위해서는 우
선 산성 체질을 알칼리성 체질로 개선해야 하는데 야채

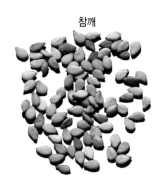

참깨

쇠비름 *Portulaca oleracea* L.

쇠비름과. 한해살이풀. 길 옆이나 밭둑에
서 키 30cm 정도 자란다. 잎은 어긋나거나
마주나고 달걀 모양이며 다육질이다. 꽃은
5~8월에 노란색으로 피고 가지 끝에 통상
화서로 달린다. 열매는 타원형 개과로 8월
에 익는다.
한약명 : 마치현-전초
채취 : 여름부터 가을까지 전초를 채취하여
 살짝 데친 후 햇볕에 말린다.
약성 : 맛은 시고 성질은 차다.
효능 : 양혈(凉血), 억균, 이뇨, 지혈, 청열,
 통림
－ 소변불리, 이질, 임질, 요도염, 대장염, 각

기병, 유종, 대하, 임파선염, 악창, 습진,
종기, 마른버짐, 충교상의 치료

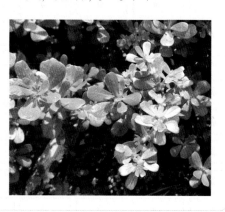

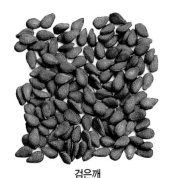

검은깨

류를 충분히 섭취하는 동시에, 천식의 개선(제7장을 참조)을 꾀하고, 그 위에 습진 치료를 위해서 검은깨를 으깬 것을 많이 사용해야 한다. 검은깨에는 리놀산이나 비타민 E가 많고, 피부의 건조를 막아 주며 습진이나 옴과 같은 피부병에 대한 저항력을 높여 주기 때문이다. 이때 유념해야 할 사항은 반드시 참깨를 갈아서 사용해야 한다는 것이다. 통깨를 사용했을 경우에는 소화시키기가 쉽지 않을 뿐만 아니라 충분한 영양섭취가 되지 않은 채 배출되어 버릴 우려가 있기 때문이다.

14 비파잎 온찜질

제대로 잘 자란 비파나무의 큰 잎을 준비해서 그 잎에 붙어 있는 털이나 먼지 등을 젖은 수건으로 닦아낸 뒤에 불에서 살짝 구워낸다. 그것을 습진의 좁쌀같이 돋은 곳에 대고 한 군데를 강하게 눌렀다가 떼는 찜질을 10회 정도 반복한다. 이런 식으로 끈기 있게 계속해서 치료하다 보면 머지않아 습진은 낫게 될 것이다. 이럴 때는 식생활에서도 신경을 써서 식탁에 야채류를 많이 사용하면 이런 식의 피부 트러블 같은 증상과는 거리가 먼 근본적인 체질 개선이 이루어질 것이다.

[제2장 84 참조]

복숭아나무 *Prunus persica* (L.) Batsch

장미과. 갈잎중키나무. 과수로 재배하며 높이 3~6m 자란다. 잎은 어긋나고 피침형이며, 가장자리에 톱니가 있다. 꽃은 4~5월에 연한 홍색으로 피고 잎이 나기 전에 1~2송이씩 잎겨드랑이에 달린다. 열매는 핵과이고 잔털이 많이 붙으며 8~9월에 익는다. 열매는 식용하고 전초를 약재로 사용한다.

한약명 : 도인-씨

채취 : 여름에 열매를 채취하고 씨를 분리하여 씨껍질을 제거하고 햇볕에 말린다.

약성 : 맛은 쓰고 성질은 평온하다.

효능 : 파혈, 행어, 윤조, 활장
- 무월경, 열병축혈, 유주성관절류머티즘,

말라리아, 타박상, 어혈종통, 혈조변비의 치료

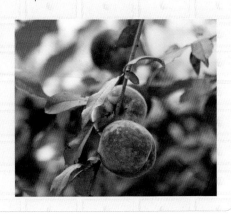

15 삼백초·복숭아나무·밤나무의 잎 목욕제

삼백초나 복숭아나무의 잎 그 어떤 것이든 썰어서 말린 것 한 줌을 약주머니 같은 것에 넣어서 욕탕에 넣는다. 이렇게 해서 목욕하는 습관을 갖게 되면 습진 증세도 곧 치유되며 근본적인 체질 개선책이 될 것이다.

또 밤나무는 잎, 밤의 떫은 속껍질, 밤송이, 나무껍질의 어떤 것도 좋으며, 날것이든 말린 것이든 어느 쪽이든 상관없이 목욕제로 쓸 수 있다.

기타 효능 : 땀띠에도 효과가 크다.

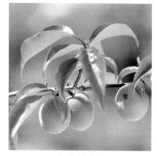

복숭아나무

16 차즈기잎을 달인 물

차즈기는 중국에서 전해진 식물로, 그 약효는 꽤 오랜 옛날부터 인정되어 왔다. 한방에서는 이것을 향소산(香蘇散)이라고 해서 많이 사용하고 있는데 그 효용은 방부·발한·거담·소염·수렴·보온뿐만 아니라, 물고기에 의한 두드러기에도 강력하게 작용한다. 그래서 차즈기의 생잎을 생식하는 것만 아니라, 말린 것 한 줌 정도를 하루의 분량으로 물이 절반으로 줄어들 때까지 달여서 그 물을 마시면 곧 두드러기도 없어진다.

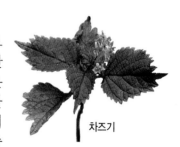

차즈기

밤나무 *Castanea crenata* Sieb. et Zucc.

참나무과. 갈잎큰키나무. 산기슭이나 밭둑에서 높이 10~15m 자란다. 잎은 어긋나고 곁가지에 2줄로 늘어서며 긴 타원형이다. 꽃은 암수한그루로 6월에 흰색으로 피고 잎겨드랑이에서 수꽃은 이삭처럼 달리며 암꽃은 그 밑에 2~3송이가 달린다. 열매는 견과이고 9~10월에 익는다.

한약명 : 율자-씨

채취 : 가을에 밤송이를 채취하여 가시가 많은 겉껍질을 제거해 그대로 보관한다.

약성 : 맛은 달고 성질은 조금 차다.

효능 : 양위, 건비, 보신, 강근골, 활혈, 지혈 – 비허설사, 반위구토, 각슬산연, 근골절상

종통, 나력, 혈변, 반위, 수양성하리, 요각쇠약, 토기, 비출혈, 도창상의 치료

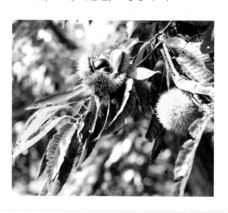

17 **밤나무잎을 달인 물**

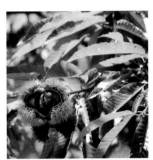

밤나무

밤나무가 꽃이 피는 5~6월이면 의외로 정액 알러지에 의한 두드러기 때문에 고민하는 여성이 많다고 한다. 다만 정확한 원인을 모르는 것과 부끄러움 때문에 입 밖으로 표현하지 못하고 있다는 것이다. 그 주된 원인은 여성의 자가 단백이 이질 단백에 거부반응을 나타낸 것이라고 할 수 있다. 그런데 그런 증상이 나타나는 곳이 여성의 성기 주변에만 한정되는 것이 아니고, 등이나 눈꺼풀이 부어 가려워지는 현상 등 그 반응은 여러 가지로 표출된다. 이런 때는 밤나무잎을 물이 절반이 될 때까지 끓여서 사용하는 것이 효과적이다. 밤나무잎을 끓인 물을 식힌 다음에 환부에 바르면 대개의 경우에는 하룻밤 사이에 낫는다. 그러나 성기 부분만은 바르지 않는 것이 좋다. 점막에는 너무 자극이 강하기 때문이다. [제1장 64, 제4장 27 참조]

기타 효능 : 독한 기운을 쏘여 피부에 염증이 생기거나 옻 따위를 탔을 때는 효과가 뛰어나다.

18 **닭의장풀의 생잎**

개똥벌레·방울벌레·개구리 따위를 기를 경우, 닭

청미래덩굴 *Smilax china L.*

백합과. 갈잎덩굴나무. 산기슭 양지에서 길이 3m 정도 자란다. 잎은 어긋나고 넓은 타원형이다. 꽃은 암수딴그루로 5월에 황록색으로 피고 잎겨드랑이에 산형화서로 달린다. 열매는 둥근 장과이고 10월에 붉게 익으며, 황갈색 씨가 5개 있다.
한약명 : 토복령-뿌리줄기
채취 : 봄과 가을에 뿌리줄기를 캐내어 햇볕에 말린다.
약성 : 맛은 달고 성질은 따뜻하다.
효능 : 거풍습, 소종독, 이뇨, 청열, 해독, 통리관절
- 관절통, 근육마비, 나력, 매독, 부종, 설사,

수은중독, 수종, 악창, 연주창, 이질, 임병, 정창, 종기, 치창, 헌데의 치료

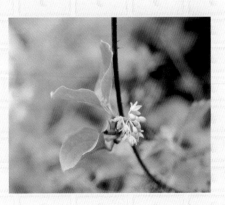

의장풀을 뿌리째 뽑아 작은 화분에 심어 조롱 주변에 놓아두면 습도가 안정되어 벌레들이 좋아한다. 게다가 이슬을 머금은 채 피어 있는 그 작은 꽃은 보는 이로 하여금 미소를 머금게 한다. 생선을 먹고 두드러기가 났다고 생각되면 그 꽃을 따서 먹으면 두드러기가 없어져 버린다. 물론 항상 꽃이 피어 있는 것이 아니므로 꽃이 핀 여름에 이것을 따서 햇볕에 말려 두었다가 필요할 때 차와 같이 사용하면 겨울에도 두드러기에서 지켜줄 것이다. [제3장 42, 제6장 36, 제9장 24 참조]

기타 효능 : 땀띠에도 강한 효과가 있다.

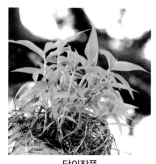

닭의장풀

(3) 종기 · 여드름 · 검버섯 · 주근깨 · 두드러기 · 피부가 거칠어졌을 때 · 티눈일 때

19 청미래덩굴의 잎을 달인 물

부스럼, 즉 종기라고 하는 피부병은 산성 식품, 특히 동물성 식품이 장에서 소화 흡수되지 않고 쌓여서 부패 발효하여 생긴 유해물질이 신장에서 배설할 수 없게 되어 피부로 표출된 것이다. 그래서 정혈작용을 강화하여 이 유해물질을 가능한 한 빨리 몸 밖으로 배출시키는 일이 중요하다.

그러기 위해서 식생활에서는 야채류를 많이 먹고 초를 1~2순가락 마시도록 한다. 거기에다 청미래덩굴 잎을 달인 물을 복용하는 것을 병용하면 좋다.

청미래덩굴은 교외의 들판이나 잡목림에 나는 가시가 붙은 잡초로 달걀 모양의 잎은 비닐제의 조화를 생각하게 하는 광택이 있다. 덩굴성으로 다른 초목을 덩굴손으로 붙들면서 무성하게 자란다.

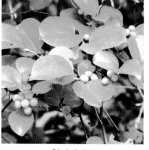

청미래덩굴

청미래덩굴 열매

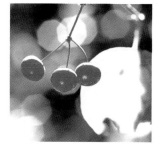

청미래덩굴의 잎을 달인 물에는 몸속의 독을 배출해서 종기나 부스럼 등을 곧 치료해 줄 정도의 효능이 충분히 들어 있다. 말린 청미래덩굴잎 한 줌에 3컵 정도의 물을 넣고 물이 절반이 될 때까지 달여 놓으면 종기나 부스럼이 생겼을 때 요긴하게 사용할 수 있는 약이 된다. [제6장 23 참조]

기타 효능 : 당뇨병 · 요독 · 요도염 · 방광염 · 류머티즘에도 효과가 있다.

20 머루잎을 달인 물

종기에 말린 머루잎 10g을 물 400㎖에 넣고 달여서 복용한다.

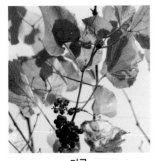

머루

머루(산포도)는 날것이든 말린 것이든 모두가 강장 · 강정의 열매로서 알려져 있다. 옛날에는 폐병의 특효약이기도 했다. 도시화의 물결로 주변에서는 사라진 지 오래지만 아직도 산골짜기에서는 흔히 머루를 볼 수가 있다.

머루에는 그 과피에 천연의 효모가 자리잡고 있다. 그 때문에 자연적으로 발효가 되는 것이다. 따라서 머루를 따다가 그대로 으깨면 머루주가 된다. 신맛이 강하면서도 상당히 감칠맛이 있는 술이다. 이 머루주에 막 짠 우유 또는 말젖이나 양젖을 넣으면 최고의 보건 강정주가 된다. 아마도 이것이 요구르트의 원조인 듯하다. 서기 640년경 중국 당나라의 태종이 강정 · 장수의 음료로 아침부터 마셨다고 하는데, 미루어 보면 태종뿐만이 아니라, 당시의 사람들은 근대적 감각의 식품을 이미 알고 있었을 것으로 보인다.

기타 효능 : 습진에도 효과가 있다.

21 무 뜸질

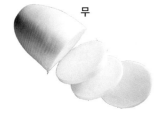

무

종기에 무를 1cm 두께로 잘라 불에다 올려놓아 뜨거워지면 환부에 댄다. 매일 이런 식으로 계속 뜸질을 하면 효과가 있다.

기타 효능 : 동창에도 효과가 있다.

22 토란

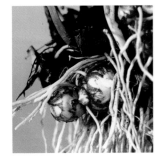

토란

종기에 든 고름을 빨아내는 데는 토란을 이용한다. 토란을 갈아서 그 속에다 으깬 밥을 넣어 잘 섞은 다음 익힌다. 그것을 종기에 바르고 위에다 붕대로 감아 두면 속에 든 고름을 빨아내어 낫게 된다. 고름이 나오는 2~3일간은 때때로 토란약을 교환해서 붙여 준다.

23 알로에잎

종기가 났을 때 알로에의 표피를 벗긴 다음에 그것을

환부에 붙어두면 꽤 심한 증상의 종기라도 부기가 빠지고 낫게 된다. [제1장 80 참조]

24 수선화의 뿌리

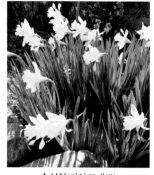

종기가 났을 때 수선화의 뿌리를 갈아서 헝겊에다 펴바른 것을 환부에 대고 붕대를 싸맨다. 2~3일 후에 종기는 낫게 된다. 이 수선화는 유럽 중부나 지중해 연안이 원산인데 여름은 잎이 마르지만, 가을부터 봄에 걸쳐서 자라서 12월부터 3월에는 긴 꽃줄기 끝에 3~5개의 꽃이 핀다. 이 꽃의 뿌리는 난원형(卵圓形)으로 갈색의 외피로 싸여 있다. 여기에는 본래, 리코린 등의 알칼로이드나 정유가 포함되어 있어 유독하므로 식용으로서는 부적당하다.

수선화(킹알프레드)

기타 효능 : 유방염(유선염)일 때의 찜질약으로 효과가 있다. 초를 섞어서 사용하면 더욱 약효가 좋아진다.

25 삼백초의 온압(溫壓)

삼백초의 톡 쏘는 냄새는 데카노일 아세트알데히드, 설파민을 능가하는 향균력으로 종기 이외에도 무좀·습진이 단번에 치유되는 효능이 있다. 종기가 났을 때 삼백초잎을 약한 불에다 구워서 종기 크기만큼 찢어서

수선화 *Narcissus tazetta* L. var. *chinensis* Roemer

수선화과. 여러해살이풀. 원예용으로 재배하며 키 20~40cm 자란다. 잎은 끝이 둔한 선 모양이다. 꽃은 5월에 흰색으로 피고 꽃줄기 끝에 5~6송이가 옆을 향해 달린다. 꽃잎은 6장이고 가운데는 노란색이다.

한약명 : 수선화-꽃, 수선근-비늘줄기

채취 : 수시로 비늘줄기를 캐내고 꽃은 겨울에 채취하여 햇볕에 말린다.

약성 : 맛은 조금 맵고 쓰며 성질은 차고 독성이 있다.

효능 :

　수선화 : 거풍, 제열, 활혈, 조경

　– 월경불순, 자궁병의 치료

수선근 : 소종, 배농

– 유옹, 옹종, 창독, 독사교상의 치료

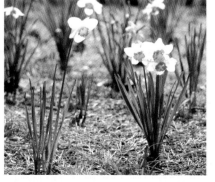

환부에 붙이면 된다. 하루에 한두 번 바꿔 붙이면 고름이 나오고 2~3일이 지나면 완치된다. [제2장 56 참조]

26 남천잎

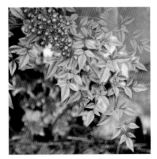
남천

종기가 났을 때 남천잎을 쓴다. 남천잎 10장 정도를 깨끗이 씻어서 질게 썬 것을 믹서로 간다. 간 것의 반 정도 분량의 밥을 섞어 다시 한 번 갈게 되면 풀처럼 된다. 이것을 헝겊에 펴 바른 다음 환부에 붙이는데 때때로 새것으로 교환해서 붙인다. 그러면 고름을 빨아내 주어 2~3일이면 낫는다.

27 금잔화

금잔화
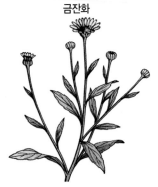

금잔화는 악성 종기나 부스럼에 잘 듣는 약초로, 잎을 불에 구워 환부에 붙이기만 하면 되므로 간편하게 이용할 수 있다. 개구부(開口部;상처의 입구)가 없는 종기에도 5장 정도의 금잔화의 잎을 환부에 붙인다. 잎이 마르면 새것으로 바꾸기를 반복하면 고름이 나오면서 낫게 된다. 또한, 이렇게 효과가 탁월하므로 내복하면 위가 헌 것도 고칠 수 있다.

기타 효능 : 여드름이나 땀띠에도 같은 방법으로 사용한다. 담병이 나서 살이 쓸리거나 살이 맞닿는 부분이 짓무른 경

금잔화 *Calendula arvensis Linné*

국화과. 여러해살이풀. 원예화초로 재배하며 키 30~50cm 자란다. 잎은 어긋나고 긴 타원형이며 밑부분은 원줄기를 감싼다. 꽃은 7~8월에 붉은빛이 도는 노란색으로 피고 줄기나 가지 끝에 1개씩 달린다. 열매는 수과이고 구부러졌으며 10월에 익는데 가시 모양의 돌기가 있다.

한약명 : 금잔화−꽃

채취 : 여름에 완전히 핀 꽃송이를 따서 그늘에서 말린다.

약성 : 맛은 밋밋하고 성질은 평하다.

효능 : 발한, 완하(緩下), 이뇨, 청열지혈, 통경, 흥분

− 장출혈, 치출혈, 위염, 위·십이지장궤양, 식도암, 월경불순의 치료

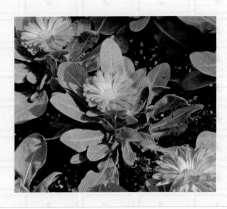

우에는 금잔화잎을 갈아 참기름을 섞어서 사용한다.

28 조릿대 목욕

땀띠·짓무름·여드름에 조릿대를 이용한다. 조릿대의 줄기와 잎을 깨끗이 씻어서 적당한 크기로 잘라 목욕 전에 욕조에 넣어둔다. 여름의 땀띠나 짓무름, 젊은 사람의 여드름 등은 1~2회의 입욕으로 완벽하게 나아 버린다.

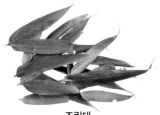
조릿대

29 검게 쪄서 구운 민달팽이

민달팽이를 검게 쪄서 구운 것을 참기름으로 짓이겨서 붙여도 종기 등의 피부병에 놀랄 만큼 효과를 나타낸다. 민달팽이를 쪄서 굽는 방법은 다음과 같다.

① 민달팽이를 질그릇이나 법랑 냄비에 넣고 약한 불 위에서 천천히 느긋하게 찌듯이 굽는다.

② 몇 시간 지나면 민달팽이가 검게 탄화되므로 이것을 꺼내 갈아서 미세한 가루를 만든다.

③ 거기에다 참기름을 넣어가면서 귓불 정도의 무르기로 반죽해 붙이면 좋다.

30 계란초(鷄卵醋)

얼굴이나 손발에 검버섯이 피었을 경우엔 계란초가 잘 든다. 검버섯은 '사반(死斑)'이라고 해서 특히 여성들이 싫어하는데 계란초를 마시면 좋아진다.

컵에 달걀을 통째로 넣고 거기에다 식초를 넣는다. 랩을 씌워 1주일 정도 냉장고 등에서 보관했다가 거즈 등을 이용해서 걸러내면 계란초가 완성된다. 한번 복용할 때 3숟가락 정도씩 마신다. 초로 인해 달걀의 껍데기까지도 녹게 되므로 진한 칼슘의 보급원이 된다. 초의 주성분인 초산이 부신피질 호르몬의 분비를 강력히 촉진시켜 몸에도 활력이 생기게 되므로 만든 양을 다 먹어갈 때쯤 되면 검버섯도 완전히 없어져 버린다.

부신피질 호르몬과 초와의 관계를 규명해서 1964년에 노벨의학상을 수상한 리넨 박사(독일)와 브롯호 박사(미국)를 보더라도 그 효력이 대단함을 알 수 있다.

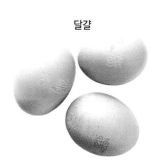
달걀

31 가무락조개의 고형엑스

가무락조개(모시조개)의 효용은 광범위해서 약해진 위나 간장에는 천연 타우린 · 호박산이 작용하여 건강을 회복시켜 준다. 타우린은 담즙 분비를 촉진하고, 유산의 증대를 억제하며 피로회복의 기능을 활성화시킨다. 옛날 사람들은 장거리를 헤엄치기 전에 가무락조개의 삶은 국물을 마셨다고 한다. 수영 중에 종아리에 나는 쥐, 근육의 경련은 냉기와 이 유산의 트러블에 의한 것이므로, 그것을 예방하려고 한 선조들의 체험적인 지혜였던 것 같다. 타우린이 간장의 활동을 원활하게 만들면 검버섯이나 주근깨는 곧 없어져 버린다.

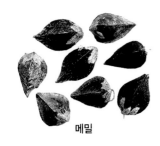

모시조개

물론 간장 이상이 원인인 황달에 시달릴 경우에도 많은 도움이 된다. 이런 이유로 가무락조개의 고형 엑스를 권하는 것이다.

먼저 모래를 깨끗이 씻어낸 가무락조개 5컵에 청주 5컵을 넣고, 약한 불 위에서 천천히 끓인다. 바짝 끓이면 냄비의 밑바닥에서 거품이 일기 시작한다. 그 양이 3분의 1 정도가 되면 불을 끄고 그 즙에다 시판하는 메밀가루를 넣어 반죽을 한다. 이때 메밀가루의 분량은 5컵 정도면 된다. 이것을 납작한 모양으로 만들어 직사광선에서 말리게 되면 얼마 되지 않아 딱딱해진다. 그렇게 되면 이 마른 메밀덩어리를 채반 같은 곳에 담고, 술이 메밀덩어리 위로 찰랑거릴 정도로 술을 붓는다.

메밀

그것을 다시 햇볕에 내놓는다. 자연적으로 마를 때까지 그대로 두기만 하면 된다. 딱딱하게 마르면 메밀국수처럼 가늘게 썰어 보관하면 된다. 메밀국수 1인분을 기준으로 하루에 3번씩 끈기 있게 계속 먹으면 거칠어졌던 피부도 생기를 되찾아 윤기가 흐르게 된다. [제2장 99, 제7장 10 참조]

32 호박과 팥 요리

호박

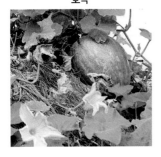

호박이 익어갈 무렵쯤 되면 이 요리를 만들어 먹으면 피부에 좋다. 피부에 윤기가 날 뿐만 아니라

근본적인 체질개선이 이루어신다. 가정에서 일반적으로 이용하는 방법으로 하되 맛을 내기 위해서 술과 약간의 소금·간장을 넣어도 괜찮다.

이것을 먹게 되면 갈증을 해소시켜 주고, 이뇨작용을 원활하게 하며 부기가 빠지고 거친 피부도 생기를 찾게 되어 언제까지나 젊음을 유지할 수 있다. 뱅어포나 멸치 같은 생선을 넣으면 더욱 맛도 좋아지고 칼슘 부족인 사람들에게 좋은 효과를 가져온다. 자주 먹음으로써 윤기 있고 탄력 있는 젊은 피부를 회복시켜 준다. 호박은 껍질까지 이용할 수 있어서 낭비하는 것이 없다.

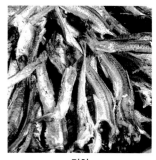

멸치

33 쇠뜨기와 알로에

옻이 올랐을 때에는 뱀밥의 성분과 유사한 쇠뜨기의 잎이나 알로에의 잎을 비벼서 환부에 문질러 바르면 깨끗이 낫고 가려움도 없어진다. 옻이 오른 환부가 빨갛게 부었을 경우에도 1~2일이면 부기가 가라앉는다.

[제1장 71·80 참조]

34 목이버섯

불교의학에 충실한 태국인들은 목이버섯을 피부 미용식으로 이용한다. 태국은 기온이 더워 강렬한 향신료

쇠뜨기 *Equisetum arvense* Linne

속새과. 여러해살이풀. 들판의 햇볕이 잘 드는 풀밭에서 키 30~40cm 자라며 땅속줄기가 길게 뻗는다. 이른봄에 나오는 생식줄기 끝에 타원형인 포자낭 이삭이 달린다. 마디에 비늘 같은 연한 갈색 잎이 돌려난다. 영양줄기는 생식줄기가 스러질 무렵에 나오는데, 마디에 가지와 비늘 같은 잎이 돌려난다.

한약명 : 문형, 절절초-전초

채취 : 봄에 뱀밥을 채취하거나 여름에 쇠뜨기 전초를 채취하여 그늘에서 말린다.

약성 : 맛은 쓰고 성질은 서늘하다.

효능 : 청열, 양혈, 지해, 이수

– 토혈, 비출혈, 장출혈, 객혈, 치출혈, 월경과다, 혈변, 기침, 천식, 임질, 요로감염, 소변불리, 황달, 간염, 신장병, 골절의 치료

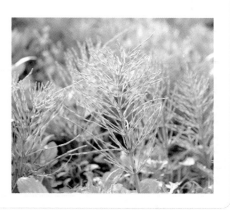

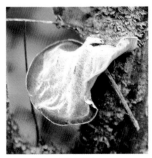

목이버섯

를 사용해서 입맛을 돋우거나 다량의 수분 소모를 막기 위해서 지방류를 많이 섭취한다. 그리고 그런 모든 것들이 여성의 피부미용에 악영향을 미친다. 그런데 다소나마 그것을 막아주는 것이 목이버섯이다. 목이버섯을 이용한 음식을 상용하고, 다른 음식물에도 첨가해서 먹으면 강정식이 될 뿐만 아니라 미용에도 탁월한 효력을 발휘해 준다. [제2장 20·65, 제3장 53 참조]

35 둥굴레의 뿌리를 달인 물

얼굴이나 전신에 생긴 검버섯을 없애는 데는 둥굴레의 뿌리를 이용하는 방법이 있다. 노인들에게 흔한 검버섯도 없애고 젊은 여성의 경우에는 피부를 아름답게 가꾸는 데 도움을 준다. 그럴 정도로 신진대사의 능력이 강하다고 볼 수 있다. 몸속의 이물질을 제거하여 본래의 활력을 회복시켜 줌으로써, 그 작용으로 검버섯도 없어진다. 피부도 하얗고 깨끗해서 열 살은 젊어 보일 것이다. 이 둥굴레의 뿌리는 옆으로 뻗어가며 번성하는데 산에 가면 흔히 볼 수 있다.

그 뿌리를 말려 두었다가 필요할 때 달여서, 물 대신 마시면 오래지 않아 피부에 활력이 넘치는 자신을 발견하게 될 것이다. 뿌리를 캘 때 주의해야 할 점은 은방

둥굴레 *Polygonatum odoratum var. pluriflorum (Miq.) Ohwi*

백합과. 여러해살이풀. 산과 들에서 키 30~60cm 자란다. 잎은 어긋나고 긴 타원형이며 한쪽으로 치우쳐서 퍼지고 잎자루가 없다. 꽃은 6~7월에 녹색빛을 띤 흰색 종 모양으로 피고 잎겨드랑이에 1~2송이씩 달린다. 열매는 둥근 장과이고 9~10월에 검은색으로 익는다.

한약명 : 옥죽─뿌리줄기

채취 : 봄 또는 가을에 뿌리줄기를 캐내고 증기에 쪄서 햇볕에 말린다.

약성 : 맛은 달고 성질은 평하다.

효능 : 강심, 윤조, 제번, 생진, 지갈

 ─ 조해, 노수, 인간구갈, 내열소갈, 구갈, 음

허외감, 빈뇨의 치료

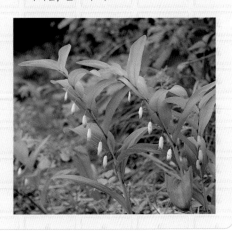

울꽃과 혼동하지 않도록 신경을 써야 한다. 은방울꽃 뿌리는 유독성이 있기 때문이다.

기타 효능 : 초를 섞어 가며 짓이겨서 요통에 사용하면 잘 낫지 않던 끈질긴 요통이 낫게 된다.

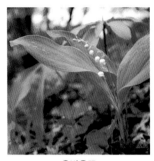

은방울꽃

36 매실장아찌 청주절임

물에 손을 많이 담그는 일을 하고 피부가 거칠어졌을 때는 한 번 데웠다가 식은 청주(정종)를 이용한다. 이 청주 한 컵에 매실장아찌 2~3개를 담가 1주일쯤 둔 것을 물일을 하고 난 뒤나 잠자기 전에 손에 바르고 마사지를 해주면 점점 매끄러워진다. 발뒤꿈치나 팔꿈치처럼 각질화된 거친 피부에 계속해서 사용하면 곧 깨끗하고 매끈해질 것이다.

37 쌀겨

손의 피부가 거칠어진 경우에는 그릇에 쌀겨를 넣고 그 속에서 손을 비벼댄다. 이것을 매일 하다 보면 어느새 손의 거칠었던 피부가 부드러워질 것이다.

38 쑥뜸

티눈이 생겼을 때는 약국에서 약쑥을 구해 티눈의 딱딱한 중심 부분에 한 번 뜸질하는 데 10개를 사용한다. 아침과 저녁에 1회씩 계속하면 다음날부터 통증이 줄어들고 4~5일쯤 되면 통증은 없어진다. 그리고 1개월이 지나면 티눈 자체가 깨끗이 없어질 것이다. 하다가 도중에 중지하면 아무런 효과가 없기 때문에 끈기를 요한다. 목욕을 할 때에는 부드러워진 딱지를 벗기고 뿌리가 없어질 때까지 계속한다.

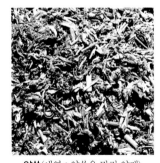

약쑥(애엽 : 약쑥을 말린 약재)

뜸질을 하면 뜨겁고 아플 것이라고 생각하겠지만 티눈의 딱딱한 중심 부분에서 약쑥을 태우는 것이므로 뜨겁지는 않다.

39 가지의 열매꼭지

가지의 열매꼭지

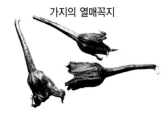

티눈이 생겼을 때 가지의 열매꼭지를 잘라낸 부분을 환부에 대고 2~3분 동안 가볍게 문지른다. 이것을 하

루에 1~2회씩 1주일쯤 계속하면 티눈이 마치 때처럼 벗겨진다.

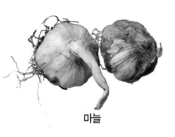

마늘

40 강판에 간 마늘

티눈이 생겼을 때 강판에 간 마늘을 환부 위에 붙이고 반창고로 움직이지 않게 고정시킨다. 이것을 되풀이하면 낫는데 환부 외에는 마늘이 닿지 않게 주의해야 한다. 피부가 짓물러 버리기 때문이다.

41 쪄서 구운 은행나무잎

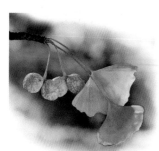

은행나무의 잎과 열매

티눈에 은행나무잎을 쓴다.

은행나무잎을 법랑냄비에 넣고 찌듯이 검게 구워낸 다음에 갈아서 가루를 만든다. 이 가루를 쌀밥으로 개어서 티눈에 붙인다. 이것을 1~2주일 정도 꾸준히 하게 되면 티눈은 깨끗이 빠져 버린다.

(4) 습진·농가진·사마귀·표저 등 번지기 쉬운 피부병일 때

42 시금치와 고춧가루초

시금치

습진뿐만이 아니라 젊어서 대머리가 되는 것은 영양 실조와 청결 상태의 불결이 주원인일 경우가 많다. 이런 때는 우선 시금치나 물부터 많이 먹는 것을 생활화해야 한다. 그리고 시금치의 생잎을 손가락으로 으깨어서 습진의 환부에 바른다. 끈기 있게 계속하면 시금치의 특수 성분인 비오틴이 효력을 발휘해서, 머지않아 습진으로부터의 고통은 해소된다.

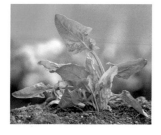

여기에다가 고춧가루초를 병용하도록 권해 본다. 말린 고춧가루를 초에 담그는 방법인데, 그 분량은 초를 넣은 병이 새빨개질 만큼 고추를 많이 넣는다. 그렇게 해서 1개월이 이상 숙성시키면 완성된다. 이것을 탈지면에 적셔 환부에 바른다. 시금치를 이용하는 방법과 병용하게 되면 그 효력은 훨씬 빨리 나타날 것이다.

기타 효능 : 시금치와 고춧가루로 탈모를 고친 사람이 많다.

젊은 사람이 대머리가 된 경우에는 초 대신에 소주를 사용해 본다. 머리는 하루아침에 쑥쑥 자라나지 않으니까 끈기 있게 노력해야 한다.

43 적토(赤土)

습진에는 도배를 하기 전에 흙벽에 칠하는 적토를 쓴 다. 적토를 물에 풀어 환부에 칠하고 그 위에다 종이를 대고 붕대를 감는다. 2~3회 반복하는 동안 낫게 된다. 흙을 몸에 바르는 것을 불쾌하게 여기지 말고, 병으로 고생하느니보다는 한번 시험해 볼 가치가 있다.

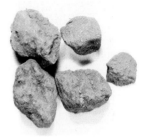

대표적인 적토인 고령토
(도자기를 만드는 재료)

44 참소리쟁이의 뿌리

습진에 참소리쟁이의 뿌리를 쓴다. 참소리쟁이의 뿌 리를 깨끗하게 씻어 강판에 간 것에다 같은 분량의 초 를 넣는다. 잘 섞어서 습진에 문질러 바르면 몇 번 바르 는 사이에 기막힌 효과를 보게 된다. [제2장 38 참조]
기타 효능 : 무좀에도 효과가 있다.

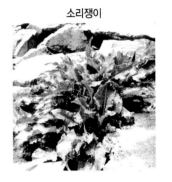

소리쟁이

45 먹물

아이들에게 흔히 생기는 피부병이 농가진이다. 이것 은 다른 부분에도 잘 번질 뿐만 아니라, 곧 남에게도 전

은행나무 *Ginkgo biloba* L.

은행나무과. 갈잎큰키나무. 마을 부근에서 대개 높이 5~10m 자란다. 잎은 어긋나고 부채꼴이다. 꽃은 암수딴그루로 4~5월에 황 갈색으로 피고 잎과 함께 짧은 가지에 달린 다. 열매는 공 모양 핵과이고 9~10월에 노 란색으로 익는다. 씨는 계란 모양이다. 열매 의 겉껍질(종의)에서는 심한 냄새가 난다.
한약명 : 백과-씨
채취 : 가을에 열매를 채취하고 과육을 제 거하여 씨를 꺼내 햇볕에 말린다.
약성 : 맛은 달고 쓰고 떫으며 성질은 평 (平)하다.
효능 : 수렴, 거담, 진경, 익기, 지사

– 동맥경화, 고혈압, 흉민, 협심증, 기침, 천 식, 설사, 대하증, 탁뇨의 치료

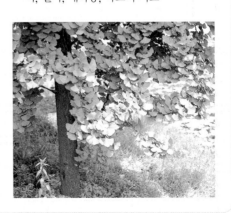

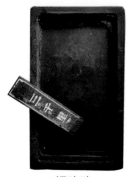

벼루와 먹

염되므로 주의해야 한다. 이런 때는 벼루에 먹을 갈아서 그 먹물을 붓으로 환부에 바르면 낫는다. 다만 동전 크기 이상으로 커졌을 경우에는 미루지 말고 병원으로 가야 한다.

농가진이 생겼는데 가렵다고 긁어대면 곧장 다른 부분으로 쉽게 번져 나가고 살갖까지 벗겨지기 때문이다. 이럴 경우에 수건이나 다른 물건 등을 같이 사용하는 것은 금물이고 함께 생활하는 사람들에게 균이 옮을 가능성이 많기 때문에 각별히 주의해야 한다.

46 쪄서 구운 붕어

종기·기계충·습진에 붕어를 이용한다. 잉어와 함께 붕어 또한 건강식품에 속하는데 요즘은 식탁에서 흔히 볼 수 없을 만큼 귀해졌다. 붕어를 건강식품으로 일컫는 것은 강장에 그만큼 좋기 때문이다.

붕어를 쪄서 검게 굽는 방법은, 법랑 냄비나 질냄비에 넣고 약한 불로 천천히 구우면 곧 연기가 솟아오른다. 연기가 더 이상 안 나오게 되면 불에서 내려놓고 도구를 이용해서 갈아 미세한 가루를 만든다. 이것이 악성 종기나 머리의 기계충, 얼굴의 습진에 뛰어난 효력을 나타낸다.

붕어 *Carassius carassius* LINNAEUS.

잉어과. 민물고기. 하천 등에서 서식하며 몸길이 20~43cm 자란다. 몸이 약간 길고 옆으로 납작하며 꼬리자루의 폭이 넓다. 머리는 짧고 눈이 작으며, 주둥이는 짧고 끝이 뾰족하지 않다. 입은 작고 입술은 두껍다. 몸빛은 등쪽은 황갈색이고 배 쪽은 황갈색을 띤 은백색이다. 뒷지느러미는 짧고, 등지느러미의 가시에는 톱니가 있으며 꼬리지느러미는 가운데가 오목하다.
한약명 : 즉어-몸체
채취 : 배를 갈라 내장을 제거하고 물에 씻어서 말린다.
약성 : 맛은 달고 성질을 평하다.

효능 : 건비화위, 이수소종, 통혈맥
– 비위허약, 납소반위, 산후유즙불행, 이질, 변혈, 수종, 옹저, 나력, 아감의 치료

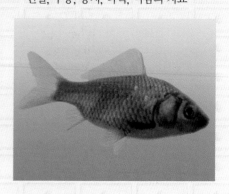

47 사마귀와 율무

　피부에 난 사마귀는 바이러스성 질환으로 암의 일종이라고 할 수 있다. 다행히도 생명과는 별 상관이 없으나 보기 흉하게 온몸으로 번지는 사마귀 종류도 있으므로 가능한 한 초기에 치료하는 것이 좋다.

　사마귀는 남성은 얼굴이나 손에 많이 나고, 젊은 여성은 성기 주변에 나기 쉬운데 이것이 처음 나는 어미사마귀이다. 사마귀가 생기면 가렵기 때문에 무의식적으로 긁으면 사마귀는 다른 곳으로 자꾸 번져 나간다. 이럴 경우에 선향(線香;제사 등에 쓰는 가늘고 긴 연향)으로 태워 버리면 없어진다. 이때 어미사마귀는 특별히 신경 써서 태워야 한다. 그러고 나서 제4장 2에 있는 말고기 지방을 환부에 발라주면 화상의 자국은 남지 않는다. 불로 태울 자신이 없으면 율무를 껍질째 달인 물을 복용하거나, 또는 그것을 잘 씹어서 뱉은 것을 사마귀가 난 곳에 바른다.

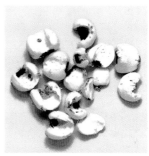

의이인(율무씨를 말린 약재)

　그리고 또 한 가지 방법은 율무가루를 꿀로 개어서 저녁에 사마귀에 바르고 자게 되면 효과가 명확히 나타난다. 이 방법을 이용해도 상당한 효과가 나타나지만 직접 불로 태워 버리는 방법보다는 즉효성이 없다.

기타 효능 : 티눈에도 효과가 있다.

율무 *Coix lacryma-jobi* var. *mayuen* (Rom. Caill.) Stapf

　벼과. 여러해살이풀. 농가에서 작물로 재배하며 키 1.5m 정도 자란다. 잎은 피침형이고 엽초가 있다. 꽃은 암수한그루로 7~8월에 잎겨드랑이에 이삭화서로 달리는데 암꽃이삭은 딱딱한 엽초로 싸여 있다. 열매는 영과이고 10월에 흑갈색으로 여문다. 열매를 식용하고, 전초를 약재로 쓴다.

한약명 : 의이인−씨

채취 : 가을에 열매를 채취하여 햇볕에 말린다.

약성 : 맛은 달고 담백하며 성질은 조금 차갑다.

효능 : 건비보폐, 이습, 청열, 배농

− 설사, 장옹, 습비, 근맥구련, 관절굴신불리, 수종, 각기, 폐위, 임탁, 백대의 치료

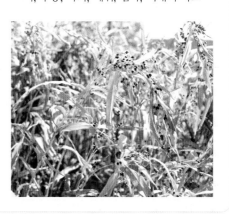

48 **민달팽이**

　다른 곳으로 번져가는 성질의 사마귀에 특히 효력이 있는 것은 민달팽이(활유)의 미끈미끈한 것이다. 이것을 가장 큰 어미사마귀에 바른다. 어미사마귀가 없어져 버리면 나머지 사마귀들도 어미사마귀가 떨어진 뒤 5~6일쯤 되면 없어져 버린다. [제5장 29 참조]

49 **가지의 열매꼭지**

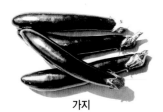

가지

　사마귀를 없애는 데는 가지의 열매를 갈아서 그것을 환부에 붙여두는 것도 방법이지만, 옛날부터 가지의 열매꼭지를 잘라 환부에 문질러 사마귀를 떼어 왔다.

[제5장 39 참조]

50 **차(茶)의 찌꺼기**

　피부에 난 사마귀를 없애는 데 차의 찌꺼기를 이용한다. 전통차 등을 만들고 난 뒤에 남는 차찌꺼기를 조금 꺼내어 사마귀에 겹쳐서 붙이고 반창고로 고정시켜 둔다. 차찌꺼기를 날마다 교환해 주기를 꾸준히 하다 보면 사마귀가 점점 작아지며, 3주일쯤 지나면 사마귀는 깨끗이 없어진다.

달팽이 snail

　달팽이과에 속하는 연체동물의 총칭. 어두운 습지나 잡초지에서 서식하며 암수한몸이다. 등에는 나선형으로 생긴 껍데기가 있고 몸에서 점액을 분비하여 축축하게 한다. 머리에 수축이 자유로운 더듬이가 2쌍 있고 끝에 눈이 있다. 발은 넓고 편평하며 몸 전체의 신축성이 매우 크다. 야간이나 비 오는 낮에 활동한다.
한약명 : 와우—몸체
채취 : 수시로 채취하여 껍질을 깨고 몸체를 꺼내어 말린다.
약성 : 맛은 짜고 떫으며 성질은 서늘하다.
효능 : 청열해독, 진경, 소종

－ 풍열경간, 소아제풍, 당뇨병, 후비, 나력, 옹종단독, 치창, 탈항, 오공교상의 치료

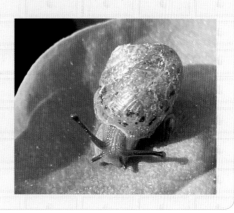

그고 오래된 사마귀는 환부에 바른 차찌꺼기 위에 기름종이를 덧씌우고 완전히 밀봉한 상태로 반창고를 붙여두면 효과가 크다.

51 미꾸라지의 껍질

표저(손가락과 발가락의 급성화농성 염증)에는 미꾸라지를 쓴다. 살아 있는 미꾸라지를 세로로 길게 갈라 내장을 제거하고 껍질만 이용한다. 미꾸라지껍질의 미끈미끈한 쪽을 안쪽으로 해서 표저가 생긴 손가락 끝에 감듯이 싼다. 마르면 다시 바꾸기를 여러 차례 하는 사이에 표저는 낫게 된다.

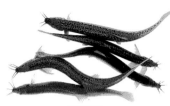

마꾸라지

기타 효능 : 얼굴에 난 종기가 아직 곪아 터지지 않았을 때의 치료에도 효과가 있다.

52 날달걀

표저가 발생 초기라면 날달걀의 껍데기에 손가락이 들어갈 만큼 구멍을 뚫어, 이 구멍에 환부가 들어가도록 손가락을 넣고 눈높이보다 조금 높게 치켜든 다음 달걀의 내용물이 흘러나오지 않도록 주의하면서 40~50분 그대로 있는 방법이다. 책상 등지에다 팔꿈

차나무 꽃

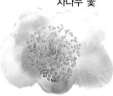

차나무 *Thea sinensis* L.

차나무과. 늘푸른떨기나무. 농가에서 재배하며 높이 1~2m 자란다. 잎은 어긋나고 긴타원형이며 가죽질이고 가장자리에 톱니가 있다. 꽃은 10~11월에 연분홍색, 흰색으로 피며 1~3송이가 잎겨드랑이에서 밑으로 쳐져 달린다. 열매는 편구형 삭과로 다음해 10월에 익는다.

한약명 : 다엽-잎
채취 : 봄부터 여름까지 잎을 채취하고 가공하여 말린다.
약성 : 맛은 달고 쓰며 성질은 서늘하다.
효능 : 소식, 이뇨, 제번갈, 지통, 청목, 청열, 해독, 화담

- 다면증, 두통, 말라리아, 목현, 식적담체, 심번구갈, 약물중독, 이질, 화상의 치료

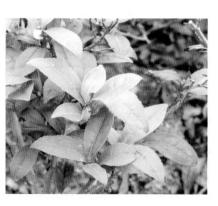

치를 세우고 하면 비교적 편하게 할 수 있는데, 다소 힘이 들더라도 그 시간 동안만 참아내면 뛰어난 효과를 볼 수 있다.

53 검게 구운 가지의 열매꼭지

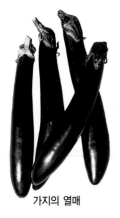

가지의 열매

손톱과 발톱 밑에 생기는 염증인 표저의 치료에 가지의 꼭지를 이용한다. 가지의 꼭지를 그늘에 말려 이것을 질냄비나 법랑냄비에 넣고 뚜껑을 덮어 약한 불로 천천히 굽는다. 연기가 나지 않게 되면 불에서 내려 도구를 이용하여 갈아 미세한 가루를 만든다.

이 가루를 참기름으로 질척할 정도로 개어서 환부에 바르고 붕대를 감아 준다. 발라둔 것이 마르면 새것으로 교환하는 식으로 계속하다 보면 통증이 가시고 치유될 것이다. [제9장 37 참조]

가지 *Solanum melongena* Linne

가지과. 한해살이풀. 밭에서 키 60~100cm 자라며 채소로 재배한다. 전체에 별 모양의 회색 털이 많다. 잎은 어긋나고 달걀 모양이며 끝이 뾰족하다. 꽃은 6~9월에 연보라색으로 피고 줄기와 가지의 마디 사이에서 나온 꽃줄기에 여러 송이가 달린다. 열매는 장과이고 흑자색으로 익는다. 열매를 식용한다.

한약명 : 가자-열매, 가체-열매꼭지

채취 : 가을에 붉게 익은 열매를 따서 햇볕이나 그늘에 매달아 말린다.

약성 : 맛은 달고 성질은 서늘하다.

효능 : 청열, 활혈, 지통, 소종열독 제거

- 각종 출혈, 각기, 동상, 치통, 피부궤양, 오장피로(五臟疲勞)의 치료

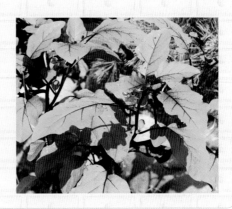

제 6 장

신경장애 · 당뇨병 · 어깨결림 · 요통 등의 증상

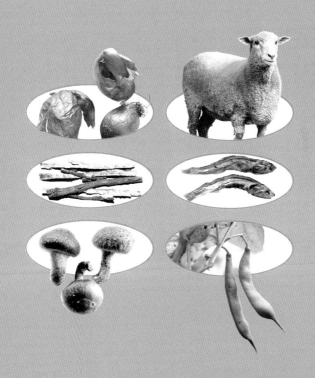

　　오늘날은 여유를 가질 수 없을 만큼 모두가 바쁘게 살아간다. 언제나 정신적으로 긴장한 상태에 있다 보니, 신경작용이 균형을 잃게 되고 내장기능도 저하해서 여러 가지 나쁜 증상을 유발시키는 원인이 된다.

　　고대 그리스의 의성(醫聖)으로 불리는 히포크라테스는 인간의 자연치유 능력을 반영하는 의술을 펼쳤다. 그리고 그 근본적인 대원칙은 지금도 변함이 없다. 의학이라고 하면 흔히 서양 근대의학만을 생각하는 경향이 있는데 병의 초기 단계에서는 무엇보다도 자신의 노력 여하에 달려 있는 '식사 섭생' 이라는 방법도 의학의 범주 속에 있다는 것을 잊어서는 안 된다. 그러므로 인간의 자연 치유 능력을 살린 가정치료법을 십분 활용해 보는 것이 바람직하다. 그것은 정신적인 치료까지도 포함하고 있기 때문이다. 정신적인 안정과 건강이 없이는 육체적인 건강을 바랄 수 없다.

(1) 노이로제나 불면증, 히스테리나 신경과민증일 때

01 산초나무의 열매 가루

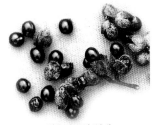

산초나무의 열매

　　육류나 아이스크림 · 주스 등 당분이 들어가 있어 단맛이 있는 것은 뇌의 세포로부터 칼슘을 빼앗는다. 그 결과 신경이 안정되지 않고 초조하거나 흥분 상태가 계속되므로, 약초 등을 이용하는 방법은 물론 식이요법에 의해서도 신경을 진정시켜야 한다. 그래서 육류나 과자류의 섭취를 줄이는 반면에 야채류를 다양한 형태로 많이 먹으면서 개선해 나간다.

　　노이로제 증상의 치료에 산초나무의 열매를 이용한다. 산초나무의 열매를 갈아 미리 준비한 쌀가루와 섞어서 잘 반죽해 쌀알 크기로 만든 것을 5~10알 공복 시에 먹는다. 며칠간 꾸준히 계속하다 보면 뇌의 활동이 활발해지고 생기가 넘쳐 기분도 상쾌해질 것이다. 산초나무의 가루와 쌀가루를 섞어 반죽할 때, 약간씩 물을 넣으면 반죽하기가 쉬워지므로 요령껏 해 본다.

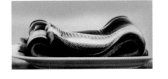

손질한 뱀장어

02 뱀장어의 경단즙

　　노이로제 · 불면증에 뱀장어로 경단즙을 만들어 복용한다. 뭐니뭐니 해도 스태미너 회복에는 이것 이상이 없을 정도로 최고이다. 육체뿐만 아니라 정신적인 면에 있어서도 그렇다. 뱀장어를 통째로 사다가 식칼로 두들겨 부드럽게 민든다. 그런 다음 소량의 소금과 시판되고 있는 소흥주(紹興酒)를 넣어서 익혀 경단을 만드는 것이다. 그런 다음 돼지 뼈를 삶아 수프를 만들어, 소금을 넣어 간을 맞추고, 만들어 둔 뱀장어의 경단을 넣고, 파를 큼직큼직하게 썰어 띄우는 것이다. 머리 · 뼈 · 간 등 모든 것이 함유되어 있으므로 강한 효과가 나타난다. 그것은 다량의 비타민 A뿐만 아니라 칼슘도 충분하기 때문이다. 뱀장어구이도 뛰어난 음식이지만, 경단즙을 만들면 느끼한 맛이 없어 매일 자주 먹을 수 있다. 이것으로 경미한 노이로제 증상이 있던 사람도 생기발랄해지고 왕성한 활동력을 보일 것이다.

기타 효능 : 부정맥(不整脈) · 성욕 감퇴 등에도 효력을 발휘한다.

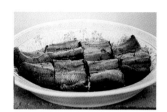

뱀장어 구이

03 잉어머리와 돼지골

어류 중에는 비타민 A의 효력이 거의 없는 것이 많은데 이에 반해 잉어는 1,700IU라는 압도적인 수치를 갖고 있다. 그러므로 이 음식을 복용하게 됨으로써 노이로제로 쓰러지기 직전이던 신경도 정상적으로 되돌아올 것이다.

듬성듬성 썬 잉어의 머리를 국물로 부드럽게 될 때까

돼지

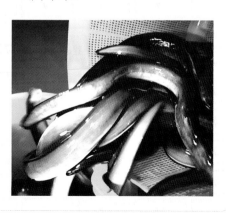

뱀장어 *Anguilla japonica*

뱀장어과. 민물고기. 강, 호수, 늪, 논 등에서 서식하고 몸길이 60cm 정도이며 매우 가늘다. 비늘은 피부 속에 묻혀 있고 배지느러미는 없다. 등은 청회색이며 배는 흰색이나 노란색을 띤다. 육식성으로 주로 저서성 무척추동물을 잡아먹으며 야간에 활동한다. 봄~여름에 알을 낳는다.

한약명 : 만려어, 해만-몸체

채취 : 내장은 제거하고 살과 뼈를 채취하여 사용한다.

약성 : 맛은 달고 성질은 평하다.

효능 : 건비보폐, 익신고충, 거풍제습, 해독 살충

– 오장허손, 소화불량, 폐로해수, 양위, 붕루 대하의 치료

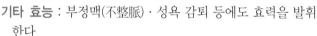

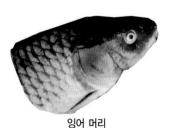

잉어 머리

지 고다가 거기에다 돼지골을 넣고 간장으로 살짝 간하면 된다. 빠르면 이것 한 번으로 좋아지고, 그렇지 않아도 2~3회쯤 더 만들어 먹으면 거의 완쾌된다. 또 기분이 가라앉는 정도의 가벼운 노이로제일 때는 잉어의 머리와 팥을 삶은 것을 먹으면 효과가 있다. 신경이 활발하게 작용하고 성 호르몬도 꽤 자극된다.

기타 효능 : 잉어의 머리와 돼지골을 고아 강정식으로, 잉어의 머리와 팥을 삶은 것은 신장병 · 당뇨병 · 발기불능에 효력이 있다.

04 돌외

노이로제 증상의 치료에 돌외를 이용한다. 햇볕에서 말린 것을 가루로 만들거나 가늘게 썰거나 해서 뜨거운 물을 부어 마시는 것이므로, 일반 보통의 차를 마시는 방법과 다를 바 없다. 그러나 이것을 마심으로써 노이로제 기미는 깨끗하게 제거되고, 무엇보다도 세포를 젊게 해 준다. 몸속의 여러 해 묵은 독을 배출시켜 기분도 상쾌하게 해 준다.

기타 효능 : 암 예방 효능으로 잘 알려진 게르마늄의 함유량이 뛰어나다. 물론 암세포를 소멸한다고는 단언할 수 없으나, 적어도 예방 효과가 있는 것에 대해서는 이미 정평이

여로 *Veratrum maackii* var. *japonicum* T. Shimizu

백합과. 여러해살이풀. 산지와 들판의 풀밭에서 키 40~60㎝ 자란다. 잎은 어긋나고 아래쪽의 잎은 좁은 피침형이며 끝이 뾰족하다. 꽃은 암수한그루로 7~8월에 짙은 자줏빛을 띤 갈색으로 피고 꽃잎은 6개로 갈라진다. 열매는 삭과이고 타원형이다.

한약명 : 여로-뿌리줄기
채취 : 봄에 뿌리줄기를 캐내어 햇볕에 말린다.
약성 : 맛은 맵고 쓰며 성질은 차갑고 독성이 있다.
효능 : 최토, 충독제거, 살충
- 중풍담옹, 후비, 황달, 설리, 개선, 악창, 두통, 풍간나질, 구학, 비식, 풍간전질, 후두염, 편도선염, 옴의 치료

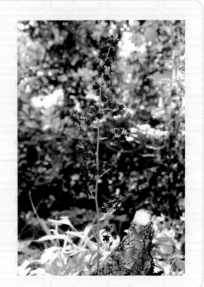

나 있다. 정력증강의 왕좌에 있는 인삼이 무색할 만큼 사포닌 함유량도 주목되고 있으며, 기타 허약체질이나 당뇨병 · 발기불능에도 강력하게 작용한다고 알려져 있다.

05 **참여로를 달인 즙**

여름철의 산행 때 그냥 지나칠 수 없는 것이 산자락에 펼쳐진 넓은 초원 여기저기에서 불쑥 송아 연분홍색의 작은 꽃을 피우는 참여로이다. 이 약초는 향기가 훌륭해 약간 바꿔 말하자면 부작용이 없는 각성제라고 말할 수 있다. 인체에 전혀 해가 되지 않는 유익한 각성제인 셈이다.(뿌리는 독성이 강해서 약으로 쓰지 않음.)

노이로제 증상의 치료에 참여로를 이용한다. 꽃송이를 위주로 해서 잔가지째 꺾어 채집하여 이것을 말렸다가 끓여 맛을 우려내서 사용하게 되는데, 이것을 한 번 복용함으로써 피로했던 심신이 금세 회복된다. 무작정 흥분된다기보다는 숙면하고 나서 맛볼 수 있는 그런 상쾌함을 느낄 수 있다. 가라앉았던 기분은 순식간에 사라져 버린다. 물론 중독성은 없으므로, 수험생이나 각성제 중독환자에게 알려 주고 싶을 정도이다. 너무 입욕시간이 길어 정신이 몽롱할 때도 참여로의 잎을 따다물에 넣고 달여서 마시면 상쾌해진다. 신경을 회복시키는 데는 확실한 효과가 있다.

기타 효능 : 복통에도 효과가 있다.

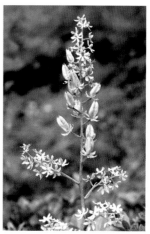

흰여로

06 **참깨 등 종자류**

노이로제 증상의 치료에 이용하는 참깨 등 종자류에는 칼슘이나 헤시틴이 많고 이것이 뇌나 신경을 건강하게 하고 작용을 강화시켜 준다.

중국이나 러시아 등지에서는 해바라기의 씨나 소나무의 열매, 호박과 수박의 씨를 늘 곁에 두고 상식하고 있는 일은 잘 알려져 있는데, 그것은 경험적으로 오래 전부터 이 종자류들이 신경 안정을 유지하는 데는 안성맞춤이었기 때문이다.

기타 효능 : 심장병 · 류머티즘 · 허약체질 개선, 그리고 정력 증강에 효과가 있다.

참깨, 해바라기, 호박의 씨
(위로부터)

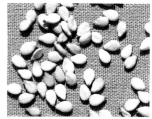

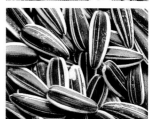

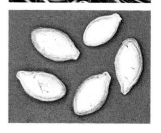

07 산마늘

옛날 울릉도에 폭설이 내려서 식량이 모자라게 되어 굶주림에 시달릴 때, 사람들이 산에 올라 눈을 헤치고 산마늘을 캐어서 삶아먹고 겨울을 견뎌냈다고 한다. 그래서 울릉도에서는 이 나물을 먹고 생명을 이었다고 해서 '명이나물'이라고 부른다. 일본에서는 수도승들이 즐겨 먹는다고 해서 행자마늘이라고 하며, 중국에서는 자양강장에 효능이 뛰어나고 맛이 좋은 산나물로 예로부터 애호되어 왔다.

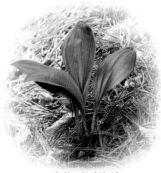

산마늘의 어린 잎

청정 지역 울릉도 산속 음지에서 자라는 산마늘은 해발 700m 이상의 고산지대와 울릉도 전역에서 자생하고 있다. 1994년경 울릉도에서 반출되어 현재는 강원도 일부지역에서도 재배가 가능하다. 울릉도산 산마늘은 육지의 산마늘에 비해 잎이 넓고 끝이 둥근 것이 특징이다. 매년 잎이 연할 때 채취하여 간장 절임으로 판매하는데, 품질 또한 다른 지역의 산마늘보다 월등하게 뛰어나다.

노이로제와 같은 신경증의 치료에 산마늘을 이용하면 효과를 볼 수 있다. 산마늘을 뿌리째 채취하여 말려서 두었다가 파처럼 썰어 요리에 넣어 먹는 것이다. 또 여름에 알뿌리를 캐내어 물에 넣고 달여서 복용한다.

산마늘 *Allium microdictyon Prokh.*

백합과. 여러해살이풀. 산지의 숲 속에서 자라고, 꽃은 5~7월에 흰색 또는 노란색으로 피고 꽃줄기 끝에 잔꽃이 모여 우산 모양꽃차례로 달린다. 열매는 염통 모양 삭과이고 8~9월에 익는다. 씨는 검은색이다. 비늘줄기와 더불어 여린 부분을 식용하며 비늘줄기를 약재로 쓴다.

한약명 : 각총-비늘줄기

채취 : 여름에 비늘줄기를 캐내어 햇볕에 말린다.

약성 : 맛은 맵고 성질은 조금 따뜻하다.

효능 : 온중, 건위, 해독

－ 타박상, 혈어종통, 육혈, 창옹종통소화불량, 심복통, 옹종, 독충교상, 장기악독, 복통의 치료

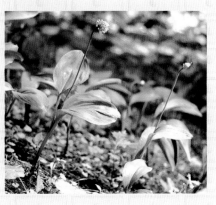

생잎을 장아찌로 만들어 먹기도 한다.

기타 효능 : 허약체질 · 신경통 · 현기증에 즙으로 만들어 먹
으며 아이들의 야뇨증을 치료하고, 어른의 경우는 유정(遺
精)에도 효과가 있다. 산마늘의 비늘줄기(알뿌리)는 생약
명으로 각총이라 하여 구충 · 이뇨 · 해독 및 감기 증상을
제거하는 데 사용되었다.

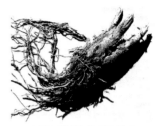
산마늘의 비늘줄기와 뿌리

08 대추술

노이로제 · 불면증에 대추로 술을 담가 마시면 효과
를 볼 수 있다. 술을 담그는 것 이외에도 설탕 절임 · 꿀
절임으로 해도 좋은데 같은 대추라도 만일 구할 수 있
으면 멧대추를 사용하는 편이 효과적이라는 설도 있다.

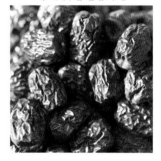
대조(대추를 말린 약재)

멧대추는 대추의 사촌 격으로 열매가 둥글고 조금 신
맛이 나는 과일인데 이것을 햇볕에다 말렸다가 망치로
자근자근 두들겨서 소주에 담근다. 그렇게 해서 1개월
쯤 재워 두었다가 필요할 때 잠자기 전에 한 숟가락씩
먹으면 신경이 안정되고 숙면할 수 있게 된다.

이렇게 며칠 계속 먹다 보면 노이로제도 말끔히 낫는
다. 멧대추가 아닌 일반적인 보통 대추로도 같은 효과
를 기대할 수 있다. [제6장 08 참조]

기타 효능 : 위경련에도 좋다.

대추나무 *Zizyphus jujuba* Miller var. *inermis* Rehder

갈매나무과. 갈잎 큰키나무. 과수로 재배
하는데 전체에 가시가 있으며 잎은 어긋나고
달걀 모양이다. 꽃은 6월에 연한 황록색으로
피고 잎겨드랑이에 모여 달린다. 열매는 타
원형 핵과이고 9월에 적갈색으로 익는다.

한약명 : 대조−열매

채취 : 가을에 열매를 따서 햇볕에 말린다.

약성 : 맛은 달고 성질은 따뜻하다.

효능 : 완화, 강장, 이뇨, 진경, 진정, 보비
(補脾), 화위(和胃), 익기, 해독, 항종양, 항
알러지

− 위허 식욕부진, 비약연변(脾弱軟便), 이
질, 복통, 타액부족, 혈행불화, 건해, 불

면증, 신경과민의 치료

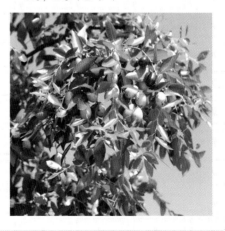

09 조릿대차

조릿대에 함유되어 있는 다당류는 암을 제압하는 특수 성분이 있지만 지금까지는 확실한 효력이 있는지는 분명히 밝혀져 있지 않다. 그러나 악성 종기의 치료에는 예로부터 꾸준히 사용되어 왔다.

조릿대의 잎으로 차를 만들어 자주 마시면 체내에 있는 노폐물을 모두 몸 밖으로 배출시켜서 신진대사를 원활하게 하여, 신경 불안이나 스트레스를 해소시켜 주고 가벼운 노이로제나 불면증을 낫게 하는 효과가 있다. 그 이유는 이 조릿대에 함유되어 있는 비타민 K에 의해서 신경세포가 원활화되는 데 필요한 칼슘이 점점 증가되기 때문이다. [제3장 17 참조]

기타 효능 : 천식 · 고혈압 · 강장에 효과가 있으며, 복용하는 것과 목욕할 때 찻물을 희석해서 이용하는 것을 병용하면 습진에도 효과가 있다.

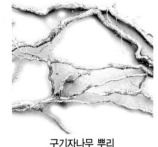

조릿대 잎

10 구기자나무의 뿌리를 달인 물

노이로제나 불면증에 구기자나무의 뿌리를 이용한다. 말린 뿌리를 적당량의 물에 넣고 그 물이 1/4 정도로 되도록 달인 물을 매일 한 컵쯤 마시면 좋다.

[제6장 62, 제8장 11 참조]

기타 효능 : 당뇨병 · 발기불능 · 불감증 · 신장병 · 간장병 등에도 뛰어난 효험이 있다.

구기자나무 뿌리

11 솔잎 가루

솔잎에 함유되어 있는 옥실팔티민산은 젊음을 유지시켜 주는 데 강력한 작용을 한다. 그 결과 백발이 방지되고 피부가 아름다워지며 여러 가지의 성인병이 예방된다. 옛날부터 솔잎이 신선의 식사라고 불린 것도 이런 연유에서일 것이다. 그리고 또 한 가지의 근거로 솔잎에는 신경을 안정시켜 주는 성분이 있다고 한다. 믹서 등에 간 솔잎에다 꿀을 풀어 매일 복용하게 되면, 얼마 되지 않아 기분이 맑아지고 지금까지 우울했던 '마음의 상태'가 말끔히 치유되는 것을 느낄 것이다.

[제3장 06 · 07, 제6장 26, 제10장 26 참조]

솔잎(소나무의 잎)

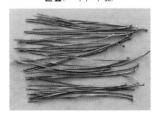

12 계란초(鷄卵醋)

노이로제에 달걀을 이용한다. 달걀을 껍질째 초에다 재워 두었다가 걸러 낸 즙은 칼슘을 비롯해 각종의 유효성분을 낭비 없이 체내에 받아들일 수 있게 한다. 그리고 이 칼슘이야말로 신경안정에 절대적으로 필요한 성분이다. 히포크라테스도 이것을 사람들에게 권했을 정도로 효과가 인정된 것이다. [제3장 19, 제5장 30 참조]

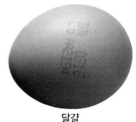

달걀

13 차즈기잎 주스

스트레스로 인한 정신불안 · 노이로제는 화학약품만으로 고칠 수 없는 병이다. 정신안정제 같은 약품의 활용은 임시방편적인 방법이지 결코 근본적인 치유책은 될 수 없다. 부자연스러운 환경에서 발생한 '마음의 병'은 자연스런 환경에서 대자연의 산물인 천연의 재료로 치유하는 것이 역시 자연의 일원으로서 인간의 심신에 좋은 것이다.

그 방법 중의 하나가 차즈기잎 주스를 마시는 것이다. 한 번 마시는 분량은 차즈기잎 10장 정도를 갈아 마시면 되는데 입맛에 안 맞는 사람은 다른 야채류와 섞어서 만들어 마셔도 된다. 차즈기잎의 유화아릴이나

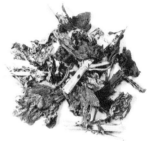

소엽(차즈기의 잎을 말린 약재)

조릿대 *Sasa borealis* (Hackel) Makino

대나무과. 늘푸른 관엽 식물. 산지에서 키 1~2m 자란다. 잎은 가지 끝에서 2~3매씩 나고 긴 타원상 피침형이며 가장자리에 톱니가 있다. 꽃은 5년마다 4월에 피고 2~5개의 작은이삭으로 된 원추화서이며 털과 흰 가루로 덮여 있다. 씨는 5~6월에 익는다.
한약명 : 담죽엽, 송하죽, 지죽-잎
채취 : 가을에 잎을 채취하여 그늘에서 말린다.
약성 : 맛은 달고 담백하며 성질은 차다.
효능 : 해열, 이뇨, 지갈, 지혈, 방부
– 가슴이 답답하고 열이 날 때, 소변불리, 적뇨, 구내염, 폐옹, 비출혈(코피), 안질,

악성종양, 만성 위염, 고혈압, 동맥경화, 감기 천식의 치료

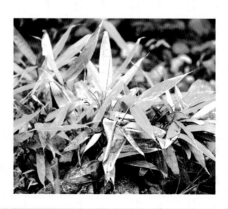

이휴와프로필아릴의 냄새도, 노이로제에 수반되는 불면증에 효력을 나타낸다. 매일 자기 전에 미리 복용해야 하는데, 그때 차즈기의 생잎을 머리맡에 놓아두고 자게 되면 이중으로 효과가 작용해, 쇠약해진 신경을 건강하게 하면서 강정에도 특효가 있다. [제3장 56 참조]

14 피콜로당근과 하야테양파의 생식, 잎우엉 주스

당근

'피콜로당근'은 비엔나소시지 정도의 크기로 붉은색이 선명하고 비타민 A가 다른 것보다 월등하게 함유되어 있어 일명 '밭의 뱀장어'라고도 한다. 잎도 함께 먹으면 비타민 C가 충분히 섭취된다. 날것으로 먹으면 좋은데 단맛이 있기 때문에 아이들도 굉장히 좋아한다.

'잎우엉'은 신기한 뿌리채소로 보통의 우엉과는 달리 아주 작은 뿌리에 잎이 무성한 식물로 전체를 식용할 수 있다. 신경 회복을 돕는 데 더할 나위 없이 유용한 것이 우엉뿌리인데, 신경 정상화에 필요한 역할을 하는 엽록소가 많은 잎도 먹을 수 있는 것이 또 하나의 장점이다.

우엉

'하야테양파'는 엄지손가락 두 개 정도의 크기로, 혈액을 정화하고 체질의 균형을 유지시켜 주는 알칼리성 식품인 양파의 성분과 유사한데 통째로 먹을 수 있는 야채이다. 이런 야채를 날로 씹어 먹는 습관을 갖는 것만으로 노이로제 따위는 얼씬도 못할 것이다.

기타 효능 : 폐암 예방 · 강정에도 약효가 있다.

자주쓴풀

15 민물게와 자주쓴풀

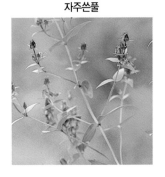

노이로제를 다스리는데에 민물게와 자주쓴풀을 이용한다. 옛날에 선비들이 과거를 보러 과장(科場)으로 출발할 때, 집을 나서기 전에 이것을 달인 물을 마셔 긴장되고 흥분된 신경을 안정시켰다는 기록이 남아 있다.

[제2장 08 · 87 참조]

16 생양파와 양파껍질을 달인 물

불면증은 비타민 B1의 부족으로 일어나는 증상이다.

이 비타민 B1의 흡수를 높이는 것이 양파의 유황분 티오알데히드이다. 그래서 양파를 썰어 머리맡에 놓아두는 한편, 양파의 얇은 껍질 한 줌에 5컵의 물을 붓고 그것이 3컵의 분량으로 줄어들 정도로 끓여서 식힌다. 이 물로 양치질을 하거나 또는 마시고 잠자리에 들면 불면증으로 시달리는 일은 없어질 것이다.

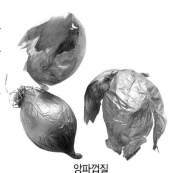

양파껍질

17 당귀를 달인 물

옛날 중국의 어느 지방에 부부가 살았다. 치료하기 어려운 부인병에 길려 고생하던 아내는 집을 나가버렸고 남편은 근심한 나머지 노이로제에 걸리게 되었다. 얼마 후 집을 나간 아내는 이 약초를 이용해서 병이 낫게 되자 집에 돌아왔다. 그리고 남편이 병에 걸린 것을 알게 되자 남편에게도 이 약초를 복용시켜 병을 고쳤다고 한다. 그때부터 사람들은 이 약초를 '마땅히 돌아가게 하는 풀' 이라는 뜻으로 당귀(當歸)라고 부르게 되었다. 참당귀의 이름은 이 중국 전설에서 유래되었다.

발을 꼬아 놓은 것 같은 참당귀뿌리를 썰어 그늘에 말린 다음, 이것에 적당량의 물을 부어 그 물이 절반 정도로 줄어들 때까지 달인다. 이 달인 물을 꾸준하게 계속 복용하면 자율신경 실조증이 정상적으로 회복되며

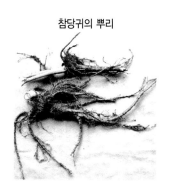

참당귀의 뿌리

참당귀 *Angelica gigas* Nakai

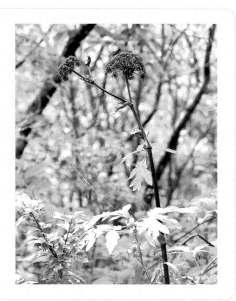

산형과. 여러해살이풀. 산골짜기 냇가 근처에서 키 1~2m 자란다. 뿌리잎과 밑부분의 잎은 깃꼴겹잎이고 작은잎은 타원형이다. 꽃은 8~9월에 자색으로 피고 줄기 끝에 많이 모여 달린다. 열매는 타원형 분과이고 10월에 익으며 가장자리에 날개가 있다.

한약명 : 당귀-뿌리
채취 : 가을 또는 봄에 뿌리를 캐내어 햇볕에 말린다.
약성 : 맛은 쓰고 달며 성질은 따뜻하다.
효능 : 거풍, 보혈, 거어, 조경, 진정
 - 관절통, 신체허약, 두통, 현훈, 월경불순, 복통, 변비, 타박상, 염좌의 치료

호르몬의 분비도 원활해져서 히스테리나 노이로제는 물론 불면증이나 신경과민증도 치유될 것이다.

[제10장 03 참조]

기타 효능 : 성(性)기능도 회복된다. 참당귀의 뿌리를 족욕 물에 우려서 사용하면 하반신을 따뜻하게 하고 혈액순환을 순조롭게 해서 신경을 안정시켜 준다.

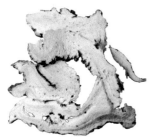

당귀(참당귀의 뿌리를 말린 약재)

18 모란뿌리를 달인 물

모란의 뿌리는 '신경을 안정시키고 혈관을 깨끗하게 한다' 고 고서에도 적혀 있다. 이것은 자궁병이라고 불리는 히스테리에도 효과가 있다고 한다.

히스테리 증상의 치유에는 말린 모란뿌리에다 적당량의 물을 넣고 그 물이 반이 되도록 달여서 복용한다.

[제2장 71 참조]

기타 효능 : 월경불순 · 치질에도 효과가 있다.

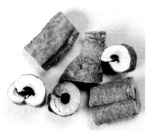

목단(모란의 뿌리를 말린 약재)

19 다시마 · 가다랭이포 · 멸치로 우려낸 된장국

가정 내 폭력 · 비행소년을 가진 부모와의 상담을 하면서, 멸치 등을 넣은 된장국을 먹이느냐고 물어 보면 대부분은 잘 먹이지 않는다는 대답을 한다. 범죄자나

모란 *Paeonia suffruticosa* Andrews.

미나리아재비과. 갈잎 떨기나무. 원예화초로 재배하며 높이 2m 정도 자란다. 잎은 어긋나고 깃털 모양이며 가장자리에 톱니가 있다. 꽃은 붉은색 겹꽃이고 5월에 피며, 가지 끝에 1송이씩 달린다. 열매는 골돌과이고 7~8월에 익으며, 씨는 둥글고 검은색이다.
한약명 : 단피, 목단피-뿌리껍질
채취 : 봄 또는 가을에 뿌리를 채취하여 껍질만 벗겨내 햇볕에 말린다.
약성 : 맛은 맵고 쓰며 성질은 조금 차갑다.
효능 : 청열, 양혈, 화혈, 소어, 진통, 소염, 진경
- 열입혈분증(熱入血分症), 발반(發斑), 경

간, 토혈, 비출혈, 혈변, 두통, 골증노열, 월경불순, 복중경결(腹中硬結), 타박상의 치료

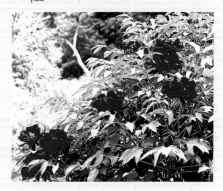

병약자가 어른일 경우에도 같은 질문을 해 보면 거의 같은 대답을 듣게 되는데 우연의 일치라고 웃어넘기기에는 어딘지 석연찮은 면이 있다. 이렇게 최근에는 멸치류 같은 식품의 이용률이 저조해지는 안타까운 현상을 보여주는 일례라고 할 수 있다.

그런데 미국에서 주목되고 있는 '정상분자의학'도 간단히 말하면 이와 같은 것을 연구하는 의학이다. 요컨대 영양의 불균형이 육체적인 면뿐만 아니라 정신적인 면까지 비뚤어지게 하고 있다는 것에 주목한 의학이다. 정신 안정을 저해하는 요인 중에서 칼슘 부족으로 인한 것은 치명적이라는 사실을 말해 준다. 그런 연구 보고서를 보지 않고서도 이미 우리들의 체험적인 지식으로 충분히 알고 있는데도 불구하고, 칼슘의 보고(寶庫)인 멸치류 같은 생선을 도외시하고 있다.

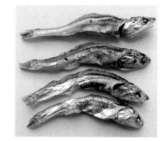

멸치

간혹 칼슘제를 남용하는 사람도 있는데, 식품 중에 포함된 칼슘이 아니면 그냥 배설되어 버리기 때문에 아무런 소용이 없다는 것은 이미 과학적으로도 입증되었다. 그러므로 된장국 등을 끓일 때 다시마나 가다랭이포 · 멸치류 등으로 국물을 우려내면 맛도 좋고 영양 면에서 뛰어날 뿐만 아니라, 아이들에게 '씹는' 것을 가르치기 위해서도 절호의 기회가 될 것이다.

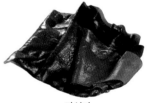

다시마

최근에는 햄버거나 스파게티 등의 범람으로 아이들이 딱딱하게 씹히는 것을 기피하는 경향이 있어 그 결과 턱의 근육이 제대로 발육하지 못해 약해져서 치열까지 나빠지고 있다. 멸치류처럼 쪄서 말린 것들 속에는 인 · 철 · 나트륨 · 칼륨 등이 다량으로 함유되어 있으므로, 이것만으로도 건강한 육체를 만드는 데 큰 도움이 된다.

쪄서 말린 다시마 · 가다랭이포 · 멸치로 우려낸 국물에 된장을 넣고 끓인 된장국은 노이로제나 히스테리를 가라앉히는 데 효과가 있다.

20 생파와 된장

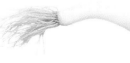

파흰밑

대파는 건강한 두뇌를 만드는 약으로서 옛날부터 알려져 왔다. 생파의 파흰밑(파의 비늘줄기와 뿌리를 포함한 부분)을 5cm 정도로 잘라 1회 4~5개씩 식사 때마다 된장에 찍어 먹게 되면 불면증으로 고생하는 일 없이 숙면할 수 있게 된다.

---

(2) 신경통 · 관절염 · 류머티즘 · 통풍 · 편두통 · 어깨결림 · 오십견, 요통이 갑자기 허리 디스크가 되었을 때

21 **고추냉이 도포약**(塗布藥)

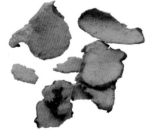

고추냉이

신경통이나 류머티즘은 장마철이면 더 극성을 부린다. 아프기 시작하면 고추냉이를 강판에 갈아 환부에 바르면 통증이 가신다. 통증을 자극하여 반사적으로 아픈 감각을 부드럽게 하는 역요법의 하나이다. 고추냉이의 흰 꽃과 줄기를 잘게 썰어, 무 간 것과 잘 개어서 바르는 게 잘 듣는다고 말하는 사람들도 있지만 보통의 경우 뿌리와 줄기 외에는 입수하기가 어려우므로 먼저 소개한 방법을 이용하는 게 용이할 것이다. 다만 가루 내거나 강판에 간 고추냉이로는 효과가 없고, 생 고추냉이만이 효과가 있다.

22 **멧미나리를 달인 물**

신경통 · 류머티즘에 멧미나리를 뿌리째 그냥 먹어도 좋지만, 약용으로 쓰기 위해서는 말린 멧미나리를 물이 반으로 줄어들게 달여서 하루에 2~3회, 반 컵씩 복용한다. 피를 깨끗하게 걸러주는 작용이 뛰어나서 그 효과는 신속하게 나타날 것이다.

토복령
(청미래덩굴의 뿌리를 말린 약재)

23 **청미래덩굴의 뿌리를 달인 물**

류머티즘에 청미래덩굴의 뿌리를 이용한다. 말린 뿌리 한 줌에다 3컵의 물을 넣어 그 물이 절반이 될 때까지 달인 물을 하루 세 번으로 나눠서 복용한다. 조금은 귀찮더라도 꾸준히 매일 복용하게 되면 머잖아 효과가 나타나고 기분까지 상쾌해질 것이다.

24 **올리브유**

신경통에 올리브유를 환부에 폭넓게 바르고 일광욕

을 한다. 그러면 체내의 갈슘이 이온화되어, 아픈 것이 빠르게 완화된다.

25 양고기

손쉽게 구할 수 있으면서 간단한 방법으로 먹을 수 있는 강정식에 양고기가 있다. 그것도 지방분이 많은 고기가 좋은데 식칼로 두들겨 부드러운 상태로 만들어 마늘을 넣으면 효과가 무척 빠르게 나타난다. 성적(性的) 강장의 효과도 기대할 수 있는데 소금으로 간을 하면 맛도 배가될 것이다.

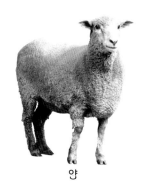
양

양의 날고기를 얇게 썰어 신경통이나 류머티즘의 환부에 붙이면 곧 열이 가시고 통증도 줄어든다.

양을 사용해 치료를 처음 시작한 사람은 몽고의 칭기스칸이었다고 한다. 안장에 쓸려 군마의 등에 생긴 상처를 군량용이던 양을 이용해서 고친 것이 시초라고 한다. 양의 살을 베어서 말의 상처난 등에 붙여줘 치료하고 난 뒤에 나머지는 모두가 먹고 스태미너를 길렀다고 하니까 양고기는 여러 가지로 도움이 되는 식품이라고 할 수 있다.

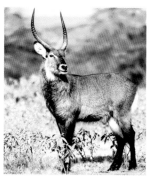
산양

한 가지 주의사항으로는, 신경통 등의 치료에 사용할 경우에는 구이로 쓰기 위해 얇게 썰어 간장에 재워 둔

고추냉이 *Wasabia koreana Nakai*

십자화과. 여러해살이풀. 농가에서 채소로 재배하며 키 20~40cm 자란다. 잎은 밑동에서 모여나고 염통 모양이며 가장자리에 불규칙한 톱니가 있다. 잎자루가 길다. 꽃은 5~6월에 흰색으로 피며 꽃줄기 끝에 모여 달린다. 열매는 약간 굽은 장각과이고 7~8월에 익는다.

한약명 : 산규근-뿌리줄기

채취 : 여름에 뿌리줄기를 채취하여 잡질을 제거하고 물에 씻어 썰어서 말린다.

약성 : 맛은 맵고 성질은 따뜻하다.

효능 : 발한, 방부항균, 온중진식(溫中進食), 축풍(逐風), 해어독

– 류머티즘, 생선독중독, 소화불량, 식욕부진, 식중독, 신경통의 치료

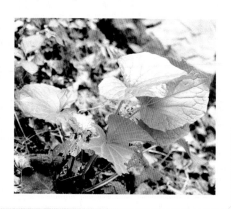

것을 써서는 안 된다는 것이다. 오히려 환부를 악화시키는 경향이 있기 때문이다.

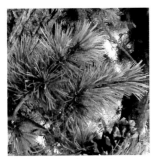

솔잎(소나무의 잎)

26 솔잎녹즙과 솔잎차

신경통 · 류머티즘에 솔잎을 갈아서 만든 녹즙을 하루에 3회 환부에 바른 다음 기름종이를 대고 따뜻하게 찜질을 해주면 효과가 있다. 그리고 그늘에서 말린 솔잎을 썰어 차(茶)로 이용해서 마시면 효과가 더욱 증진된다. [제3장 06, 제10장 26 참조]

기타 효능 : 솔잎차는 혈압 안정 · 빈뇨증에도 효과가 있다.

27 꽃무릇의 구근

석산(石蒜)은 꽃무릇의 생약명으로 둥근 비늘줄기(구근)를 약재로 쓴다. 구근이 돌처럼 단단한 마늘이라는 뜻으로 생약명이 붙은 것 같다.

류머티즘에는 꽃무릇의 비늘줄기를 강판에 갈아 헝겊에다 펴 발라서 이것을 환부에 댄다. 붙이고 있는 것이 어느 정도 마르게 되면 다시 새것으로 바꾸어 붙이는 것을 몇 차례 반복하는 동안에 낫게 된다. 꽃무릇의 구근에는 독성이 있으므로 복용에 주의해야 한다.

꽃무릇 *Lycoris radiata* (L' Herit) Herb.

수선화과. 여러해살이풀. 산기슭이나 초원에서 키 40cm 정도 자란다. 땅 속의 비늘줄기는 넓은 달걀 모양이고 겉껍질은 검은 색이다. 잎은 뿌리에서 모여나고 넓은 선형이다. 꽃은 9~10월에 붉은색으로 피는데 잎이 없어진 후 나온 꽃줄기 끝에 여러 송이가 모여 산형화서로 달린다.

한약명 : 석산-비늘줄기

채취 : 늦여름부터 가을까지 뿌리줄기를 채취하여 말린다.

약성 : 맛은 맵고 성질은 따뜻하다.

효능 : 거담, 이뇨, 해독

– 인후통, 수종, 종독, 종기, 나력의 치료

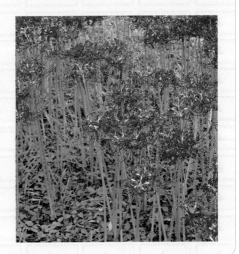

28 하귤술

근육통 · 좌골신경통에 하귤(여름밀감) 4개를 잘 씻은 다음 둥글게 썰어 주둥이가 넓은 병에 넣고 꿀과 술을 1.8ℓ 정도 넣은 다음 밀봉한다. 이것을 어둡고 시원한 곳에서 4개월쯤 재워 두었다가 하귤 조각들은 건져내면 하귤술이 된다. 이 하귤술을 매일 밤 한 숟가락씩 마시고 잠자리에 들면 된다. 따뜻하게 해서 마시면 맛도 좋고 효과도 좋아지는데, 이것을 꾸준히 몇 개월 복용하게 되면 신경통이나 근육통은 사라져 버릴 것이다.

29 쑥차

신경통 · 류머티즘에는 그늘에서 충분히 말린 쑥 한줌을 따뜻한 물에 넣어 우려내 차처럼 마신다. 이것을 매일 6개월 정도 계속하면 분명하게 효과가 나타난다.

30 콩 초절임

신경통에는 콩을 깨끗이 씻어서 완전히 물기를 뺀 다음에 순수한 쌀초에 3일쯤 재워 두었다가 하루 5~6개씩 꺼내어 계속 먹으면 효과를 볼 수 있다. 3개월쯤 지나면 활동하기에 불편을 느꼈던 팔도 꽤 편해질 것이

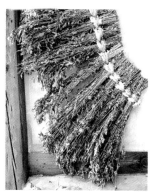

애엽(약쑥을 그늘에서 말린 약재)

귤나무 *Citrus unshiu* Markovich

운향과. 늘푸른 중키나무. 과수로 재배하고 높이 3~5m 자란다. 잎은 어긋나고 넓은 피침형이며 가장자리는 물결 모양이다. 꽃은 6월에 흰색으로 피고 잎겨드랑이에 1송이씩 달리며 꽃잎은 5장이다. 열매는 둥근 장과이고 10~11월에 황적색으로 익는다.

한약명 : 진피, 청피-열매껍질
채취 : 가을에 다 익은 열매를 따서 껍질을 벗겨 햇볕에 말린다.
약성 : 맛은 맵고 쓰며 성질은 따뜻하다.
효능 : 이기통락(理氣通絡), 건비, 조습, 화담, 조중, 소화촉진, 이뇨
 - 어지럼증, 가슴이 두근거리는 데, 흉협위

동통, 식적, 구토해역, 담음해수, 어해중독, 위염, 소화불량 등의 치료

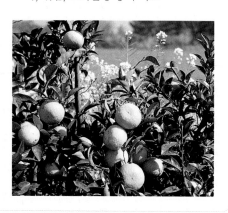

다. [제3장 50 참조]

기타 효능 : 고혈압에 탁월한 효능이 있다.

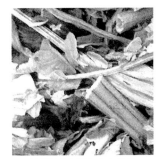

삼백초(지상부를 말린 약재)

31 삼백초를 달인 물

삼백초는 강한 해독작용이 있어서 신경통에도 특효약으로 이용되고 있다. 삼백초를 약재로 쓸 때 하루에 필요한 적당량은 말린 것 한 줌 정도이다. 이것에다 물 3컵을 붓고 그 물이 절반이 될 정도로 끓여 복용하는 것이다. 어떤 학자는 그 효력을 부정한 적도 있었는데 최근에 실시한 성분 조사 결과 그 성분 중의 '크엘티트린' 이라는 것이 암 예방에 지대한 효력이 있다는 사실이 밝혀진 바 있다. [제2장 56 · 104, 제3장 22 · 43 · 65, 제5장 25, 제9장 18 · 33 참조]

기타 효능 : 심장병 · 신장병 · 성병 · 부인병 · 고혈압 · 축농증 · 변비 · 치질 등 만병통치약이라 할 수 있다.

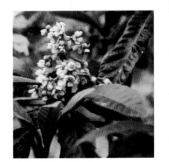

비파나무

32 비파잎의 엑스

신경통 · 류머티즘에 비파의 생잎을 적당한 크기로 썰어 주둥이가 넓은 병에 7부 정도로 채워 넣은 다음 거기에 시판되는 에탄올을 잎이 덮일 정도로 넣는다. 1주일쯤 지나서 잎이 엷은 자색이 되면 건져내 버린다. 엷은 자색을 띤 액체만 남게 되면 이것이 비파 잎의 엑스이다. 이 엑스를 하루에 3회쯤 바르면서 생잎을 불로 따뜻하게 데워서 환부를 찜질해 준다. 4~5개월쯤 꾸준히 하면 나날이 나아지는 것을 체험할 수 있을 것이다. [제4장 42 참조]

33 칡과 돼지고기 수프

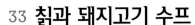

칡 뿌리

홍콩에서는 신경통 치료 방법으로 너구리와 뱀과 칡 외에 약 25종의 약초를 달여서 마시고 있는데 꽤나 효과가 있다고 한다.

또 칡과 돼지고기를 고아 만든 수프를 복용하는데 이때 칡은 뿌리만을 사용한다. 조심할 것은, 돼지 중에는 호르몬제나 항생물질을 투여받은 것들이 많은데 약으로서는 부적합하다. 가능하면 자연 방목한 것을 선택하는 게 좋은데, 그것이 어려운 경우에는 알칼리 식품으

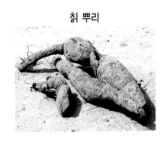

로 사육된 돼지를 쓰는 게 좋다. 이 돼지고기와 같은 양의 칡 뿌리를 적당한 크기로 썰어 섞은 다음, 반나절 정도 약한 불에서 푹 고아 농축 수프를 만든다. 이것을 마시면 즉시 신경통이 근치된다고 자신 있게 말할 수는 없지만 통증만은 꽤 빠르게 가신다.

일단 한번 해 봐서 몸에 맞는다고 생각되면 물로 끓이지 말고 율무차로 끓인다. 이 방법을 이용하면 아픈 것이 재발되지 않는다는 사람이 있는데, 경우에 따라서는 율무를 껍질째 한 줌 물에 불렸다가, 그 물로 끓이면 효과가 있다고도 한다.

또 송진을 딱딱하게 말렸다가 그것을 가루로 만들어 몹시 아플 때 복용하면 꽤 확실한 진정제 역할을 한다.

[제2장 82 참조]

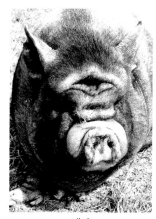

돼지

기타 효능 : 돼지고기와 칡 뿌리의 수프는 여성과 남성 모두에게 강정제로 이용할 수 있다.

34 **율무밥**

신경통과 류머티즘의 치료에 1인분을 기준으로 한줌 정도 껍질을 깨끗이 벗겨낸 율무씨를 쌀과 섞어서 율무밥을 지어 먹으면 효과를 볼 수 있다. 율무만을 잘 씹어서 환부에 붙여도 효력이 있다.

돼지 *Sus scrofa domesticus*

멧돼지과. 포유류. 고기를 이용할 목적으로 기르며 몸무게 70~500kg 자란다. 잡식성 동물이므로 송곳니와 어금니가 발달되고, 몸에 대한 창자의 길이도 14~16배이다. 돼지가 가축화된 시기는 동남아시아에서는 약 4800년 전, 유럽에서는 약 3500년 전이다. 현재 전세계에는 1,000여 품종이 있다.

한약명 : 저담-쓸개

채취 : 돼지를 잡을 때 담낭을 떼어내 바람이 잘 통하는 곳에 매달아 말린다.

약성 : 맛은 쓰고 성질은 차갑다.

효능 : 거담, 지해, 평천, 소염, 항알러지
– 목적종통, 폐열기침, 백일해, 황달, 간염,

천식, 변비, 위장염, 세균성적리, 기관지염, 디프테리아, 소화장애, 중이염의 치료

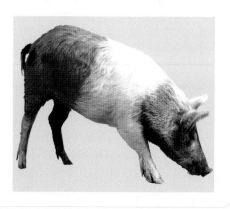

35 생강과 토란(감자) 찜질

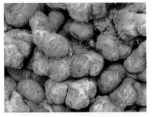

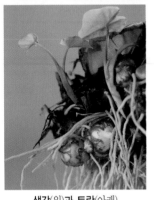

생강(위)과 **토란**(아래)

통풍 · 류머티즘에는 생강과 토란을 강판에 갈아서 섞은 것으로 온찜질을 하는 것만으로도 꽤 효과가 있다. 갑자기 생긴 통증을 가시게 하는 데도 좋다. 토란 대신 감자를 쓰기도 한다.

온찜질은 뜨거운 물에 담가서 적신 헝겊에다 내용물을 펴 발라 환부에 대는 방법으로, 헝겊의 양쪽을 잡고 중앙 부분만 뜨거운 물에 담갔다가 물기를 짜낸 것을 쓰는데 화상을 입지 않게 주의해야 한다.

목욕물에 생강 간 것을 풀어놓고 목욕을 하고 나서 이 방법을 병행하면 더욱더 효과가 있다. 생강은 날것을 사용해도 좋지만 햇볕에서 말린 것을 사용하면 신진대사를 촉진해서 더욱 효과적이다. 또 연근을 갈아 그 즙을 이용해서 온찜질을 하는 것도 효과가 기대되는 방법인데, 이 방법과 병용해서 목욕 시에 사용하는 물속에 마늘 한 쪽 정도를 넣어 사용하는 방법을 실시하면 효과가 좋다.

기타 효능 : 생강을 갈아 한 컵 정도의 뜨거운 물에 넣어서 마시면 숙취에 좋고, 꿀을 넣으면 천식의 구급약이 된다. 인도나 중국에서는 입덧이 났을 때 생강즙을 먹어 진정시킨다고 한다. 뿐만 아니라 임신기의 이상과식증이나 결신

닭의장풀 *Commelina communis* L.

닭의장풀과. 한해살이풀. 길가나 풀밭, 냇가의 습지에서 키 15~50cm 자란다. 잎은 마디마다 어긋나고 피침형이다. 꽃은 7~9월에 하늘색으로 피고 잎겨드랑이에서 나온 짧은 꽃대 끝에 1송이씩 달린다. 열매는 삭과이고 타원형이며 9~10월에 익는다.

한약명 : 압척초-전초

채취 : 여름에 전초를 채취하여 말린다.

약성 : 맛은 달고 쓰며 성질은 차다.

효능 : 소염, 이뇨, 청열, 통림, 해독, 해열
– 감기, 간염, 황달, 볼거리, 혈뇨, 수종, 소변불리, 월경부지, 종기, 인후염, 기관지염), 피부염, 당뇨병의 치료

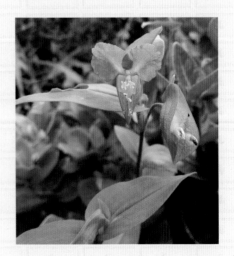

증을 정상으로 되돌리는 약으로도 쓰이고 있다.

36 닭의장풀의 녹즙

류머티즘에 닭의장풀의 생잎으로 녹즙을 내어 주스처럼 마시면 효과를 볼 수 있다. 다른 야채 주스 등과 섞으면 마시기가 쉽다.

닭의장풀의 생잎을 나물이나 무침된장국의 건더기로 사용해도 효과가 있다. [제3장 42 참조]

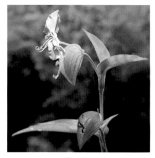

닭의장풀

37 고춧가루참깨초

통풍에 고춧가루와 참깨를 넣은 식초를 이용하면 효과를 볼 수 있다. 각종 요리에 이 식초를 써서 먹는 것인데 가급적이면 검은깨를 사용하는 게 좋다. 흰색이나 금색의 참깨도 성분상으로는 다르지 않지만 효능이 뒤떨어지기 때문이다. [제3장 10, 제11장 10 참조]

기타 효능 : 순수한 식초로 만든 고춧가루참깨초라면 사마귀도 떨어진다.

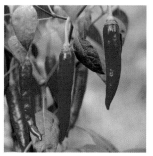

고추

38 쇠물푸레나무를 달인 물

쇠물푸레나무는 본래 눈병 등이 났을 때 사용하는 약초로 알려져 있다. 쇠물푸레나무의 줄기껍질을 벗겨서 햇볕에 말려 물이 반이 될 만큼 달인 물을 복용하면 통풍에도 잘 듣는다. 하루 한두 번씩 꾸준히 복용해야 한다. [제9장 04 참조]

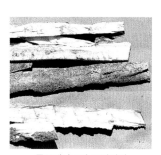

물푸레나무의 줄기껍질

39 개다래나무를 달인 물

통풍은 "관절에 유리 조각을 끼우고 문지르는 것처럼 아프다"고 통증을 호소한다. 그 통증은 주로 엄지발가락 등에 잘 나타난다. 그것은 체내에 쌓인 요산(尿酸)이 주범이다. 갑작스럽게 몰려드는 통증을 멈추게 하는 데는, 생강과 토란(감자)을 갈아 즙을 내어 온찜질을 하는 방법을 이용한다.

비파의 생잎사귀를 한쪽 면만 불에서 구워서 엄지발가락 등의 환부에 붙이는 것도 한 방법이다. 외출할 때는 이렇게 하는 것이 편리할 것이다.

그러나 일단 통증이 가시면 또 병에 대해서 무감각해지는 것이 사람이다. 그러나 그것은 일시적으로 통증만 가셨을 뿐 근본적인 치료가 이루어진 것이 아니다. 그런 만큼 병을 뿌리째 뽑는 근본적인 치료를 강구하는 것이 필요하다.

그래서 개다래나무의 열매에다 적당량의 물을 붓고 그 물이 절반이 될 때까지 달여 복용하는 것이다. 개다래나무의 열매가 없을 경우에는 덩굴과 잎도 상관없다. 정성껏 꾸준히 복용하면서 구기자나 비파차 등을 병용해서 마시게 되면 근본적인 체질 개선이 이루어지게 되어 통풍 따위로 시달림을 받게 되는 일이 없어지게 될 것이다. 때때로 잡곡밥을 먹어 주면 더 좋고, 흰 설탕류는 해롭다는 사실을 알아야 한다.

끝으로 통풍은 체질적인 요인에 의해 발병되는 것이므로 화학약품으로는 절대로 근치할 수 없다.

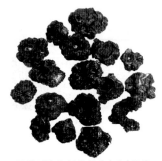

목천료(벌레가 생긴 개다래나무의 열매를 말린 약재)

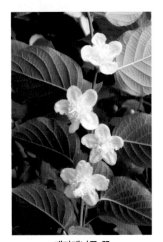

개다래나무 꽃

40 개다래나무의 열매 소금절임

개다리나무의 열매는 '먹는 온천'이라고 불릴 만큼, 하반신에 온기를 불어넣어 주는 식물이다. 그리고 아침에 습관적으로 이 열매를 먹으면 왕성한 스태미너가 생긴다. 보통의 경우에는 열매를 소금절임을 했다가 먹는데, 꿀이나 소주에 담가도 맛있으므로 기호에 맞는 방법을 택해서 가능하면 집에서 직접 만들어 사용하는 것이 좋다. 하루에 한두 개 정도 먹는 것이 적당하며 과식하면 코피가 난다.

신경통 · 요통 · 어깨가 뻐근할 때는 이 방법과 병용해서 개다래나무의 열매를 으깬 액체에 환부를 담그거나 그 액체를 환부에 발라 주는 것도 좋다.

기타 효능 : 개다리나무의의 잎 · 줄기 · 열매 등을 모두 함께 입욕제로 이용하여 욕조에 넣고 목욕하는 방법도 있는데, 이렇게 하면 여성 특유의 불감증이나 냉감증에도 효과를 볼 수 있다.

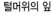

털머위의 잎

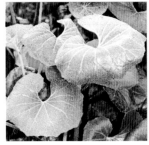

41 털머위잎 생즙

어깨가 뻐근할 때는 털머위의 생잎을 문질러 비벼서

다. 하루에도 여러 차례 이 찜질을 되풀이해서 2~3일
이 경과하면 뻐근했던 어깨가 가벼워지는 것을 느낄 수
있다. [제4장 11 · 36 참조]

기타 효능 : 치통에는 환부 주변의 잇몸을 찜질한다. 타박상
에도 같은 방법으로 치료한다.

42 소금으로 비빈 제비꽃의 생잎

50대의 견비통 · 요통 · 관절염에는 제비꽃의 생잎을
소금으로 문질러 비벼서 이것을 하루에 수차례씩 며칠
동안 계속해서 환부에 붙여두면 효과가 나타난다.

[제4장 40 참조]

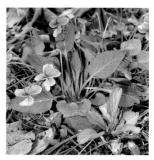

제비꽃

43 인동덩굴을 달인 물

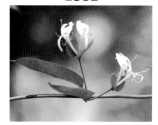

인동덩굴

요통 · 어깨가 뻐근할 때는 말린 인동덩굴의 줄기와
잎을 썰어 물에 넣고 달인 물을 복용한다. 물이 마시고
싶을 때마다 물 대신 이 달인 물을 마신다. 시간이 조
금 걸리겠지만 끈기 있게 꾸준히 마시게 되면 점점 효
과가 나타나게 된다.

또 알로에 즙을 바르는 것도 효과가 있으므로 써 보
는 것도 나쁘지 않다. [제1장 01, 제8장 19 참조]

개다래나무 *Actinidia polygama* (S. et Z.) Max.

다래나무과. 갈잎 덩굴나무. 깊은 산의 숲
속에서 길이 5m 정도 자란다. 잎은 어긋나
고 넓은 달걀 모양이며 잎겨드랑이 주변은
흰색이다. 꽃은 6월에 흰색으로 피고 잎겨
드랑이에 달린다. 열매는 타원형 장과이고
9~10월에 노란색으로 익는다.

한약명 : 목천료-가지와 잎

채취 : 봄 또는 가을에 가지와 잎을 채취하
여 햇볕에 말린다.

약성 : 맛은 맵고 성질은 따뜻하며 독성이
있다.

효능 : 진정, 최면, 혈압강하, 건위

– 대풍나질, 오래된 이질, 냉증, 신경통, 부

증, 피부염의 치료

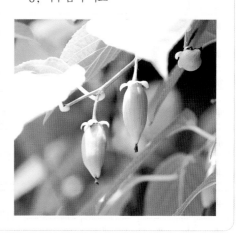

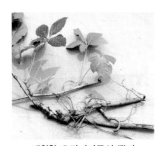

채취한 오갈피나무의 뿌리

오가피
(오갈피나무의 줄기를 말린 약재)

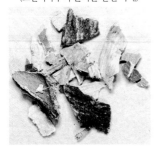

44 오가피주(五加皮酒)

오가피주는 중국에서 3천 년 전부터 신경통 등에 사용해 온 기록이 있을 정도로 잘 알려져 있다.

오갈피나무의 뿌리를 적당히 잘라 천주머니에 넣고 소주에 담가 일정 기간이 지나면 오가피주가 된다. 발 · 허리 · 어깨가 뻐근할 때에는 이 오가피주를 식사 때마다 반주로 한 잔씩 한다.

오갈피나무의 잎과 줄기로는 차를 만들거나 떡과 밥을 지을 때 섞어서 사용한다.

오갈피나무에 함유되어 있는 '알라킨산' 과 '팔미틴산' 은 나쁜 콜레스테롤을 제거하여 동맥경화를 예방해 준다. 그래서 모세혈관 속에서도 피가 잘 통해 팔 · 허리 · 어깨의 결림 증상을 유발시키는 혈액순환 정체화가 사라지면서 몸이 점점 가뿐해진다.

45 마늘과 달걀 가루

관절통에 마늘과 달걀을 이용한다. 마늘 30개쯤을 자잘하게 썬다(물을 조금 넣고 믹서로 갈아도 좋음). 이것을 약한 불 위에서 30분쯤 잘 저으면서 조리면 수분은 증발하고 끈적끈적해진다. 이런 상태가 되면, 달걀

오갈피나무 *Acanthopanax sessiliflorus* (Rupr. et Max.) Seem.

두릅나무과. 갈잎떨기나무. 산과 들의 숲 속에서 높이 3~4m 자란다. 잎은 어긋나고 손바닥 모양의 겹잎이며 작은잎은 달걀 모양이다. 꽃은 8~9월에 자주색으로 피고 가지 끝에 산형화서로 달린다. 열매는 타원형 장과이고 10월에 검은색으로 익는다.
한약명 : 오가피-뿌리껍질과 줄기껍질
채취 : 여름부터 가을까지 뿌리와 줄기를 채취하여 껍질을 벗겨서 햇볕에 말린다.
약성 : 맛은 맵고 쓰며 성질은 따뜻하다.
효능 : 강장, 거풍습, 장근골, 활혈, 진통
 - 근골경련, 신경통, 요통, 관절류머티즘, 유뇨, 음위, 각기, 타박상, 옴, 종기의 치료

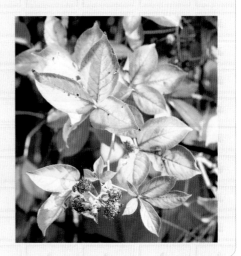

4~5개쯤을 깨 넣고 다시 수분이 없어질 때까지 살 저으면 나중에는 반죽하는 느낌이 드는데 이러는 동안에 갈색이 되면 이것을 말려서 가루를 만든다. 이 가루를 매일 자기 전에 한 숟가락씩 복용하는 것을 몇 주일간 꾸준히 하게 되면 통증이 가시게 된다. [제3장 03 참조]

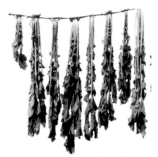

무청(무의 잎을 말린 것)

46 삼백초와 무의 잎 목욕제

그늘에서 말린 삼백초나 무의 잎을 헝겊주머니에 싸서 욕조에 넣고 목욕을 하면 요통의 치료에 대단히 효과적이다.

기타 효능 : 냉병에 뛰어난 효과가 있다.

47 차즈기의 줄기를 달인 물

차즈기

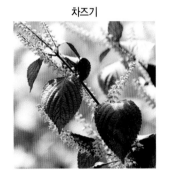

요통에는 차즈기의 줄기를 이용한다. 차즈기의 줄기를 3cm 정도의 길이로 썰어 잘 씻은 다음 물 5컵 정도를 부어 끓인다. 그 물이 반이 될 정도가 되면 불에서 내려놓는다. 보리차와 같은 빛깔이 나는데 이것을 식사 때마다 물 대신 먹게 되면 머지않아 뜨끔뜨끔 쑤시던 것도 누그러지게 되고 1개월 정도 지나면 말끔히 낫게 된다. [제5장 16 참조]

삼백초 *Saururus chinensis* Baill.

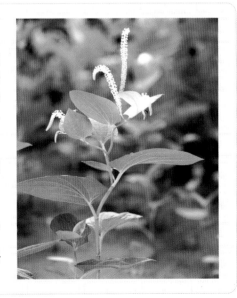

삼백초과. 여러해살이풀. 개울가나 습지에서 키 50~100cm 자란다. 잎은 어긋나고 긴 타원형이며 위쪽 잎은 흰색이다. 꽃은 6~8월에 흰색으로 피고 줄기 끝에 달린다. 열매는 장과이고 8~9월에 익는다.

한약명 : 삼백초−지상부

채취 : 여름부터 가을까지 지상부를 꽃이 핀 채로 채취하여 햇볕에 말린다.

약성 : 맛은 쓰고 매우며 성질은 차갑다.

효능 : 습열, 청리, 해열, 이뇨, 거담, 건위, 소종, 해독

− 소변불리, 수종, 각기, 임질, 치질, 위장병, 간염, 황달, 습진, 옹종, 화상의 치료

48 달팽이 가루

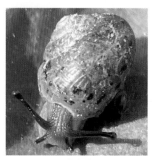

달팽이

갑자기 허리가 삐끗하여 아프고 움직일 수 없는 병에는 칼슘을 충분히 보충시켜서 뼈마디가 어긋나 물러나지 않도록 튼튼한 요추(腰椎)를 만드는 일이 중요하다. 그렇지 않으면 골반 교정 등의 물리치료로 고친다 하더라도 그것은 일시적인 효과만 있을 뿐 또 재발해 버리기 때문이다.

달팽이 가루 용법을 이용하고자 할 때 달팽이가 없을 경우에는 우렁이로 대용해도 효력에는 크게 상관이 없다. [제2장 67, 제8장 01, 제9장 21 참조]

49 꿀

편두통이란 대부분은 한쪽 머리, 때로는 양쪽에 일어나는 통증으로 구역질이 뒤따르기도 한다. 가벼운 발열과 함께 일어나는 두통, 고열과 의식의 불명을 수반하는 심한 두통, 구역질과 시력의 장애를 수반하는 두통, 이상 혈압을 수반하는 두통, 이목구비 등의 발병으로 인한 두통 등 노이로제 증상일 때의 두통 등과는 달리 발작적으로 격렬하게 일어나는 것이 특징이다.

편두통으로 시력이 떨어지거나 사물이 아물거린다거나 시야의 일부가 이지러지는 일이 있는데 그런 증상은 조금 있으면 정상으로 돌아오기도 한다. 이 편두통은 부인병에 의해서 일어나는 경우도 있지만 대체로 뇌의 혈액순환이 발작적으로 장애를 일으키는 결과로 발병하는 것이 보통이다. 아무래도 간질병과 밀접한 관계가 있는 것 같으므로 발병 시에는 식이요법을 실시해 보는 것과 함께, 병원에 가서 정밀 검사를 받아보는 것이 좋을 것이다.

병원에 다니면서 집에서 할 수 있는 식이요법 중에 하나가 꿀요법이다. 통증이 생기면 곧장 꿀 한 숟가락을 먹는다. 30분쯤 지나면 통증이 가시는데 이것은 임시방편에 불과하다.

체질개선책으로서의 식사 섭생을 하고자 할 때, 부인병이 원인일 때는 다음에 소개되는 쑥을 달인 물을 이용하는 방법이 효과가 있다. [제2장 18, 제5장 07, 제9장 05, 제11장 24 참조]

50 쑥을 달인 물

편두통에는 하루에 한 줌 정도 말린 쑥잎에 적당량의
물을 부어 그 물이 절반 정도로 줄어들 때까지 끓여 그
것을 마신다. 이 방법은 편두통을 유발시키는 원인이
부인병에 있다는 것이 확실할 때 이용한다. 역시 부인
병이 원인일 때 참깨를 함께 먹으면 혈액의 정화도 한
몫 거들어 점차로 편두통이 사라지게 될 것이다.

[제1장 53, 제3장 33 · 55 참조]

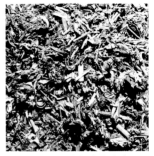

애엽(쑥의 잎을 말린 약재)

---

(3) 당뇨병에 걸렸을 때

51 두릅나무차와 푸른 야채

봄철의 두릅나무 새순은 산채 요리로 애용된다는 것
은 널리 알려져 있으나 이 두릅나무가 당뇨병 치료에
특효가 있다는 사실은 잘 모른다. 원래 당뇨병은 인슐
린 요법이나 병원에서 실시하는 식이요법에 의해서 완
치된 예가 드물다. 그래서 당뇨병은 '평생병'이라고 불
린다. 그런데 이 당뇨병 자체는 그렇게 위협적인 병이
아니지만 다른 합병증을 유발시켜 치명적인 타격을 받
게 되는 것이 무서운 것이다. 이 당뇨병은 성인병의 하
나인데, 요즘에는 연령층이 성인에만 국한되지 않고 심

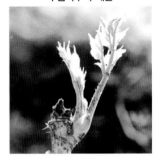

두릅나무의 새순

두릅나무 *Aralia elata* (Miq.) Seemann

두릅나무과. 갈잎떨기나무. 산골짜기에서
높이 3~4m 자란다. 잎은 2회짝수깃꼴겹잎
으로 어긋나고 작은잎은 넓은 달걀 모양이
다. 꽃은 7~9월에 흰색으로 피고 가지 끝에
겹총상화서로 달린다. 열매는 납작한 공 모
양 장과이고 10월에 검은색으로 익는다.
한약명 : 자노아-뿌리껍질과 줄기껍질
채취 : 봄에 뿌리의 껍질 또는 줄기의 껍질
　　을 벗겨 햇볕에 말린다.
약성 : 맛은 맵고 성질은 평하며 약간 독성
　　이 있다.
효능 : 보기, 안신, 건위, 거풍, 활혈소담, 이
　　뇨, 거어

– 신경쇠약, 관절염, 신염, 간염, 위장병, 당
　뇨병, 기허증, 저혈압, 당뇨병의 치료

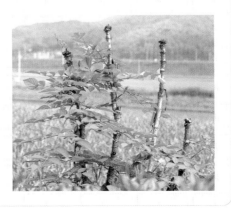

지어 어린아이들에게서까지 보게 된다.

당뇨병이라고 판명되는 순간부터 '평생병'과의 길고 긴 투쟁이 시작된다. 그러나 이 구제의 길은, '말(馬)'이 되는 것이 최상책이다. 즉, 말처럼 푸른 풀(과일 채소류)을 먹고, 말처럼 달리며, 말처럼 일하는 것이다. 이 3원칙을 지키면 낫는다고 말할 수 있다. 그래도 말처럼 채소만을 먹는 것에는 한계가 있다. 그래서 야채주스를 마시는 것이다. 하루에 한 잔, 아침식사 전에 마시는 것만으로도 많은 양을 생식하는 것 이상의 효과가 있다. 물론 이외에도 야채 섭취는 필요하다. 야채를 많이 먹으면 매실의 살, 어육이나 신맛이 나는 음식이 먹고 싶어진다. 그리고 신맛이 나는 것을 먹으면 채소가 먹고 싶어지는 것은 건강한 인간의 몸을 보호하고 유지하기 위한 자연스러운 건강순환의 법칙이다.

이런 식의 식이요법을 하면서 열심히 일하며 살다 보면 반드시 회복되는 전기를 붙잡을 수 있을 것이다. 게다가 더욱더 효과를 높이기 위해서는 두릅나무를 이용하는 방법을 병용하면 좋다. 그러므로 초봄이 되면 두릅나무를 뿌리째 채집해 둔다. 특히 당뇨병에는 두릅나무의 뿌리와 줄기가 유효하기 때문이다. 그늘에서 말려두었다가 앞에서 소개한 방법들처럼 끓여두고 물처럼

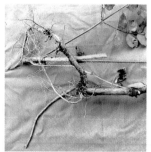

두릅나무의 뿌리

옥수수 *Zea mays* L.

벼과. 한해살이풀. 작물로 재배하며 키 1~3m 자란다. 잎은 어긋나고 끝이 뾰족하고 긴 타원형이며 밑은 줄기를 감싼다. 꽃은 암수한그루로 7~8월에 피는데 수꽃이삭은 줄기 끝에 원추화서로 달리고, 암꽃이삭은 잎겨드랑이에 이삭꽃차례로 달린다. 열매는 둥근 알갱이가 8~16줄로 박힌 영과이고 8~10월에 노란색으로 여문다.

한약명 : 옥미수-암꽃의 술
채취 : 여름에 암꽃의 수염을 채취하여 햇볕에 말린다.
약성 : 맛은 달고 담백하며 성질은 평하다.
효능 : 이뇨, 설열(泄熱), 평간, 이담

- 신염수종, 각기, 간염, 고혈압, 담낭염, 당뇨병, 토혈, 비출혈, 축농증, 유옹의 치료

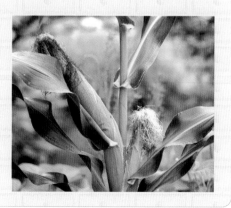

마시면 되므로 방법은 간단하다. 계속적인 인슐린 요법은 혈관 계통에 부작용을 유발시키는 예도 있지만 두릅나무는 그런 염려는 전혀 안 해도 된다. 이 두릅나무는 야산 등지의 양지바른 곳이라면 흔하게 자생하고 있어서 누구나 쉽게 채취할 수 있다. 가시가 날카로운 두릅나무일수록 약효가 뛰어나다. 위암에도 효과가 있다고 하는 사람도 있지만 아직까진 확실치 않다.

기타 효능 : 고혈압 · 신장병 · 간장병에도 효과가 있다.

52 돼지의 췌장과 옥수수수염으로 만든 수프

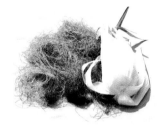

옥수수수염

이것은 돼지의 췌장을 얇게 썬 것에다 이뇨작용이 강한 옥수수수염(옥수수 1개 분량)을 넣은 소금 맛이 나는 수프인데 당뇨병 환자에게 맞는 식단의 한 예이다. 그러므로 췌장을 삶은 것에다 넣는 메뉴를 바꾸거나 다른 저칼로리의 음식을 곁들이거나 하는 것은 식성에 따라 조정해도 된다. 이 수프에 엉겅퀴의 샐러드를 곁들이면서 말린 참취를 썬 것을 넣어 끓인 물을 이용한다.

이런 식으로 식이요법을 실시하여 5일쯤 지나면 신기할 정도로 당의 유출이 멈추게 된다. 엉겅퀴는 인슐린 분비를 촉진하는 진기한 약초의 하나로 관절염이나 간장 피로를 고치며 담석을 유출시키는 데도 효과가 있는 약초이다. 이와 같은 식이요법을 계속해서 혈당치가 정상으로 돌아왔다고 해도 완치된 것은 아니다.

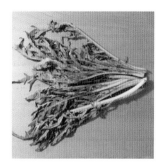

채취한 엉겅퀴의 잎

53 물에 불린 생콩

당뇨병에 걸리면 간장의 글리코겐이 혈액 속으로 녹아 나오므로 에너지가 빨리 소진되어 쉽게 피로를 느낄 뿐 아니라 힘이 들게 된다. 글리코겐은 몸에 필요한 에너지원으로서 필수 아미노산군을 체내에서 만드는 엑스를 말한다.

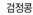

검정콩

콩 속에는 필수아미노산군이 많이 포함되어 있는데 그 중에 아스파라긴산 · 치토신 · 로이신 등은 잘 알려져 있다. 그래서 하루에 최소한 10개 정도를 생식하면 효과가 있다. 상당히 콩 비린내가 나는데 씹자마자 물

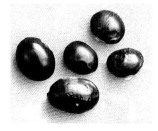

을 마시면 조금은 나을 것이다. 그냥 마른 콩은 딱딱하기 때문에 물에 담가 불렸다가 사용하면 번거롭지 않으면서도 훌륭한 약이 된다.

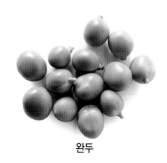

완두

54 다시마와 콩의 조림

간장을 살짝 넣고 삶은 다시마와 콩의 조림을 적은 양이라도 매일 꾸준히 먹으면 당뇨병에는 유력한 치료식이 된다.

기타 효능 : 콩은 물론 다시마가 고혈압을 치료하는 데에도 한몫을 한다.

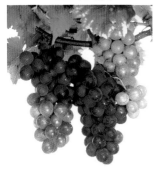

포도나무 열매

55 씨째 먹는 포도

꾸준히 포도만을 먹고 난치병이 나았다는 사례들이 유럽에서는 흔히 있다. 보통 3개월 정도 꾸준히 먹으면 낫는다고 하는데 이때는 다른 음식물, 특히 수분은 일체 먹지 말고 포도를 씨째로 먹어야 한다는 것이다.

프랑스나 스페인의 수도원에서는 포도를 씨째 갈아 짠 즙을 여러 가지 병의 치료에 사용해 왔다고 하는데 그 유래가 1천 년이나 된다. 그 어려운 병 중에 당뇨병도 포함되어 있으므로 이 방법을 시도해 봐도 좋을 것이다. 병이 병이니만큼 굳은 의지와 끈기가 필요하다.

참취 *Aster scaber* Thunberg.

국화과. 여러해살이풀. 높은 산 초원에서 키 1.5m 정도 자란다. 잎은 어긋나고 긴 달걀 모양이며 가장자리에 톱니가 있다. 꽃은 8~10월에 흰색으로 피고 줄기 끝에 여러 송이가 모여 산형화서로 달린다. 열매는 긴 타원상 수과이고 10~11월에 여문다.

한약명 : 동풍채-전초

채취 : 가을에 전초를 채취하여 햇볕에 말린다.

약성 : 맛은 달고 성질은 차다.

효능 : 청열해독, 명목이인, 소풍, 지통, 행기, 활혈

– 풍열감모, 두통목현, 목적종통, 인후홍종,

급성신염, 폐병토혈, 옹종지창, 타박상, 독사교상의 치료

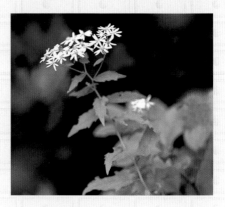

기타 효능 : 위궤양 · 고혈압 · 빈혈 · 신경통 · 피부장애 · 발기불능에도 효과가 있다.

56 **참취를 달인 물**

당뇨병의 치료에 인슐린이 필요한데 운이 나쁘면 인슐린이 췌장암의 요인이 되기도 한다. 그 점에 있어서 당뇨병에는 참취를 달인 물이 안성맞춤인데 다만 부작용이 없는 대신에 꾸준히 느긋하게 복용해야만 한다.

[제8장 13 참조]

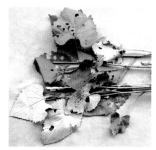

채취한 참취

57 **호박과 참취차**

여름철은 당뇨병 환자에게 곤욕스러운 계절이다. 평상시에도 갈증이 생기는 병인데 여름철에는 땀의 분비 등으로 더욱더 많은 물을 마시게 되어 그 악영향으로 건강 악화를 초래하기 때문이다. 이럴 때 호박과 참취차가 도움이 된다. 여름이 제철인 호박은 췌장에 작용해 인슐린의 분비를 촉진해 주기 때문에 애용하면 좋은데, 이때 한 가지 유의할 점으로는 흰 설탕을 사용하지 말아야 한다는 것이다. 맛을 내고자 할 때는 흑설탕이나 약간의 꿀을 이용하는 게 좋다.

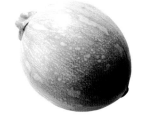

애호박(덜 익은 호박 열매)

무말랭이처럼 호박말랭이를 만들어 뒀다가 수프를

호박 *Cucurbita moschata* Linné

박과. 한해살이덩굴풀. 작물로 재배하며 잎겨드랑이에 난 덩굴손으로 다른 물체를 감으면서 자란다. 잎은 어긋나고 염통 모양이며 가장자리가 얕게 갈라진다. 꽃은 암수 한그루로 6~10월에 노란색으로 피고 잎겨드랑이에 1송이씩 달린다. 열매는 둥근 박과이고 9~10월에 익는다.

한약명 : 남과자ー씨

채취 : 가을에 열매를 채취하고 씨를 꺼내어 햇볕에 말린다.

약성 : 맛은 달고 성질은 평온다.

효능 : 자양강장, 살충

－ 불면증, 백일해, 일사병, 유즙부족, 회충

증, 촌충증, 야맹증, 치매의 치료

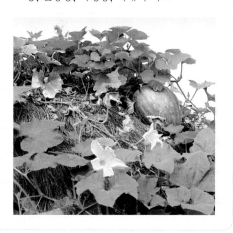

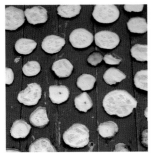

호박말랭이

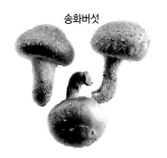

송화버섯

만들어 먹어도 좋다.

인슐린 요법을 하고 있는 당뇨병 환자는 거의 여름을 타는 경우가 많으며 이럴 때 비타민제 등의 유혹을 강하게 느낀다. 결코 좋은 결과를 가져오지 못하므로 계속 복용하는 것을 피해야 한다. 호박 같은 야채는 과식을 해도 전혀 해가 없는 천연의 약채이다.

58 버섯

버섯과 가지는 잘 어울리는 식재료인데 당뇨병에는 생식하는 것이 좋으므로 함께 넣고 샐러드를 만들어 먹으면 된다. 다만 버섯을 한꺼번에 많이 먹는 것은 피하도록 한다. 버섯은 하루에 1회 분량으로 1개 정도가 적당하다. 버섯은 소화가 잘 안 되기 때문인데, 더없이 좋은 약도 과용하면 화를 불러들인다는 사실을 잊지 말아야 한다. [제2장 98 참조]

59 보리밥

쌀밥이나 흰 빵과는 달리, 같은 전분질이라도 보리밥에는 혈당의 상승을 억제하는 성분이 포함되어 있으므로, 보리밥을 주식으로 이용하는 것이 당뇨병에는 도움이 된다.

구기자나무 *Lycium chinense* Miller

가지과. 갈잎떨기나무. 마을 근처의 둑이나 냇가에서 높이 1~2m 자란다. 줄기는 비스듬히 자라고 끝이 밑으로 처진다. 꽃은 6~9월에 자주색종 모양으로 피고 잎겨드랑이에 1~4송이 달린다. 열매는 타원형 장과이고 8~9월에 붉게 익는다.

한약명 : 지골피-뿌리껍질

채취 : 수시로 뿌리를 채취하고 껍질을 벗겨내어 말린다.

약성 : 맛은 쓰고 달며 성질을 차다.

효능 : 청허열, 사폐화, 양혈

– 음허노열, 골증도한, 폐열해수, 토혈, 혈뇨, 당뇨병의 치료

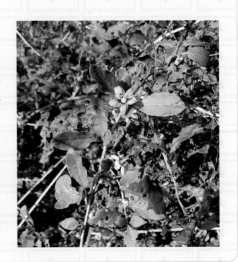

60 꼬투리째 먹는 강낭콩 녹즙

췌장의 작용을 강화하고 인슐린의 분비를 촉구하며, 혈당을 정상화시켜 주는 작용이 있으므로 이것을 갈아서 즙을 마신다.

미국의 의학계에서는 꼬투리째 먹는 강낭콩 · 양배추의 변종 · 당근 · 상추를 각각 같은 분량의 즙을 섞어 하루에 500cc(동양인일 때), 그리고 당근과 시금치의 같은 분량을 혼합한 즙을 하루에 300cc씩 따로따로 마시면, 아무리 악성일지라도 반드시 치유된다는 학설이 정론화되는 추세이다.

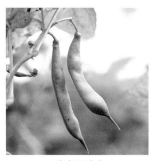

강낭콩 열매

61 진황정주(眞黃精酒)

진황정은 대잎둥굴레의 별명으로 뿌리를 당뇨병의 치료에 이용한다. 자잘하게 썬 대잎둥굴레의 뿌리를 3배량의 소주에 넣고 3개월 이상 재워 두어 진황정주를 만들어 매일 한두 숟가락씩 마신다. 대잎둥굴레의 잎은 데쳐서 나물을 만들고, 꽃이 있으면 홍차에 띄우고 줄기는 말려서 차(茶)의 재료로 쓴다.

물론 끈기 있게 꾸준히 해야 하는 것은 두말할 필요가 없는데 계속하는 동안 진황정의 강한 정혈작용이 작용해서 당뇨병은 낫는 것이다. 채집할 때 독사나 기타 뱀들이 모여드는 일이 있으므로 주의해야 한다.

[제10장 19 참조]

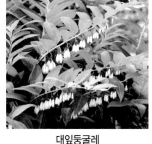

대잎둥굴레

62 구기자나무의 열매

당뇨병에는 구기자나무의 열매를 구해다 차를 만들어도 좋고 꿀과 술을 부어 구기자주를 만들어 마신다. 구기자나무의 열매는 크고 살이 두꺼우며 색이 붉고 씨가 작은 것이 좋다.

또 구기자나무의 순으로 데친 나물을 만들거나 밥을 지어 먹으면 당뇨병에도 효과를 볼 수 있다.

기타 효능 : 신장병, 그중에서도 악성 신장결핵의 특효약으로 쓰인다. 불감증, 정신착란, 발기불능에도 효용이 있다.

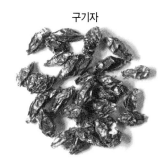

구기자

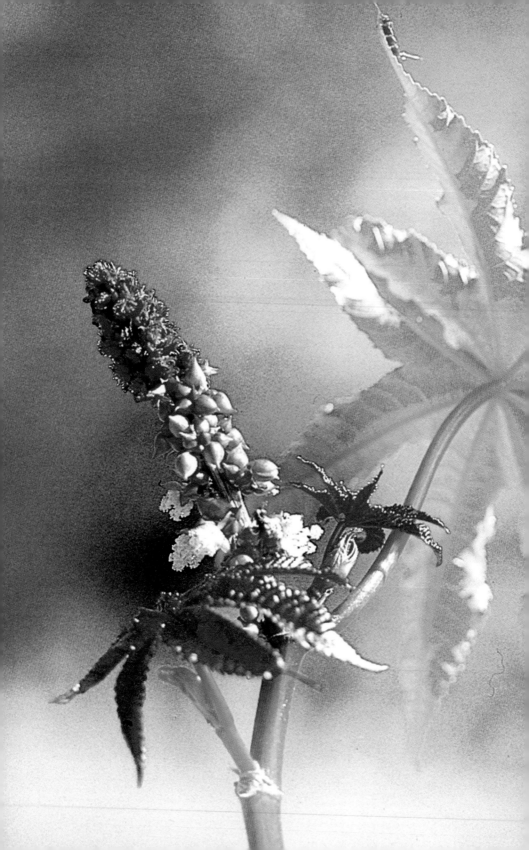

제 7 장
천식이나
어린이가 걸리기 쉬운 병

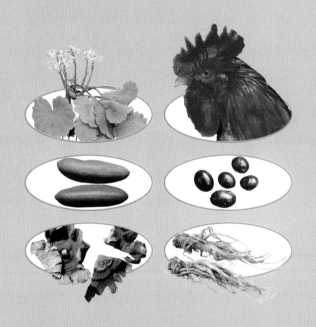

'세상이 진보하면 환경은 퇴보한다' 라는 말처럼 날이 갈수록 심해져 가는 공기 오염을 느낄 수 있다. 그만큼 지구를 감싸고 있는 대기오염으로 인해 생기는 갖가지 악영향을 가장 민감하게 느끼는 것이 사람에게 있어서는 호흡기관이다. 그런 만큼 이런 악영향에 대한 강한 저항력을 배양해 두지 않으면 안된다. 화학 약품 등을 사용하는 임시방편적인 대책이 아니라 근본적인 체질개선을 이루어 건강한 생활을 영위해 나가는 것이 무엇보다 우선되는 중요한 점이다. 도중하차 하는 일이 없이 끈기 있게 꾸준히 실시해야 한다는 전제하에, 이제부터 소개하는 방법이라면 틀림없이 체질개선이 이루어져 호흡기 질환의 병이 치유될 뿐 아니라 근본적으로 병과는 무관할 정도로 건강해질 것이다. 일시적으로 즉각 효과를 나타내는 화학약품의 사용과는 다른 민간요법의 또 다른 훌륭한 면모일 것이다.

01 선인장

선인장은 알로에 이상으로 친숙한 식물이다. 특히 천식의 치료에는 빼놓을 수 없는 것 중의 하나이다. 천식에 걸려서 화학약품을 잘못 사용하게 되면 심장에 큰 타격을 주게 되며 그게 아이일 경우에는 오히려 고통을 수반하며 무서운 결과를 초래하게 된다.

더구나 병원에서는 천식의 원인을 찾기 위하여 주사에 의한 반응 실험을 실시하는 경우가 있는데 마지막에는 주사 공세를 당하는 일도 생길 수 있다. 그럴 경우 아이의 심리적 고통은 이루 말할 수 없을 것은 물론 이를 지켜보는 부모의 심정도 오죽하겠는가.

여러 가지 선인장

그래서 호흡기관에 강한 저항력을 길러주기 위해서는 실내에서의 과보호는 역효과이므로 조금은 가엾고 불안할지라도 가능한 한 환경에 적응하게 만들면서 선인장의 잎을 먹인다. 이때 어른은 약간의 쓴맛쯤은 참고 먹으니까, 그것을 효과를 기대할 수 있겠지만 아이는 바로 먹이면 싫어하므로 선인장 잼을 만들어서 먹인다. 잎을 썰어 꿀에 재워서 한 달이 지나면 맛있는 잼이 만들어지므로 이것을 먹이면 된다.

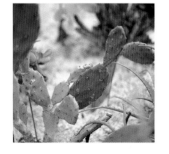

선인장(대형보검)

하루에 한두 번 동전 크기의 조각을 한 개씩 계속해서 복용하게 되면 그 괴로운 기침이 멈추게 되고, 꾸준히 복용하게 되면 머지않아 저항력이 강한 체질이 되어 완치될 것이다. 다만 한꺼번에 많이 복용해서는 안 된다. 어른·아이 할 것 없이 알로에처럼 직접 사용한다.

[제2장 40, 제3장 40, 제4장 38 참조]

02 **오이즙**

천식 발작이 일어나는 경우를 유심히 관찰하면, 심신이 야무지지 못한 상황일 때 많이 발생하고 있는 것 같다. 어떤 의미에서는 '응석병'이라고 말해도 좋을 것이다. 그러므로 어른의 경우라도 마음을 약하게 먹으면 천식의 발작은 언제까지나 낫지 않고, 아이의 경우에도 힘들어 하는 걸 보고 감싸주고 응석을 받아 주게 되면 진척이 있기는커녕 오히려 악화시키게 된다. 천식이란 심리적인 영향이 매우 강한 병이기 때문이다. 즉, 아이일 경우 관심을 끌고 응석을 부리고 싶을 때일수록 천식의 발작이 일어나는 경우가 적지 않다.

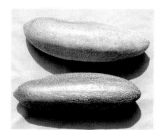

노각(다 익은 오이 열매)

병원에 가더라도 처방으로는 기관지확장제의 아드레날린의 투여가 고작이다. 아드레날린이란 부신(副腎)에서 나오는 호르몬인데 마시면 일시적으로 좋아지지만 호르몬 분비를 활발하게 하는 것은 아니므로, 곧 원래 상태대로 돌아간다. 이 약을 먹지 않고 근본적으로 체내의 아드레날린의 분비를 촉진시키려면 강인한 심신을 갖고 '순식초'를 마시는 것이다.

오이 *Cucumis sativus* L.

박과. 한해살이덩굴풀. 농가의 밭에서 재배한다. 잎은 어긋나고 얕게 갈라진 손바닥 모양이다. 꽃은 암수한그루로 5~6월에 노란색으로 피고 꽃자루에 1송이씩 달린다. 열매는 원기둥 모양 장과이고 8~10월에 짙은 황갈색으로 익으며 씨는 황백색이다.

한약명 : 황과-열매

채취 : 여름에 열매를 채취하여 잘게 썰어 햇볕에 말린다.

약성 : 맛은 달고 성질은 서늘하다.

효능 : 이뇨, 지해, 항종양

– 신장염, 각기, 구토, 두통, 화상, 일사병, 식중독, 숙취, 타박상, 여드름의 치료

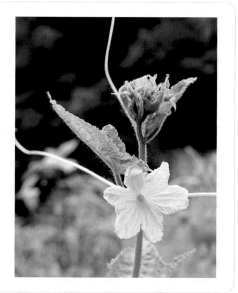

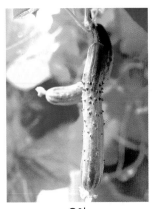

오이

그렇게 하면 부신이 잘 작용해서 그 분비가 촉진된다. 그러므로 천식의 기미가 보이면 먼저 약부터 찾지 말고 자신의 뺨이라도 따끔하게 때릴 정도로 독한 마음을 가지는 것만으로도 첫걸음은 내디딘 셈이다. 짜릿하게 신경을 긴장시키는 일이 우선 최초의 예방과 치료이기 때문이다.

이렇게 해서 자연 치유 능력을 키워야 하며, 화학약품을 멀리 할 노력을 하지 않으면 결코 천식은 낫지 않는다. 낫기는커녕 화학약품의 부작용이 더 위험하다.

그래서 쉽게 구할 수 있는 오이즙을 사용하기를 권한다. 발작을 미연에 막는 가장 좋은 묘약이기 때문이다. 오이는 고도의 알칼리성 미네랄 식품이고 정혈작용이 강렬하여 몸의 불순물뿐 아니라 쓸데없는 염분까지도 배출시켜 준다. 식용하는 방법으로는 오이의 식초 요리, 그리고 오이즙이 천식에는 효과적이다.

03 도라지를 달인 물

도라지

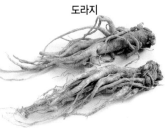

천식에 도라지를 달인 물을 복용한다. 도라지의 뿌리는 건강의 자연식품 그 자체이다. 깨끗이 씻어서 말린 도라지에다 적당량의 물을 넣고 물이 반쯤 되게 달인다. 또한, 이 물이 기관지염에도 좋다는 건 이미 널리

살구나무 *Prunus armeniaca var. ansu* Max.

장미과. 갈잎큰키나무. 산기슭과 마을 부근에서 높이 5m 정도 자란다. 잎은 어긋나고 달걀 모양이며 가장자리에 겹톱니가 있다. 꽃은 4월에 연분홍색으로 피고 잎이 나기 전에 묵은 가지에 1~2송이씩 달린다. 열매는 둥근 핵과이고 털이 많으며, 6~7월에 노랗게 익는다.

한약명 : 행인-씨

채취 : 7~8월에 열매를 채취하여 씨를 꺼내어 말린 후 속껍질을 제거하고 다시 햇볕에 말린다.

약성 : 맛은 쓰고 성질은 조금 따뜻하며 독성이 조금 있다.

효능 : 거담, 지해, 평천, 윤장
– 외감해수, 천만, 후비, 장조변비의 치료

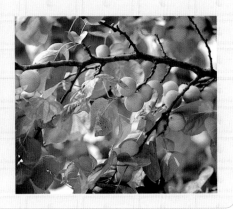

알려진 사실이다. 이 물반을 마시기가 조금 역겨우면 꿀을 조금 섞어서 복용하면 쉽게 마실 수 있을 것이다.

[제1장 84 참조]

04 오갈피나무의 열매를 달인 물

오갈피나무는 가을이 되면 1mm 정도의 열매가 많이 모여 덩어리를 이룬다. 열매가 까맣게 익으면 채취하여 같은 양의 물에 넣고 물이 절반 정도까지 줄어들었을 때까지 달인 후, 열매는 걸러내 버리고 남은 물에 흑설탕을 넣어 다시 달인다. 달인 물이 걸쭉해지면 완성되는데 이것을 천식이 일어날 때 하루에 한 숟가락 정도씩 복용하면 좋아진다. [제6장 44 참조]

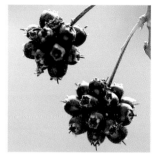

오갈피나무 열매

05 민들레 녹즙

천식에 민들레 녹즙을 마신다. 가능한 한 꽃이 피기 전의 민들레를 모아 믹서나 주서 등을 이용해서 간다. 이것만을 마시기 어려우면, 다른 주스와 섞어서 마셔도 좋다.

기타 효능 : 위장병 · 담즙촉진 · 젖이 나게 하는데 · 치질 · 변비 · 해열에도 뛰어난 효과가 있다.

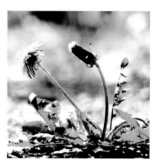

민들레

06 매실초와 연근즙을 섞은 열탕

매실초의 효용은 제1장의 8에서 자세하게 기술했다. 이 매실초에 연근즙을 섞어서 뜨거운 물에 타서 마시면, 즉시 천식의 발작은 멈춰지고 계속해서 마시면 천식이 완전히 낫게 될 것이다.

살구나무 씨

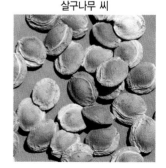

07 살구씨를 넣은 뜨거운 꿀물

천식 환자에게 있어서는 찬바람 부는 계절은 괴로운 계절이다. 한기가 발작을 돋우기 때문이다. 발작을 일으킬 기미가 느껴지면 곧 따뜻한 꿀물에 말린 살구씨를 넣어 씹으면서 마시면 대단히 효과적이다.

단, 살구씨 속에는 소량의 청산(靑酸)이 함유되어 있어 많이 먹으면 독이 되므로, 어른일 경우에는 5개 정도, 어린이일 경우에는 3개 정도 먹으면 된다.

08 **천라수**(天羅水)

수세미오이는 인도의 불교의학에서는 확실하게 인정된 천식 치료약으로, 덩굴에서 나오는 수액을 이용하는데 이 수액을 천라수(天羅水)라고 부른다. 수세미오이의 덩굴에서 천라수를 채취하는 일은 언제나 가능한 것이 아니다. 천라수는 저온 보관으로 5년 정도는 이용할수 있으므로 한꺼번에 많은 양을 심어 여름철에 잎과줄기가 건강할 때 수액을 채취해 두면 좋을 것이다. 마시는 분량은 한 번에 반 컵 정도가 좋다.

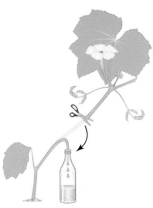

천라수를 채취하는 방법

09 **감자 찜질**

기관지염과 폐렴의 통증에 감자를 이용한다. 감자를 갈아서 이것을 거즈나 헝겊에 싸서 물기를 조금 짜낸다. 그런 다음 감자와 같은 분량의 밀가루를 섞고 생강도 전체 분량의 10분의 1 정도쯤 되게 갈아 넣어 잘 섞는다. 이것을 헝겊에 1cm 정도의 두께로 펴 발라서 가슴에 붙인다.

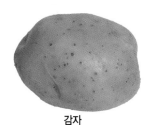

감자

10 **바지락껍데기 가루**

백일해에 바지락을 이용한다. 햇볕에 말린 바지락껍데기를 잘 부수어 미세한 가루로 만들어서 하루에 3회, 한 번에 반 숟가락 정도를 복용한다. 검게 쪄서 구운 것을 가루로 만든 것도 상관없다. 껍질의 칼슘이 진정작용에 효력이 있기 때문이다. 다만 백일해는 심한 기침이 오래 계속되어 식욕도 떨어지고 몸이 쇠약해져, 폐렴 따위의 다른 병을 일으키기 쉽기 때문에 의사의 진찰을 받아야 한다. 전문적인 치료와 함께 이와 같은 방법을 병용하면 효과가 빨라지지만, 바지락 껍데기를 복용하는 방법만으로 완치된다고는 자신할 수 없다. 심하면 극한 상황에까지 갈 수 있으므로 반드시 정밀 검사를 받아야 한다.

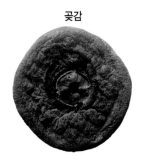

곶감

11 **귤껍질과 곶감**

백일해에는 말린 귤껍질〔한방에서는 이것을 진피(陳皮)라고 함〕을 이용한다. 말린 귤껍질(귤 2~3개분)과

곶감 1개를 물에 넣고 달여시 물이 반으로 줄어들면 먹는다. 중증의 환자일 경우에도 꽤 효과를 나타낸 사례가 있지만 역시 의사의 치료와 병행하기를 권한다.

[제1장 43 · 59 참조]

12 검정콩을 삶은 국물

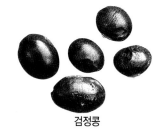

백일해에 검정콩을 이용한다. 검정콩과 흑설탕 약간을 물에 넣고 끓인다. 처음의 5분의 1 정도의 분량이 되면 다 된 것이다. 백일해로 발작이 일어났을 때 먹으면 효과가 있다. [제11장 23 참조]

검정콩

13 바위취즙

백일해 · 경련 · 짜증에 바위취즙을 이용하면 좋다.

어린아이들은 왕성하게 성장하면서 몸에 비해서 많은 양의 칼슘을 필요로 한다. 부모는 무의식적으로 아이의 요구에 따라 단 과자를 주저하지 않고 주기 쉬운데, 이 단 과자 속에 함유되어 있는 설탕이 몸속의 칼슘을 빼앗아가기 때문에, 단것을 지나치게 섭취하면 신경에 이상을 초래하는 경우가 생긴다.

그래서 가장 스트레스에 약해지기 쉬운 신경을 자극하기 때문에 짜증이 나게 하므로 흰 설탕이 함유된 과

수세미오이 *Lufa cylindrica* Roemer

박과. 한해살이덩굴풀. 담장 등에서 재배하며 길이 12m 정도 자란다. 잎은 어긋나고 얕게 손바닥 모양으로 갈라진다. 꽃은 암수한그루로 8~9월에 노란색으로 핀다. 열매는 원통 모양 액과이고 9~10월에 익는다.
한약명 : 사과락-열매속, 천라수-수액
채취 : 여름부터 초가을까지 줄기에서 즙액을 받는다. 열매는 가을에 채취해 말린다.
약성 : 맛은 달고 성질은 서늘하다.
효능 :
  사과락 : 통경, 활락, 청열화담
  – 흉륵동통, 풍습비통, 경맥구련, 유즙불통, 폐열해수, 유옹, 옹종, 치루의 치료

천라수 : 화담, 해독, 청열, 진해
– 편도선염, 폐옹, 가래, 천식, 두통, 복통, 감모, 각기, 수종, 주독의 치료

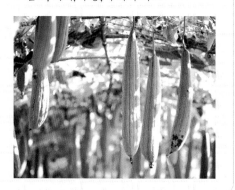

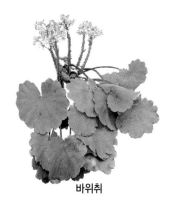

바위취

자는 삼가야 한다. 한편 경련도 거의 같은 이유로부터 일어나는 증상이다. 이 경우는 특히 신경질로 나타나는데, 빈혈질의 약한 체격의 체질을 가진 아이에게 많이 볼 수 있다.

따라서 짜증을 자주 내는 아이에게는 칼슘을 빼앗아가는 과자나 아이스크림·주스 등의 음식물은 가능한한 삼가고 칼슘이 많은 식품을 먹여야만 한다. 그러면서 '바위취'를 갈아서 만든 녹즙을 마시게 한다.

기타 효능 : 여성의 히스테리 또는 간질 발작이 일어났은 때에도 바위취즙이 기관지에 들어가지 않도록 조심하며 먹이면 효과를 볼 수 있다. 섣불리 손가락을 안에 넣고 입을 벌리려고 하다 손가락을 심하게 물릴 염려가 있다.

어지럼증·일어섰을 때에 느끼는 현기증 이외에 생잎을 짠 즙을 귓구멍에 몇 방울 떨어뜨리면 중이염·외이도염에도 효과를 나타낸다.

14 콩을 씹은 비린내

어린이가 천식으로 경련이 날 때는, 날콩을 입으로 잘게 씹어서 그때 나는 비린내를 아이의 목구멍에 대고 불어넣어 주면 경련이 멎는다. [제6장 53 참조]

잔대 *Adenophora triphylla* var. *japonica* (Regel) H. Hara

초롱꽃과. 여러해살이풀. 산과 들의 햇빛이 잘 드는 곳에서 키 40~120cm 자란다. 뿌리잎은 잎자루가 길고 줄기잎은 어긋나거나 돌려나며 타원형이다. 꽃은 7~9월에 하늘색 종 모양으로 피고 원줄기 끝에 여러 송이가 모여 엉성한 원추화서로 달린다. 열매는 술잔 모양 삭과로 10월에 익는다.

한약명 : 사삼-뿌리

채취 : 가을에 뿌리를 캐내어 말린다.

약성 : 맛은 달고 조금 쓰며 성질은 차갑다.

효능 : 보음, 강장, 청폐, 진해, 거담, 소종

– 폐결핵기침, 구해, 인건후통, 산후통, 월경불순, 자궁출혈, 종기의 치료

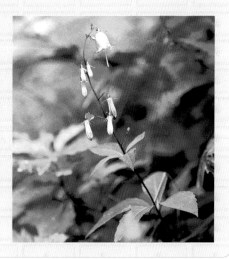

15 금전초차(金錢草茶)

긴병꽃풀의 생약명이 금전초인데, 이 풀의 잎을 따서 말려 차로 만들어 식혀 두었다가, 밤중에 우는 갓난아이에게 먹이면 점점 그 버릇이 없어질 것이다.

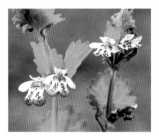

긴병꽃풀

16 잔대즙

잔대는 인삼과 비슷한 모양인데 사삼이라고 부르는 뿌리를 약재로 쓰므로 사삼이라고도 부른다.

야뇨증 증상이 있는 아이에게 잔대뿌리를 강판에 갈이 즙을 짜서 마시게 하면 증상이 잡혀갈 것이다.

기타 효능 : 어른에게는 강정제가 되는데, 잔대를 굵직하게 썰어 호두를 넣은 즙과 가루를 먹으면 효과가 즉각적으로 나타난다. 또한 모유를 잘 나오게 하는데, 복용 방법은 대게 약용주로 하거나 된장절임 · 술지게미 · 미림(味淋) 찌꺼기 따위에 절여서 먹는다.

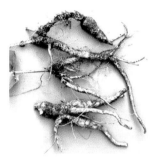

채취한 잔대 뿌리

17 감꼭지를 달인 물

야뇨증 증상이 있는 아이를 둔 가정에서는 감을 먹고 난 후에 열매의 꼭지를 버리지 말고 실에 꿰어서 말렸다가 이것을 물이 반 정도로 될 때까지 달여서 아이에게 먹이면 야뇨증이 낫는다.

기타 효능 : 딸꾹질에도 잘 듣는다.

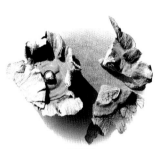

감꼭지

18 닭벼슬 구이

수탉의 벼슬에는 하반신에 온기를 불어넣어 주는 효능이 있기 때문에 엄동설한의 겨울에는 대단히 좋은 식품이다. 또 닭벼슬은 비타민 B12와 철분이 풍부하게 들어 있으므로 강정제가 되고 빈혈증인 사람에게도 좋은 식품이다.

먹는 방법으로는 닭벼슬을 구워 조미한 국물에 넣어서 먹는데, 또 다른 방법으로는 닭벼슬 수프를 만들어 먹으면 닭벼슬의 원형을 알 수 없게 되어 먹기에도 부담스럽지 않다. [제8장 40, 제10장 18 참조]

기타 효능 : 어른에게는 전신 권태 · 불감증, 그리고 발기불능에도 효과가 있다.

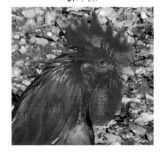

닭(수탉)

19 호장근을 달인 물

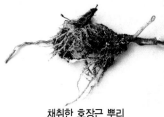

채취한 호장근 뿌리

야뇨증에는 말린 호장근뿌리에다 적당량의 물을 붓고 물이 반의 분량이 될 정도로 달인 것을 마시게 하면 효과가 있다. 이뇨작용도 있는데 확실하지는 않다.

20 당근즙

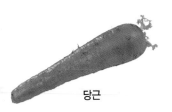

당근

당근은 정장 작용이 강하며 칼슘의 흡수도 도와주기 때문에 소화불량이거나 허약 체질인 사람에게는 대단히 좋은 식품이다. 만일 마시기가 거북스러우면 꿀을 약간 넣어서 마시면 좋다. 하루에 한 컵씩을 식전에 마시는 것이 기본적인 분량이다. [제2장 95 참조]

21 감자 수프

유아의 소화불량에는 삶은 감자를 으깬 다음 거기에다 물을 붓고 그 물이 절반 정도로 줄어들 때까지 졸인 것을 마시게 한다. 수유를 하는 어머니가 감자 수프를 먹고 모유를 먹여도 같은 효과가 있다. 당근이나 양파를 갈아 넣으면 효과를 더욱 높일 수가 있다.

기타 효능 : 천식이나 알러지성 피부병 · 고혈압 · 신장병에도 효과를 기대할 수 있다.

호장근 *Reynoutria japonica* Houttyn

마디풀과. 여러해살이풀. 산과 들에서 키 100~150cm 자란다. 잎은 어긋나고 넓은 창 모양이다. 꽃은 암수딴그루로 6~8월에 흰색으로 피고 이삭화서를 이룬다. 열매는 세모진 수과이고 날개처럼 된 꽃받침에 싸이며 9~10월에 윤이 나는 암갈색으로 익는다.

한약명 : 호장근―뿌리

채취 : 가을이나 봄에 뿌리를 캐어 햇볕에 말린다.

약성 : 맛은 쓰고 성질은 차갑다.

효능 : 이뇨, 거풍, 소종, 산어, 지혈, 소염, 항균

― 관절통, 골수염, 임질, 황달, 간염, 수종,

월경불순, 무월경, 늑막염, 타박상, 종기, 치질의 치료

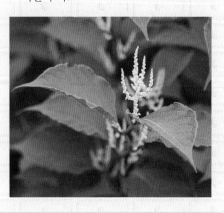

제 8 장

신장병 · 방광염 · 전립선비대증 · 정력감퇴

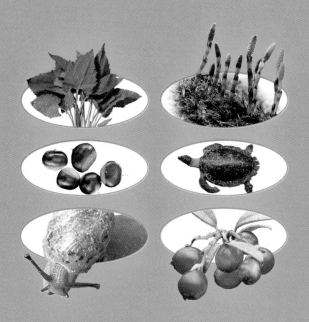

　비뇨기 계통의 병 중에서 오늘날 주목받고 있는 것은 신장병이다. 그런데 수술에 의해서 신장을 바꾸는 경우를 제외하면 현대의학에 의한 신장병의 회복률은 그다지 좋지 않다. 그렇다고 해서 그저 신장병을 무서워하고만 있어서는 안 된다. 인간에게는 이런 것에 대처하기 위한 지혜가 있고, 그런 때야말로 체험이라는 것이 중요하다. 신장병뿐만 아니라 여성이기 때문에 걸리기 쉬운 방광염, 중년이 지난 남성이 걸리기 쉬운 전립선비대증, 이 모든 것이 과거의 체험과 지혜를 바탕으로 오늘날에도 쓰이고 있다.

(1) 신장병에 걸렸을 때

01 식용 달팽이 구이

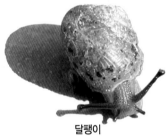

달팽이

　신장병이라는 것을 알게 되면, 그다지 체력이 소모되지 않는 한도 내에서 단식을 해 보는 것도 좋은 방법이다. 어설픈 치료를 하게 되면 도리어 악화시킬 뿐 아니라 정말로 불치의 병이 되어 버릴 수도 있다. 하지만 증상이나 체질 · 체력은 사람마다 다르기 때문에 이 방법을 모두에게 절대적으로 권할 수는 없다. 단지 한 가지 방법으로 제시하는 것이므로 관심이 있는 사람은 단식원에 문의해 보고 결정하면 된다.

　쉽게 피곤을 느끼며 얼굴이나 손발이 부어오르면 일단은 신장을 의심해 봐야 한다. 뚜렷한 통증이 없으므로 방치하다 큰병이 되는 경우가 많기 때문이다. 물론 오줌이 탁하게 나오는 것도 적신호이다. 신장은 혈액의 불필요물을 배설하여, 깨끗한 혈액이 되도록 거르는 작용과 그것을 전신으로 보내는 역할을 하고 있다. 따라서 신장에 이상이 생기면 선택적 재흡수가 불가능해져서 몸 전체에 이상이 생기게 되는 것이다.

　단식이 어려우면 달팽이의 특효성을 주목해 볼 필요가 있다. 프랑스 요리에 쓰는 식용 달팽이는 약용일 뿐 맛을 내지는 않는다.

　신장병에 달팽이를 쓰려면 산 채로 직접 불에 구워 꼬챙이로 끄집어내어 먹는다.

　또는 일단 구운 살만을 햇빛에 말려서 물을 붓고 끓여서 잘 우려내어 국물째 먹는 방법도 있다. 단, 이 방법을 이용할 때 맛을 내기 위해서 양념을 하는 일은 엄격히 금한다.

물론 꾸준히 먹는 것이 가장 중요하다. 달팽이 종류는 모두 상관없으므로 채집할 만한 곳은 어디든지 찾아가서 채집을 한다. 달팽이는 칼슘을 듬뿍 갖고 있으므로 신장에 좋을 뿐만 아니라 다른 내장에도 좋은 영향을 미친다. 달팽이를 직접 길러도 좋다.
[제2장 67, 제6장 48, 제9장 21 참조]

채취한 메꽃 전초

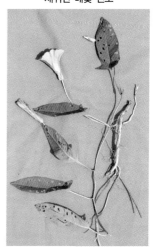

02 메꽃 녹즙

메꽃은 잡초라고 생각하여 그냥 지나치기 쉽지만 실은 메꽃이야말로 훌륭한 약초이다.

발기불능 · 불감증에는 메꽃의 줄기와 잎, 뿌리를 채취하여 주서나 믹서를 이용해서 갈아 녹즙을 만들어 마시거나 다른 재료와 섞어서 마시는 것도 좋다.

어쨌든 메꽃의 녹즙은 하루 3회 한 숟가락씩을 정량으로 사용한다. 체질에 맞으면 짧은 시간 안에 효험을 볼 수도 있다. [제8장 35, 제10장 21 참조]

기타 효능 : 여름에는 지나치게 수분을 많이 섭취해 속이 거북할 때가 있다. 이 메꽃이 불필요한 수분을 몸 밖으로 배설하게 하여 갈증을 억제한다.

메꽃 *Calystegia sepium var. japonicum* (Choisy) Makino

메꽃과. 여러해살이덩굴풀. 산과 들의 풀밭이나 습지에서 길이 2m 정도 자란다. 잎은 어긋나고 긴 피침형이며 잎자루가 길다. 꽃은 나팔 모양이며 6~8월에 연분홍색으로 피고 잎겨드랑이에 1송이씩 달린다. 열매는 삭과이고 10월에 익는다.

한약명 : 구구앙−전초

채취 : 초여름에 전초를 채취하여 햇볕에 말린다.

약성 : 맛은 달고 성질은 차갑다.

효능 : 보기, 사하, 청열, 강압(降壓), 이뇨, 건위

− 인후염, 소화불량, 고혈압, 당뇨병, 면흑색(面黑色), 단독(丹毒), 금창(金瘡), 소아열독, 골절의 치료

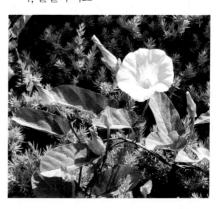

03 물고기의 골분

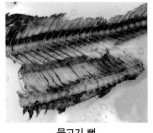

물고기 뼈

골분 칼슘요법이라고 하면 대단하게 들릴지 모르겠지만 물고기의 생뼈는 신장병 치료에 경이적인 효과를 나타낸다. 그러나 날로는 뼈를 빻을 수가 없으므로 햇볕에서 잘 말린 것을 가루로 만든다.

이렇게 간단한 방법으로 뼛가루를 만들어 이것을 복용하면 반드시 효과가 나타난다. 꾸준히 먹어야 한다고 해서 약이라도 먹는 것처럼 부담감을 가질 필요는 없다. 음식에 섞어서 사용하면 두세 숟가락도 이용할 수 있다. 그 효과가 어느 정도인지 알고 싶으면, 개나 고양이에게 이것을 주어 보면 안다. 며칠 지나고 나면 털에서 윤기가 흐르게 될 것이다. 다만 생식 능력이 마구 왕성해지므로 그 점에는 주의해야 한다.

[제2장 23, 제9장 12 참조]

수박

04 수박당(糖)

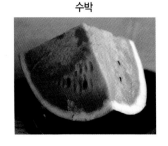

수박의 살(과육)을 잘게 썰어 냄비에다 놓고 부글부글 끓인다. 거의 썬 형태가 흐물흐물해졌을 때, 일단 헝겊으로 걸러낸다. 걸러내고 남은 즙을 다시 끓인다. 이윽고 거무스름하면서, 끈기가 있는 엿 모양의 수박당(糖)이 완성될 것이다. 이것을 주둥이가 넓은 병에 넣으면 장기간 보관할 수 있다.

수박 *Citrullus vulgaris Schrader*

박과. 한해살이덩굴풀. 줄기가 땅 위로 3~4m 뻗는다. 잎은 어긋나고 긴 타원형이며 깃 모양으로 깊게 갈라진다. 꽃은 암수한그루로 5~6월에 연한 노란색으로 피고 잎겨드랑이에 1송이씩 달린다. 열매는 공 모양 박과이고 7~8월에 붉은색으로 익는다.

한약명 : 서과―열매, 서과피―열매껍질

채취 : 여름에 열매를 채취하여 열매살이나 열매의 껍질을 햇볕에 말린다.

약성 : 맛은 달고 성질은 차갑다.

효능 :

서과 : 청열, 해서, 제번지갈, 이뇨

― 상주(傷酒), 서열번갈, 열성진상, 소변불리, 후비, 구창의 치료

서과피 : 청서해열, 지갈, 이뇨

― 번갈, 소변단소, 수종, 구창, 부증의 치료

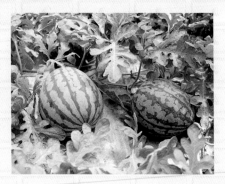

신장병일 때는 수박당을 한두 숟가락씩 따뜻한 물에 타서 마시면 된다. 하루에 1~2회 꾸준히 복용하면 나날이 병은 호전될 것이다. [제4장 31, 제8장 25 참조]

05 수박을 달인 물

신장병에 수박은 수박대로 자주 먹고, 또 그 덩굴이 있으면 적당히 썰어 물에 넣고 달인 물을 반 컵 정도 매일 마시면 효과를 볼 수 있다. 신장병에는 단것이 좋지 않지만 오이 종류의 단맛은 괜찮으며, 이뇨작용이 있어서 효과적이기도 하다. 잘 이용하면 여름이 끝날 무렵에는 병이 근치될 수도 있다.

또 오이 종류의 단맛은 좋다고 했는데 오이라면 무엇이든 좋다. 오이를 많이 먹어도 좋고, 그 덩굴도 똑같은 방법으로 이용하면 좋다. [제8장 25 참조]

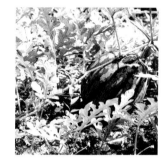

수박

06 잉어와 팥을 삶은 물

잉어의 머리나 뼈를 부드러워질 때까지 팥과 함께 푹 삶은 것이 신장병에는 묘약이다. 흑설탕과 간장으로 약간 맛을 내면 매우 맛이 좋다. 또 팥만으로도 하루 정도 물에 불려서 부드럽게 만들어 하루 10개쯤, 잘 씹어서 먹어도 효과가 있다. [제1장 22, 제2장 83 참조]

기타 효능 : 발기불능 · 노이로제 증상이 약간 있는 사람에게도 좋다.

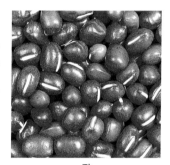

팥

07 비파잎차

신장병에 비파나무의 잎을 적당한 크기로 썰어 햇볕에 말렸다가 프라이팬에 구워서 차처럼 끓여 물 대신에 계속해서 복용하면 좋다. 이것은 즉시 효과가 있다.

[제2장 84 참조]

기타 효능 : 강장 효과 · 암 예방에도 이런 방법이 이용되어 왔다.

비파엽
(비파나무의 잎을 말린 약재)

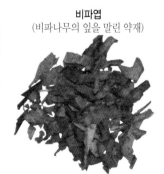

08 온찜질

신장병을 치료하기 위해 병원에 다니면서도 할 수 있는 병용 방법인데, '꽃무릇' 의 구근을 간 것과 '아주까리' 의 열매를 으깬 것에 밥알을 잘 섞어 헝겊에 편 다음에 발바닥에 붙이면 된다. 그 효과가 대단히 좋으므로 병용하면 좋다. [제6장 27 참조]

09 파초의 뿌리를 달인 물

신장병에는 자잘하게 썬 파초뿌리에다 물을 붓고 그 물이 반으로 줄 때까지 달인 것을 복용한다. 하루에 1~2회, 반 컵 정도면 알맞을 것이다.

파초는 이뇨 · 지혈 · 수렴 · 해열약으로 사용되고 있는데 실제 그 성분은 분명하지 않다. 다만 이뇨작용이 칼륨에 의한 것이라는 정도밖에 알려져 있지 않다. 하지만 그 이뇨 작용 덕택으로 신장병에 효과가 있는 것이다.

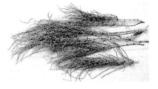

채취한 쇠뜨기 전초

10 뱀밥과 쇠뜨기를 달인 물

쇠뜨기의 생식줄기(뱀밥)와 영양줄기 모두가 이뇨를 촉진해서 부종을 제거하는 신장병의 묘약으로 옛날부터 이름이 알려져 있다. 그늘에서 말린 것을 물이 절반으로 줄어들 때까지 달여 마시는데, 1회분으로는 10포기 정도의 풀이 적당하다. [제1장 71 참조]

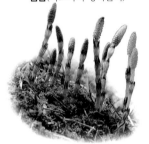

뱀밥(쇠뜨기의 생식줄기)

파초 *Musa basjoo* Siebold

파초과. 주로 원예용으로 재배하며 키 5m 정도 자란다. 잎은 밑동에서 나오고 긴 타원형이며 서로 감싸며 줄기처럼 된다. 꽃은 7~8월에 황갈색으로 피고 잎 사이에서 나온 꽃줄기 끝에 꽃이삭이 밑을 향하여 달린다. 열매는 장과이고 10월에 익으며 씨는 검은색이다.

한약명 : 파초근-뿌리줄기, 파초엽-잎
채취 : 수시로 뿌리줄기를 캐내어 말린다.
약성 : 맛은 달고 성질은 서늘하다.
효능 : 청열, 지갈, 이뇨, 해독
　파초근-열병, 번민, 당뇨병, 단독, 각기, 수종, 소갈, 황달, 혈붕, 옹종의 치료

파초엽-열병, 각기, 수종, 창종, 중서, 열독옹종, 화상의 치료

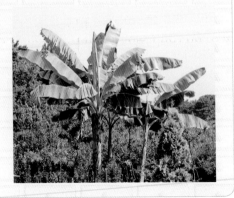

11 구기자나무의 뿌리를 달인 물

구기자나무의 말린 뿌리를 적당한 굵기로 썰어 적당량의 물을 붓고 그 물이 절반이 되도록 달여서 마시는 것인데 하루 반 컵 정도의 분량이 신장병에 효과적이다. 물론 꾸준히 복용하는 인내심이 절대적으로 필요하다. 구기자나무의 뿌리를 달인 물은 신장병뿐만 아니라, 모든 성인병에도 강한 치료 효과를 갖고 있다.

[제6장 10 참조]

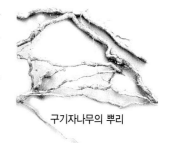

구기자나무의 뿌리

기타 효능 : 당뇨병 · 발기불능 · 불감증 · 간장병 · 노이로제 기미가 있는 사람에게도 효과가 있다.

12 말린 밤

껍질을 벗겨 말린 밤 20~30개 정도에 물을 붓고, 그 물의 절반이 되도록 끓인 것을 조석으로 한 컵씩 복용하면 꽤 효과가 좋은 신장병의 특효약이다. 산에 사는 사람들 사이에서는 상비약으로 사용되고 있다.

[제4장 27 참조]

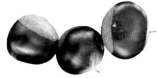

채취한 밤

13 참취를 달인 물

그늘에 말린 참취의 잎이나 덩굴에 적당량의 물을 부어 그 물이 절반이 될 만큼 끓인 것을 마시면 즉시 이뇨 효과가 나타난다. 마시는 당사자가 놀랄 정도로 강력한 효과가 있으므로 신장병에는 장기적으로 계속 복용하면 확실한 효과를 볼 수 있다. [제6장 55 참조]

기타 효능 : 당뇨병 · 발기불능에 효과가 있다.

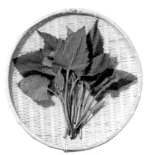

채취한 참취

14 뱀 불고기

중국에서 정월에 먹는 특별 요리 중 한몫을 차지하는 것은 뭐니뭐니 해도 뱀이다. 가족이 모두 이것을 먹으면서, 1년의 건강과 사업의 번창을 기원하는 것이다. 구렁이처럼 흔한 뱀도 매우 비싸서 서민들은 평소에 감히 엄두도 내지 못하는데 이때만은 예외이다.

뱀 불고기를 계속 먹으면 신장병에 탁월한 효과가 있다고 한다.

기타 효능 : 심장병 · 간장병에도 뛰어난 효과가 있다.

[제2장 96 참조]

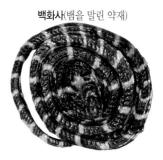

백화사(뱀을 말린 약재)

15 닭벼슬과 목이버섯의 참깨초무침

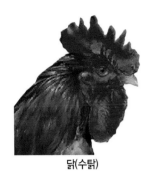

닭(수탉)

닭의 벼슬과 목이버섯을 참깨초로 무쳐서 먹으면 신장의 기능을 정상화한다고 해서 태국인들은 즐겨 먹고 있다.

태국에서는 이뇨 작용에 있어서도 삼백초와 비견할 수 있는 보건 식품으로 쌍벽을 이루는 약초이다. 그리고 그 삼백초도 신장병의 약이므로 말려서 차 대신에 병용하면 꽤 뛰어난 효과가 있다.

[제2장 20 · 65, 제7장 18 참조]

기타 효능 : 산전과 산후의 빈혈 · 고혈압에도 효용이 있다.

16 신장을 치료하는 양념

먼저 참기름 · 마늘 · 고춧가루 · 살구씨가루를 준비한다. 참기름 속에 마늘 · 고춧가루 · 살구씨가루를 넣어서 양념을 만들고 이것을 음식을 만들 때 넣어 먹으면 음식의 맛이 훨씬 좋을 뿐 아니라 신장병을 치료하는 약효도 있다.

기타 효능 : 당뇨병 · 고혈압 · 치질 · 일반적인 부인병 · 암의 예방뿐만 아니라 감기에도 효과가 있는 듯하고 기침이나 담에도 좋은 것 같다.

감자 *Solanum tuberosum* L.

가지과. 여러해살이풀. 밭에서 재배하고 키 60~100cm 자란다. 잎은 어긋나고 깃꼴겹잎이다. 꽃은 5~6월에 자주색 또는 흰색으로 피고 잎겨드랑이에서 나온 꽃줄기에 달린다. 열매는 장과이고 둥글며 9월에 황록색으로 익는다.

한약명 : 양우, 마령서-덩이줄기

채취 : 하지를 전후한 초여름에 덩이줄기를 캐내어 감자를 수확한다.

약성 : 맛은 달고 성질은 평하다.

효능 : 해독, 건위

– 이하선염, 인두염, 후두염, 화상, 소염, 피부병, 타박상의 치료

흰색 꽃　　자주색 꽃

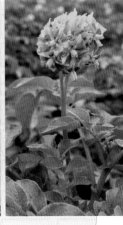

17 **피라미 구이**

지방질이 오른 겨울의 피라미는 신장병의 묘약으로서 잘 알려져 있다. 손으로 잡는 게 이상적이다. 심야에 전등이나 칸델라(휴대용 석유등) 등을 비추어 피라미가 잘 만한 곳을 찾으면 틀림없이 바위 뒤에 숨어 있는 것을 발견할 수 있다.

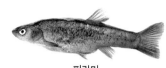

피라미

김밥을 쥐듯이 세 손가락으로 머리 부분을 잡아 바위에 대면서 건져낸다. 해 보면 의외로 간단해서 아이들도 할 수 있다.

'겨울의 잠자는 피라미'라고 해서 강가의 사람은 대단히 귀중히 여겼다. 벌집을 쪼개 넣고 피라미를 통째 넣어 함께 끓이는 것은 일찍이 산사람이 했던 방법이다. 우리들은 그렇게는 할 수 없으므로 그대로 굽거나 조금 신경을 써서 다르게 찜을 만들면 좋을 것이다. 며칠 동안 계속해서 먹으면 효과가 나타난다.

기타 효능 : 췌장병 · 발기불능에도 효과가 있다. 또 산후의 산모에게 모유가 잘 나오게 하는 것으로도 알려져 있다.

18 **감자즙**

수명과는 관계가 없기는 하지만, 탄수화물의 과다 섭취는 노화를 촉진하며, 정력감퇴와 다른 병을 유방시키는 계기가 된다. 그 이유는 체내에 수분을 많이 남기기 때문이다. 감자는 그것을 저지하는 식물로, 여분의 수분을 흡수해서 부기를 빼고 배설해 버리는 작용이 있다. 그러므로 신장병에는 매우 효과가 있다.

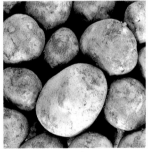

감자

[제1장 51, 제2장 02, 제4장 32 참조]

(2) 방광염이나 요도염에 걸렸을 때

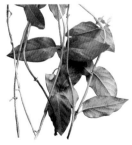

채취한 인동덩굴의 잎과 줄기

19 **인동덩굴차**

인동덩굴에는 강한 이뇨작용이 있으므로, 요도염이나 여성의 방광염에 꾸준하게 매일 하루에 두세 잔을 마시면 큰 효과를 볼 수 있다. 특히 여름은 여성에게 있어서는 방광염의 계절이라고 할 만큼 이 계절에 많이 발생한다.

땀으로 인해 화장이 지워지는 걸 조금이라도 방지하기 위해 물을 삼가는 일이 많고, 그 때문에 시궁창의 물이 괴면 썩는 것처럼, 번식한 잡균이 요도가 짧은 여성의 방광을 공격하게 된다. 그래서 적은 수분으로도 다량의 배뇨를 할 수 있으면 이상적인데 그러기 위해서는 이 인동덩굴차가 안성맞춤이다. [제1장 01 참조]

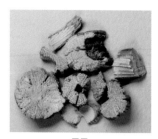

목동
(으름덩굴의 줄기를 말린 약재)

20 **으름덩굴을 달인 물**

방광염에 걸리면 으름덩굴의 오래된 줄기 부분 한 줌 정도에다 적당량의 물을 부어 물이 절반이 될 정도로 달인 것을 매일 마시면 낫는다. 되도록이면 으름 열매를 많이 먹는 것도 도움이 된다. 며칠 만에 완전히 회복되는 사람도 있다.

기타 효능 : 임신부종의 치료에도 잘 든다.

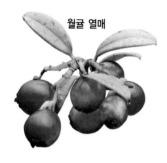

월귤 열매

21 **월귤주스**

월귤의 열매를 주스로 만들어 1회에 한 숟가락씩 하루에 3회 계속 먹으면 여성의 방광염과 남성의 요도염이 나을 것이다. 의외로 적은 분량으로도 낫는다.

[제3장 63 참조]

으름덩굴 *Akebia quinata* (Thunb.) Decaisne

으름덩굴과. 갈잎덩굴나무. 산과 들에서 길이 5m 정도 자란다. 잎은 어긋나고 손바닥 모양 겹잎이며 작은잎은 타원형이다. 꽃은 암수한그루로 4~8월에 암자색으로 피며 잎겨드랑이에 모여 달린다. 꽃잎은 없고 꽃받침이 꽃처럼 보인다. 열매는 긴 타원형 장과로 10월에 자갈색으로 익는다.

한약명 : 목통-줄기

채취 : 봄 또는 가을에 줄기를 잘라 겉껍질을 벗기고 햇볕에 말린다.

약성 : 맛은 쓰고 성질은 차갑다.

효능 : 사화(瀉火), 혈맥통리, 이뇨, 진통

－수종, 부종, 신경통, 관절염, 빈뇨, 배뇨곤란, 흉중번열, 후비인통, 부녀경폐, 유즙불통의 치료

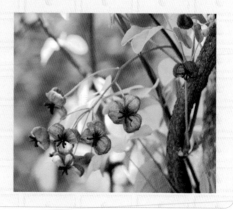

22 꿀풀

그늘에 말린 꿀풀의 전초를 달인 물을 물처럼 하루에 여러 번 마시면, 이틀째쯤에서 기분이 달라지고 4~5일이 지나면 증상이 호전되는 사람도 많이 알려져 있다.

방광염이나 요도염이라는 것은 여러 가지 세균의 감염에 의해서 걸리는데 대장균인 경우도 많다. 남성보다 요도가 짧은 여성이 걸리기 쉬운 병이므로 배변한 후의 뒤처리를 깨끗이 하도록 유의해야 한다. 칼슘이나 비타민, 특히 비타민 *C*가 부족해지면 조직의 저항력이 약해지고, 세균의 감염이 잘 되므로 평소에 식사를 어떻게 하느냐 하는 것도 꽤 중요하다.

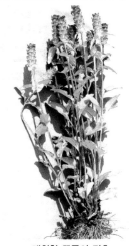

채취한 꿀풀의 전초

23 청미래덩굴의 뿌리를 달인 물

청미래덩굴(산귀래)을 뿌리째 캐려면, 뿌리가 옆으로 길게 뻗치고 있어 몹시 어렵다. 그러나 방광염과 요도염의 묘약으로서 뿌리가 중요하기 때문에 신중히 캐내도록 한다. 뿌리를 말렸다가 달여서 사용하는데, 한 줌을 가볍게 쥐어 물에 넣고 그 물이 절반이 되게 달여서 이것을 하루에 3회로 나누어 복용한다. 이것을 꾸준히 복용하면 확실히 회복된다. [제6장 23 참조]

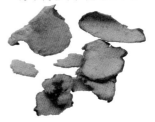

토복령
(청미래덩굴의 뿌리를 말린 약재)

꿀풀 *Prunella vulgaris* var. *lilacina* Nakai

꿀풀과. 여러해살이풀. 산기슭의 풀밭에서 키 30cm 정도 자란다. 잎은 마주나고 긴 달걀 모양이며 끝이 뾰족하다. 꽃은 7~8월에 자주색으로 피고 원줄기 끝에 모여 빽빽하게 층을 이루며 달린다. 열매는 소견과이고 9월에 황갈색으로 익는다.

한약명 : 하고초−전초

채취 : 5~6월에 전초를 채취하여 말린다.

약성 : 맛은 쓰고 매우며 성질은 차다.

효능 : 산결해독, 소종, 이뇨, 청간명목(淸肝明目), 혈압강하

− 연주창, 영류, 유옹, 두독(痘毒), 목적종통, 종기, 고혈압의 치료

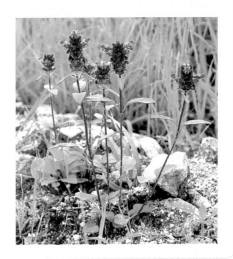

기타 효능 : 당뇨병 · 요도염 · 종기 · 감기에도 효과가 있다. 청미래덩굴의 빨간 열매는 해열작용이 있다.

24 옥수수수염과 열매심을 달인 물

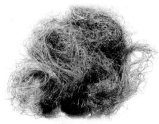

옥수수 열매의 심과 옥수수수염은 말려 두면 유용하게 사용될 것이다. 방광염에 이 열매심과 옥수수수염을 끓여서 물처럼 꾸준히 마신다. 그 효과에 대해서는 옛날부터 너무나 잘 알려져 있다. [제6장 52 참조]

기타 효능 : 옥수수는 여름의 풍미 그 자체이며 여름의 강적인 일사병의 특효약이기도 하다. 껍질째 그대로 끓여서 복용하면 낫는다.

옥수수수염

25 수박씨를 달인 물

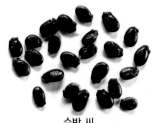

수박씨는 버리지 말고 모아 두었다가 방광염에 걸리면 이용한다. 하루 분량으로 씨 1컵에다 4컵의 물을 붓고 그 물이 4분의 1로 줄어들 때까지 끓인 다음에 불에서 내려놓는다. 1컵 정도가 된 물을 식후에 다 마시고 또 다음날 분량을 미리 만들어 놓는다. 이렇게 해서 며칠 동안 계속 복용하면 소변도 훨씬 좋아지고 방광염도 치유될 것이다. [제4장 31, 제8장 04 · 05 참조]

수박 씨

26 삼백초 녹즙

방광염에 삼백초의 녹즙을 이용한다. 삼백초의 생잎사귀를 손으로 비벼 녹즙을 짜낸다. 이것을 극히 소량(숟가락으로 반 정도)으로 하루에 2~3회 복용하면 빠르게는 다음날부터, 늦어도 며칠 후에는 차도가 보이게 된다. 해독과 이뇨의 효과가 발휘되기 때문이다.

[제2장 56, 제4장 05 참조]

쇠비름

27 쇠비름을 달인 물

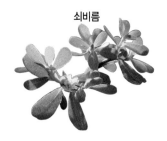

채취한 쇠비름은 삶아서 그늘에다 말린 다음에 말린 것 한 줌에다 적당량의 물을 붓고 그 물이 절반이 될 때까지 달인 물을 하루분으로 삼고, 꾸준히 복용하면 사람에 따라서는 출혈까지 있던 방광염도 낫게 된다.

(3) 전립선비대증이나 정력감퇴가 되었을 때

28 달래술

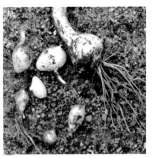

채취한 달래의 비늘줄기와 뿌리

4~5월경은 달래를 채취하는 좋은 시기이다. 장아찌로 먹는 염교와 비슷한 작은 구근을 깨끗이 씻어서 그대로 먹을 수 있다. 군생하므로 작은 삽을 사용해서 캐면 20포기 정도는 한꺼번에 캘 수 있다. 이 달래의 줄기와 뿌리를 잔뿌리째로 소주에 담가서 달래술을 만들이 이것을 매일 한 순가락씩 식후에 복용하면 효과가 있다.

기타 효능 : 강정(强精) · 강장(强壯)의 효과가 대단히 높고 정력감퇴인 사람에게 좋다. 빈혈인 사람이나 현기증이 잘 일어나는 사람에게도 뛰어난 효력이 있다.

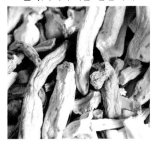

산약(마의 뿌리를 말린 약재)

29 마늘 · 참마 · 검은깨 · 검정콩 · 호두 · 당근

전립선비대증은 50대 남성의 50% 정도에게서 볼 수 있다. 노화현상의 전조 증상으로 정력의 쇠퇴에서 오는 병이기 때문에 마늘 · 참마 · 검은깨 · 검정콩 · 호두 · 당근 등의 강정식품을 담근 술, 또는 생식을 계속하면

달래 *Allium monanthum* Maxim.

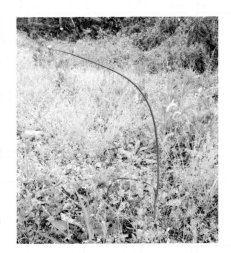

백합과. 여러해살이풀. 산기슭과 들에서 키 5~12cm 자란다. 잎은 1~2개가 줄기에서 나고 넓은 선 모양이다. 꽃은 4월에 붉은 빛이 도는 흰색으로 피고 잎 사이에서 나온 꽃줄기 끝에 1~2송이씩 달린다. 열매는 삭과이고 둥글며 7월에 익는다.

한약명 : 소산-비늘줄기

채취 : 봄부터 초여름 사이에 비늘줄기를 캐내어 말린다.

약성 : 맛은 맵고 성질은 따뜻하다.

효능 : 보혈, 신경안정, 살균
  – 위장카타르, 위암, 토사곽란, 불면증, 자궁혈종, 월경불순, 사교상, 신경항진의 치료

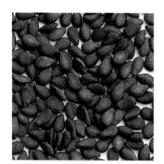

검은깨

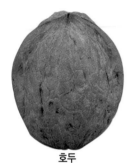

호두

효과를 볼 수 있다. 전립선비대증은 심리적인 영향에 의한 것이 많으므로, 건강한 마음가짐으로 간단한 건강 체조법 등을 실시해 보면 정상적으로 회복되는 경우가 많다. 배뇨할 때 오줌이 다 나오지 않는 것 같을 때는 이 문제가 생긴 것으로 여겨, 당연히 자신도 정력이 줄어들기 시작했다고 생각할 것이다.

그럴 경우에는 방뇨를 할 때 발돋움하여 가슴을 펴고, 등을 뒤로 젖혀 준다. 발 사이의 넓이는 어깨 넓이 정도로 하고 눈은 크게 뜨고 어금니는 꽉 물고 배뇨한다. 어떤 건강법도 바빠서 할 수 없고, 귀찮다고 잘 하지 않는 사람도 배뇨할 시간은 반드시 있으므로 이 방법만은 할 수 있을 것이다.

대개의 경우 실행한 후, 3일째에는 배뇨할 때 힘이 붙게 된다. 다시 말하면 내장의 작용이 회복되고 있는 것이다. 자신을 얻게 되면 그 후에도 계속해야 한다.

왜 이 방법이 효과가 있는가 하면 이와 같은 자세를 취하는 것으로, 평소에 사용하지 않는 허벅지와 근육이 긴장하여, 치골근(恥骨筋) · 대내전근(大內轉筋) · 봉공근(縫工筋) 등의 근육군을 총동원함으로 인해 전신에 남성호르몬이 넘치게 되기 때문이다. 그리고 그것이 내장과 함께 전립선이 활발하지 못한 것을 해소해 가는

물방개 *Cybister* (Cybister) *chinensis*

물방개과. 곤충류. 연못이나 늪, 하천 등의 물 속에 서식하고 몸길이 2.5∼3cm 자란다. 몸은 납작하고 달걀 모양이며 등쪽은 흑갈색. 등가장자리와 날개의 양측은 녹황색이다. 머리는 편평하고 더듬이는 1쌍이다. 눈은 겹눈이고 돌출된다. 앞다리는 황갈색이고 뒷다리는 적갈색이다.

한약명 : 용슬, 수별충―몸체

채취 : 봄부터 가을까지 포획하여 끓는 물에 담갔다가 꺼내어 말린다.

효능 : 보신(補腎), 축뇨, 활혈
― 소아유뇨, 노인빈뇨, 면부갈반(面部褐斑)의 치료

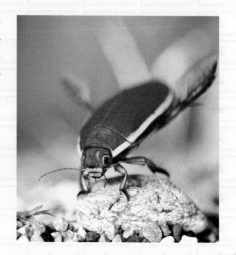

것이다.

이런 배뇨 자세가 익숙하지 않은 사람이 실시해야 할 배뇨체조의 요령은, 항문을 머리 쪽으로 향해 죄는 것 같은 기분으로, 양 무릎을 바깥쪽으로 내는 것이다. 발 돋움을 하는 것은 거기에 익숙해지고 나서도 좋으며, 그렇게 하면 효과가 훨씬 커진다.

기타 효능 : 신장병에도 효과가 있다.

30 물방개 소금볶음

오염이 심한 요즘은 그리 흔치 않지만 호수와 늪에서 흔히 볼 수 있는 것이 물방개이다. 물방개는 살아 있는 스테로이드 호르몬이라고 불릴 만한 강정식이다. 타이완에서는 이것을 말려서 발기불능의 치료제로 사용하고 있다. 전립선비대증도 치유되므로 중년 남성이 눈에 불을 켜고 찾는 약이라고 할 수 있다.

중국에서도 물방개를 생으로 먹거나 소금을 넣고 볶아서 먹기도 한다고 한다. 일단 그 맛을 알게 되면 먹지 않고는 못 견딜 정도라고 한다. 물방개는 연못 등에서 그물로 잡아 굵은소금을 뿌리고 볶기만 하면 되는데 하루에 몇 마리씩 매일 계속해서 복용하면 이전의 기운을 되찾게 된다.

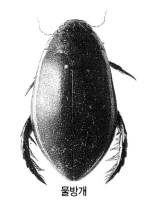

물방개

31 올리브유에 절인 개미

개미 볶음이나 개미 수프뿐 아니라 샌드위치나 토스트에 산 개미를 끼워서 먹기도 한다. 이것이 유럽을 비롯해서 세계 각지에서 사랑받는 음식이다. 인도식의 개미밥은 보통 카레와 함께 먹는데 더위 먹는 것을 방지해 주며 그 외에 강장 · 강정에 도움이 되고 있다. 뇌를 건강하게 하는 작용도 있으므로, 올리브유에 재워서 하루 한 숟가락씩 계속 복용하면 원기가 회복된다. 야산 등지에 자생하는 '등대풀'과 개미를 갈아서 으깬 것은 발기불능의 특효약으로, 이것은 절대로 먹어서는 안 되고 음낭 · 음경에 잘 문질러서 바르면 기적적인 현상이 나타난다.

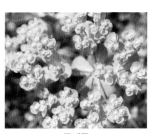

등대풀

개미

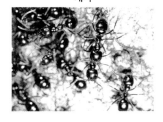

기타 효능 : 개미를 밥알과 잘 섞어서 류머티즘 · 통풍 · 신경통의 환부에 바르면 효과를 기대할 수 있다.

32 파파야

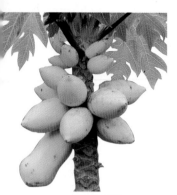

파파야 열매

열대아메리카 원산인 파파야는 카로틴과 비타민 A의 효력이 뛰어나고 또 비타민 C도 풍부하다. 100g 중에 65mg이나 함유되어 있어서 과일 중에서도 월등한 함유량을 갖고 있다. 익은 열매를 날로 먹거나 잼 · 설탕에 절인 과자 등을 만들고 덜 익은 열매는 소금에 절여서 먹으며, 잎과 꽃 등은 채소로도 이용한다.

하와이 근처에서는 이것이 전립선비대증 등 전립선의 여러 가지 병의 치료와 강장에 효과가 있다고 하여 생식을 하거나 주스로 만들어 먹든지 하고 있다. 껍질과 씨는 바삭거릴 정도로 햇볕에 말려서 갈아 가루로 만들어 먹는다.

33 당근 볶음

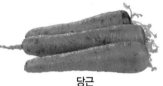

당근

야맹증 · 연소성 약시 · 연소성 발기불능 등에 젊은 사람들이 걸려서 고통받고 있는 경우가 많다. 당뇨병이나 골절(骨折) 등도 그런 경우이다. 그러나 당근을 꾸준히 먹으면 대부분 해결된다고 해도 과언이 아니다.

건강 걱정으로 각종 비타민제를 복용하고 있는데, 비타민 C나 비타민 E를 약품으로 취해도 비타민 A를 취하지 않으면 인체의 유용 효율에는 의문이 생긴다. 그리고 비타민 A는 체내에서는 합성할 수 없기 때문에 꼭 필요한 성분 중의 하나이다.

비타민 A를 손쉽게 섭취하는 데는 당근이 좋다. 그 성분 중의 가장 중요한 것이 카로티노이드로 비타민 A로서 작용하는 것이다. 당근의 빨간색을 만드는 것은 카로틴인데 가능한 한 껍질째 이용해야 하며, 당근의 카로틴을 충분히 체내에 흡수시키기 위해서는 기름으로 볶는 것이 가장 좋다. 날로 먹을 때는 다른 야채와 함께 먹지 않도록 해야 한다. 비타민 C를 파괴하는 효소인 아스코르비나아제가 다른 야채의 비타민 C를 산화시켜 버리기 때문이다. [제2장 95 참조]

34 멧미나리와 민물게로 만든 환약

정력감퇴에 멧미나리와 민물게를 이용한다. 신선한

멧미나리와 생민물게를 함께 으깬 다음 메밀가루로 잘 개어서 콩알 정도의 크기로 환약을 만들어 술에 적신 다음 햇볕에 말린다.

멧미나리와 민물게는 스태미너를 강하게 해주는 작용이 있을 뿐만 아니라 정혈작용도 강하며 강정·강장에 딱 알맞고, 심인성 발기불능에도 효과가 있다. 부부의 노력과 협력에 의해서 회복을 꾀하는 정류의 병, 심인성 발기불능으로 고통을 받는 사람에게는 복음이라고 말할 수 있는 묘약이다. [제2장, 08, 제3장 16 참조]

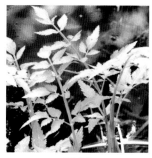

미나리

35 메꽃을 달인 물

발기불능의 치료에 메꽃을 이용한다. 메꽃을 뿌리째 뽑아서 말려 두었다가 잘게 썬 것 한 줌을 3컵의 물에 넣고 끓여 2분의 1 정도가 되었을 때 불에서 내려놓는다. 저절로 식으면 하루에 세 차례로 나누어 식후에 복용한다. 잎은 나물로 데쳐서 먹으면 효과도 더욱더 커진다. [제8장 02, 제10장 21 참조]

기타 효능 : 여성의 불감증에 뛰어난 효과가 있다.

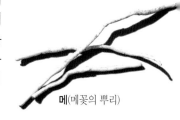

메(메꽃의 뿌리)

36 초를 친 굴

대부분의 병을 고치는 원리는 조혈과 정혈의 두 가지

참굴 *Ostrea gigas* Thunb.

굴과. 조개류. 연안에서 바위에 부착하여 껍데기 길이 7cm 정도 자란다. 껍데기는 크며 2개로 되어 있고 위 껍데기는 흑갈색 비늘조각이 고리 모양을 이루며 안쪽은 흰색이다. 두 껍데기의 연결부는 흑색 인대로 닫혀 있다.

한약명 : 모려-조개껍데기

채취 : 필요시 채취하여 살을 제거한 껍데기를 말린다.

약성 : 맛은 짜고 떫으며 성질은 서늘하다.

효능 : 평간잠양(平肝潛陽), 수렴고삽(收斂固澁), 지한지사(止汗止瀉)

- 경계실면(驚悸失眠), 나력, 도한, 두통, 연

주창, 설사, 요통, 위산과다증, 유정, 이슬, 자궁출혈, 징가비괴, 창양, 학질, 현훈이명의 치료

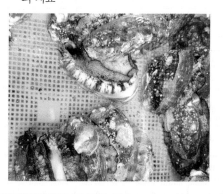

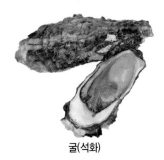

굴(석화)

이다. 굴은 이 두 가지 효용에 뛰어나게 강한 작용을 하는 훌륭한 식품이다. 더구나 철분 · 망간 · 타우린 · 미네랄군 · 아미노산 · 글리코겐 등이 함유되어 인체의 에너지원 그 자체라고 말해도 좋다.

또한 좋은 콜레스테롤을 늘리는 작용도 있어서 중년 이후의 신체의 강정 · 강장을 위해서는 도저히 빠뜨릴 수 없는 식품이다. 조개류는 남성에게 불가결한 식품이라고 옛날부터 알려져 왔는데 그것은 남성으로서의 역할을 충분히 발휘하는 데 필요한 식품이기 때문이다. 그중에서도 굴은 자연식이면서도 효과가 즉각적이므로 더욱 빼놓을 수 없다.

굴의 살을 빼 먹고 남은 굴껍질을 버리지 말고 잘게 빻아서 복용하면 발기불능에도 효과가 있으므로 꼭 시험해 보기 보란다. 물론 발기불능의 회복은 남편만의 문제가 아니고, 아내의 심리적 협력이 없으면 낫기 어려운 것이므로 그 점도 잊지 말아야 한다.

기타 효능 : 굴껍질의 가루는 모려(牡蠣)라고 하여 면역 증강과 항궤양의 효능이 있어 한약재로도 쓰인다. 폐결핵으로 인한 도한(盜汗), 위 · 십이지장궤양, 림프선결핵 등의 치료에 효과가 있으며 간장병 · 심장병 · 고혈압에도 뛰어난 효과가 있다.

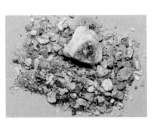

모려(굴껍질을 가루로 만든 약재)

토란 *Colocasia esculenta* (L.) Schott

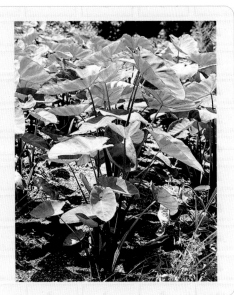

천남성과. 여러해살이풀. 약간 습한 곳에서 키 1m 정도 자란다. 잎은 뿌리에서 나오고 넓은 타원형이다. 꽃은 8~9월에 드물게 피는데 잎자루 사이에서 나온 꽃줄기에 육수화서로 달린다. 열매는 맺지 못한다고 한다.

한약명 : 야우-덩이줄기

채취 : 7~9월에 덩이줄기를 캐내어 햇볕에 말린다.

약성 : 맛은 맵고 성질이 평하다.

효능 : 소염, 이뇨, 제독, 항염, 해열

- 감기, 갑상선종대, 나력, 두통, 복부창만, 사교상, 소변불리, 소아마진, 음부자통, 임파선종, 적백이질, 하혈, 황수창의 치료

37 어간장

강정과 강장 · 고환의 미발달 · 난소 미성숙에 어간장을 이용하면 효과를 볼 수 있다.

어간장이란 생선을 소금절임하여 발효시킨 액체를 말하며 어장(魚醬)이라고도 한다. 이 어간장에 함유된 양질의 천연아미노산은 생식 능력을 증진시킬 뿐만 아니라 몸 전체를 싱싱하게 활성화시키는 작용을 한다.

38 토란대 가루

토란(土卵)은 뿌리에 달린 하얀 덩이줄기가 새의 알[卵]과 비슷하다고 하여 붙은 이름이다. 토란은 생식하면 약간의 독성이 있으나 소금이나 생강즙을 넣고 삶아 먹으면 그 독성이 없어진다. 토란은 장(腸)의 운동을 윤활하게 하고 위를 활발하게 하며 피부를 살찌게 하고 임산부가 먹으면 피와 원기를 보해줄 수 있는 효능이 있는 강정식이다.

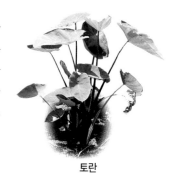

토란

말린 토란대를 가루로 만들어 깨소금과 섞으면 천연양념이 된다. 이 토란대 가루를 작은 병에 담아서 식탁에 올려놓으면 칼슘 · 인 · 칼륨 · 비타민 B군 · 당질 · 단백질을 종합적으로 어떤 음식물보다도 많이 체내에 섭취하는 셈이 되므로 강정과 강장에 효과가 있다. 예를 들면 칼슘이 많은 샐러리가 100g 중 34mg 정도가 들어 있다고 하는데, 말린 토란대는 1,200mg이 함유되어 있다고 하니 감탄할 수밖에 없다. 그래서 이 말린 토란대 가루를 먹을 때는 이왕이면 깨소금과 섞어서 먹으면 더욱 좋다.

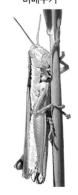

벼메뚜기

39 메뚜기와 탱자

강정 · 강장 · 정자 증가에 메뚜기를 이용하면 효과를 볼 수 있다. 옛날에는 메뚜기를 프라이팬에다 볶아 먹었다고도 한다.

메뚜기를 큰 것으로 골라 30마리를 뜨거운 물에 살짝 담갔다가 햇볕에다 널어 말린다. 메뚜기를 담갔던 물에 마늘을 갈아 넣고 물이 절반이 될 정도로 달여서 그 물을 메뚜기와 함께 먹고 마신다. 이 방법이 구미에

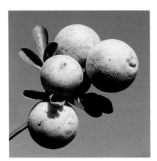

탱자나무 열매

맞지 않으면 카레 가루를 뿌려서 먹으면 조금 더 맛있게 먹을 수 있다.

이렇게 메뚜기를 상식(常食)하면 무정자증 환자만 아니면 확실하게 정자량이 증가해서 아이가 필요한 가족에게는 반드시 복음이 된다. 또 쪄서 햇볕에서 말린 메뚜기를 참깨 · 탱자와 함께 가루로 만들어 먹으면 여성의 불임증을 치유할 뿐만 아니라, 태어난 아이도 건강하고 튼튼하게 성장할 것이다.

탱자는 옛날부터 임신약으로 알려져 왔는데 비타민 C, B6, B12, K의 함유량이 월등하게 높아서 진가를 인정받고 있는 약초이다. 이 영양의 근원인 탱자에 메뚜기의 칼슘과 비타민 E의 덩어리인 참깨가 더해지는 것이므로, 그 효력이 상승적으로 높아지게 되는 것은 두말할 필요도 없다.

40 닭벼슬 구이

발기불능 · 불감증의 치료에 닭벼슬을 이용한다.

닭을 이용한 음식물을 만들 때 흔히 이 벼슬 부분을 버리는 경우가 많은데, 비타민 B12 · 철분 등이 대단히 풍부한 영양원이라는 것을 이 기회에 재인식하여 잘 활용하면 유익하다. 간장에 살짝 절였다가 구우면 또 다른 맛이 난다. [제7장 18, 제10장 18 참조]

41 참기름에 절인 은행

씨껍질을 벗긴 생은행을 참기름에 넣고 1개월 정도 재워 둔다. 그 기간이 지나서 하루에 3개 정도 꾸준히 먹으면 발기불능 · 강정 · 강장에 상당한 효과를 볼 수 있다.

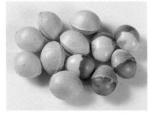

은행(은행나무 씨: 오른쪽은 씨껍실을 벗긴 것))

42 삶은 거북

장수하는 동물의 상징인 십장생에도 들어가는 거북은 인체를 형성하는 데 빼놓을 수 없는 글리코겐 · 각종비타민 · 미네랄의 복합체라 해도 과언이 아니므로 강정 · 강장에 도움이 된다.

잔인하다고 생각하는 사람도 있을지 모르겠지만, 우

선 거북의 등딱지 쪽에 불을 땐다. 그래서 열이 몸속으로 파고 들어가 거북이 죽게 되면 식칼로 두들겨 등딱지와 몸통을 분리시킨다. 그것을 큼직큼직하게 썰어 흑설탕과 함께 넣어 부글부글 끓인다. 이것을 조금씩이라도 꾸준히 먹게 되면 장수하는 거북의 몸의 상태를 바로 사람이 갖게 되는 것이다.

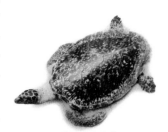

대모(바다거북)

홍콩식 요리 방법에는 거북이를 통째로 물에 넣고 푹 곤 다음 거기에다 사탕수수의 즙을 섞어 묽은 상태로 만들어서 먹는다. 사탕수수에는 칼슘 · 인 · 철분 · 비타민 12 엑스가 충분하기 때문에 거북이와 사탕수수를 먹게 되면 어느 약 못지않은 효험을 보게 된다.

43 곰치와 바다뱀

강정 · 강장과 발기불능 · 불감증의 치료에 곰치와 바다뱀을 이용한다.

곰치는 강정 보건식으로 널리 알려진 것들 중의 하나이다. 한편 바다뱀은 맹독을 갖고 있어 물리면 치명적이지만 그 고기는 맛이 뛰어나 기회가 되면 먹어 보기를 권하는 대단한 강정식이다. 손에 넣게 되면 된장에 절이거나 소주에 담그거나 통째로 말려 먹을 수 있고, 또 곰치는 때때로 싱싱한 것을 구할 수 있으므로 된장

메뚜기 *Oxya*

메뚜기과. 곤충류. 보통 벼가 자라는 논에서 서식하는 해충으로 몸길이는 3~4cm 자란다. 몸은 녹색이고 등은 갈색이며 측면에 흑색 줄무늬가 있다. 날개는 앞날개와 뒷날개가 한 쌍씩 있다. 앞다리와 가운뎃다리는 뒷다리보다 작고 뒷다리의 넓적다리마디는 대단히 굵으며, 종아리마디는 가늘고 길어 뛰기에 알맞게 되어 있다. 열대 지방을 중심으로 전 세계에 2만여 종이 분포해 있으며, 한국의 경우 200여 종이 확인되었다.
한약명 : 책맹─몸체
채취 : 봄부터 가을까지 포획하여 날개와 다리를 떼어 버리고 말린다.

효능 : 거풍, 해경(解痙), 지해, 평천
– 소아경풍, 백일해, 산후모풍의 치료

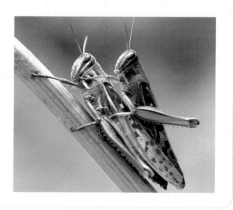

절임이나 구워서 먹어도 좋다.

지방에 따라서는 곰치를 삶아서 먹거나 말려서 먹기도 한다. 말려서 그대로 먹거나 조미료 대신에 가루를 만들어 사용하는 방법도 있는데, 주의할 점은 과식하지 말아야 한다. 한 마리를 전부 먹으면, 인 · 지방질이 많아서 코피를 흘리는 경우도 있다고 한다.

기타 효능 : 결석 예방 · 강심 작용 · 천식 체질의 개선, 그리고 생껍질을 환부에 붙이면 류머티즘 · 무좀 · 습진의 특효약이 된다.

생강(위)과 마늘(아래)

44 마늘과 생강의 혼합주

고산 지대와 드넓은 황야를 휘젓고 다니는 남아메리카 인디언의 강정 · 강장의 비밀은 마늘과 생강을 섞어 만든 술에 있었다고 한다.

이 혼합주를 만드는 첫 번째 과정은 마늘을 발아시키는 것이다. 껍질을 벗기지 않은 생마늘을 그늘에 내버려 두면 푸른 싹이 나오게 되는데, 그것이 5mm 정도의 길이가 되면 딱딱한 표피를 떼내 버리고 주둥이가 넓은 병에 넣는다.

생강은 손가락으로 눌러 봐서 딱딱한 것을 껍질째 마늘과 함께 넣는다. 거기에다 소주를 붓고 어둡고 서늘

오리나무더부살이 *Boschniakia rossica* (Cham. et Schlecht.) Fedtsch. et Flerov

열당과. 한해살이풀. 고산지대에서 두메오리나무의 뿌리에 기생하며 키 15~30cm 자란다. 전체가 황갈색이고 다육질이며 삼각형 비늘잎이 밀생하여 껍질을 이룬다. 꽃은 7~8월에 암자색으로 피고 원줄기 끝에 모여 이삭화서로 달린다. 꽃받침은 잔 모양이며 깊게 5갈래로 갈라진다. 열매는 삭과이다.

한약명 : 불로초-전초

채취 : 가을에 전초를 채취하여 햇볕에 말린다.

약성 : 맛은 달고 성질은 따뜻하다.

효능 : 보신(補腎), 자양, 윤장, 지혈
– 변비, 신장염, 유정, 양위, 조루, 불임, 요

슬산통, 방광염, 방광출혈의 치료

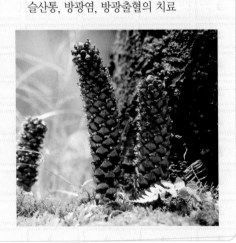

한 곳에서 느긋하게 반년 정도 재워 둔다. 충분하게 발효되었으면 하루에 한 번, 한 숟가락 정도씩 먹는 게 적당하다.

시판되는 강정제와 달리 부작용이 없으므로 매일 복용해도 된다. 꾸준히 복용하면 내장에서부터 튼튼해진다. 여성의 경우에는 불감증 체질도 낫고, 불임 여성도 임신하기 쉬워진다. 생강의 성분 중 메틸헤프테논 · 진기베론 · 리날룰 등이 그런 작용을 유도하기 때문이다.

45 오리나무더부살이

강장 · 강정 · 정자 생산 · 난자 생산과 불임증 · 불감증의 치료에 오리나무더부살이를 이용한다.

오리나무더부살이는 백두산 등의 깊은 산속에서 오리나무의 뿌리에 기생하는 더부살이식물로서 일반 사람들은 좀처럼 발견하기 어려워 중국의 진시황이 찾던 불로초라는 별명이 붙었다. 영약이라는 이름에 걸맞을 정도로 흔하지 않지만 복용하게 되면 대단한 효과를 볼 수 있다.

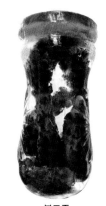

불로주
(오리나무더부살이를 담근 술)

46 참가시나무차

참가시나무차는 강정 · 강장의 특효약으로, 직접 참가시나무의 잎이나 가지를 채취하고 말려서 집에서 끓인 차가 제일이다. 이것을 계속 마시면 1주일 전까지만 해도 자신이 없었던 증상이 확실히 달라진다.

기타 효능 : 결석의 예방을 위한 용출(溶出)에도 잘 듣는다. 범의귀를 달인 물로 결석을 막을 수 있지만, 이 방법처럼 복용하는 방법이 용이하지 않기 때문에 이 참가시나무차를 계속 마시며 결석을 치료해 보는 것도 좋은 방법이다.

47 땅두릅을 달인 물

강정 · 강장에 땅두릅의 뿌리를 이용한다. 땅두릅의 뿌리를 말려두었다가, 필요할 때 한 줌 정도 꺼내어 물을 2배 정도 붓고 끓여서 우려낸 국물을 마신다.

기타 효능 : 상용하면 중풍에 걸리지 않으며 관절 류머티즘이 있는 사람에게 효과가 있다.

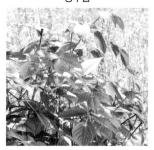

땅두릅

48 샐러리

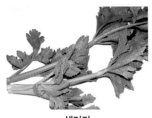

샐러리

샐러리는 서양 요리에서 빠지지 않는 중요한 식재료로 요리의 향미를 돋우는 데 활용되며, 가벼운 샐러드 요리나 채식 요리에도 즐겨 사용된다. 본래 야생 샐러리는 쓴맛이 강하여 질병을 예방할 수 있는 천연 해독제로 활용되다가, 17세기 이후 이탈리아 사람들이 품종을 개량하여 식용으로 쓰이기 시작하였다. 국내에서는 6 · 25 전쟁 이후부터 본격적인 재배가 이루어졌다.

샐러리는 많이 먹을수록 좋고 날마다 주스로 만들어 한 컵씩 마시는 것이 바람직하다. 높았던 혈압이 현저하게 내려가는 것을 인식할 수 있을 무렵에는 피가 맑아지고 심신이 상쾌해진다. 그리고 자신의 건강에 대해서 어느 정도 자신감을 갖게 될 무렵에는 강정 · 강장 효과가 뚜렷이 나타나게 된다. [제3장 11 참조]

기타 효능 : 변비 증상의 치료에 적당하다.

49 마늘이 든 양고기

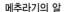

양

최상의 강정 · 강장식이라고 해도 좋은 식품이다. 양고기의 지방이 많은 부위를 부드럽게 한 다음, 거기에 마늘을 갈아 알맞게 넣고 소금으로 맛을 낸 것에다 빵가루를 묻혀 튀겨낸 것이 바로 강정식이 된다.

[제6장 25 참조]

50 메추라기의 알

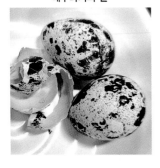

메추라기의 알

메추라기는 그 고기뿐 아니라 알까지도 강정 · 강장 식품으로 매우 유명하다. 알만 먹어도 좋지만 조금 신경을 써서 메추라기의 고기와 당근을 각각 적당한 크기로 썰어 함께 넣고 오랫동안 찐 다음 그대로 식혔다가, 완전히 식으면 40도 이상의 소주를 3배 정도 되게 부어 3개월 이상 냉장한 것이 더욱더 효과가 있다. 더 큰 효과를 기대할 때는 내용물을 찔 때 하수오(何首烏) · 사슴뿔(녹각)을 구해서 넣으면 좋다.

정확하게 분량을 측정해서 사용하는 것을 고집하는 것보다는 어느 것이 많이 들어갔다고 해서 해가 될 것은 없으므로, 편한 마음으로 적당량을 넣어 사용하는 것도 하나의 정신 건강에 도움이 될 것이다. 심각하게

생각하는 것 자체가 정력 감퇴를 유발시키는 원인 중의
하나이므로 느긋하게 여유로운 마음으로 강장 · 강정주
를 즐겨 마시는 것도 좋다.

51 계란주(鷄卵酒)

강정 · 강장을 위한 방법으로 계란주를 만들어 먹는
다. 신선한 달걀 10개에다 흑설탕과 꿀을 합해서 달걀
과 같은 분량을 넣은 다음 잘 섞어 걸쭉하게 갠다. 그런
다음 달걀 껍데기는 질게 부수어 프라이팬에 검게 눌은
자리가 생길 때까지 구워서 부셔서 가루로 만든다.

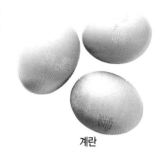

계란

그리고 이 두 가지의 것을 주둥이가 넓은 병에 넣고
거기에 5컵의 청주를 부은 후, 시원하고 그늘진 곳에서
10일쯤 발효시켜 두는 것이다. 하루 3숟가락 정도가 적
당량인데 확실한 강정 · 강장주가 될 것이다.

52 차즈기잎으로 싼 멍게

멍게는 얕은 바다에서 암초나 조개껍데기에 붙어 사
는데 우리나라에서는 우렁쉥이라도도 부른다.

멍게 속살 한 조각을 차즈기잎 한 장씩 싸서 3개월간
소금에 절여 두었다가 먹으면 강정 · 강장에 도움이 된

양 *Ovis aries* L.

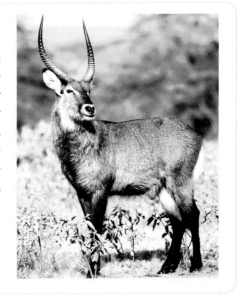

소과. 포유류. 주로 젖과 털을 얻기 위해
가축으로 기르며 몸길이 90~120cm 자란
다. 몸의 빛깔은 주로 흰색이나 검은색 · 갈
색 · 붉은색이다. 뿔은 단면이 삼각형이고 앞
가두리는 곧으며 대개 뒤쪽 아래를 향해 소
용돌이 모양으로 굽는다. 머리의 부착(附着)
이 낮고 두 눈 사이의 거리가 짧다. 주둥이는
좁고 입술은 가동성이며 아래턱에 수염이 없
다. 먹이를 되새김질하는 반추동물이다.
한약명 : 순육-고기
채취 : 고기를 이용한다.
효능 : 보중익기(補中益氣)
– 허냉, 산후유소의 치료

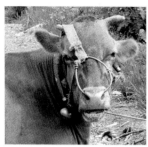

소

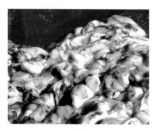

굴

다. 성욕 · 식욕 등 소위 욕구감퇴가 무력증에 걸린 사람에게는 훌륭한 효과를 발휘해 준다. [제1장 67 참조]

53 소의 고환과 굴

소는 옛날부터 기른 유용한 가축으로 운반, 경작 따위에 쓰인다. 고기나 젖은 식용하고 우황 · 아교 등은 한약재로도 쓰고 있으며 가죽 · 뿔 따위도 여러 가지로 이용한다.

소의 고환은 정육점 등에 부탁해야 구할 수 있는 등 조금은 번거롭지만 달걀로 옷을 입혀 프라이를 하면 굴 프라이 비슷한 맛이 나며 강정 · 강장에는 뛰어난 효과를 나타낸다.

굴 프라이는 글리코겐으로 정력을 보급하지만 이것은 호르몬 덩어리여서 즉시 효과를 나타내므로 우리들의 식생활에 활용해 보는 것도 좋겠다.

소 *Bos domesticus* Gimelin

소과. 포유류. 가축으로 기르며 어깨높이 1.6~1.8m, 몸무게 650~800kg 자란다. 뿔은 한 쌍이 있고 발굽은 둘로 갈라져 있다. 꼬리는 가늘고 긴데 끝에는 술 모양의 털이 있다. 풀 따위를 먹고 한번 삼킨 것을 되새김한다. 세계 각지에서 기르는데 홀스타인, 에어셔, 한우 따위의 품종이 있다.

한약명 : 우담-쓸개

채취 : 담낭을 떼어내어 그대로 말린다.

약성 : 맛은 쓰고 성질은 차갑다.

효능 : 청열, 명안, 해독, 소종, 거어, 이담, 소화촉진

－ 목적종통, 황달, 변비, 소아경풍, 부스럼,

치질, 소아경풍, 소화장애, 소갈병, 타박상, 풍열안질의 치료

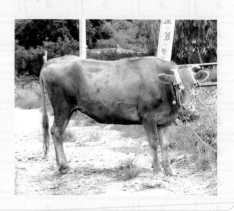

제 9 장

눈 · 귀 · 코 · 입과
목구멍의 이상이나 치통

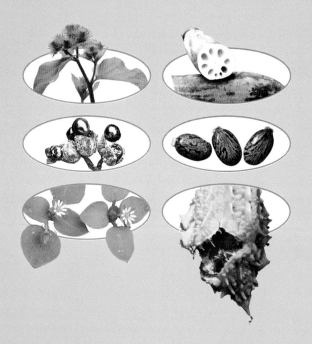

어른부터 어린아이에 이르기까지 모든 인간들에게 있어서 가장 이상이 생기기 쉬운 곳이라면, 피부를 비롯하여 이목구비(耳目口鼻)와 치아·목구멍 등의 기관일 것이다. 빈번하게 발병하면서 느긋하게 상태를 봐 가면서 치료할 성질의 것이 아니라 초기에 빨리 치료해야 한다. 물론 곧장 병원으로 뛰어가야 될 경우도 있는 반면에 그 정도까지는 심하지 않다고 판단될 경우도 있는데 이럴 때는 병원 치료와 병용해서 다음에 소개하는 가정요법을 알아 두어 실시한다면 한결 나을 것이다.

(1) 눈에 이상이 생겼을 때(눈병)

01 산초나무 열매 소금절임·당근 주스·참기름

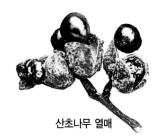

산초나무 열매

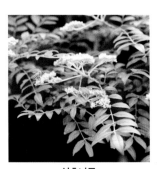

산초나무

피로가 겹치면 눈이 따끔거리며 실핏줄이 서게 되고 침침해지거나 이마와 눈동자에 통증이 느껴지며, 눈꺼풀이 실룩거리는 경련이 일어나는 경우가 흔히 있다. 이러한 증상은 심신의 스트레스가 주요인인데 더욱 정확히 규명하자면 눈병이란 것은 강장의 약화에서 기인한 경우가 대부분이다. 산성 식품, 특히 육류의 과식이 겹쳤을 때는 특히 그렇다. 그러므로 술을 계속 마셨을 때는 그러한 증상이 생기는 것이다.

눈은 깨끗한 피를 가장 필요로 하며 게다가 칼슘이나 비타민, 특히 C나 A를 충분히 보충받아야 하는 기관이다. 그러기 위해서는 건강한 간장에서 왕성한 활동이 뒷받침되어야 한다. 이때는 산초나무 열매의 소금절임 한 것을 많이 먹으면 좋다.

'산초나무의 열매 두 개가 두 눈을 지킨다.'는 말이 있을 정도로 효과는 널리 인정받고 있다. 산초나무를 구하기가 힘들면 당근 주스로 대용해도 좋다. 비타민 A와 비타민 C, 카로딘의 함유량이 내단히 뛰어나기 때문이다. 이 당근에는 다른 야채나 과일 등의 비타민을 파괴하는 효소인 아스콜비나제가 들어 있으므로 주스 등 날것으로 사용할 때에는 다른 것과 섞어서 사용하지 않도록 유의해야 한다. 하루 1~2회 꾸준히 복용하게 되면 모든 내장기관이 활성화되고 눈의 피로가 말끔히 가실 것이다.

또, 눈다래끼는 불규칙적인 생활과 누적된 피로로 찾아오는 수가 많다. 이 눈다래끼가 나면 우선 물로 깨끗이 환부를 씻도록 하고, 절대로 손가락으로 긁거나 눈을 비벼서는 안 된다. 그리고 산초나무나 당근 주스를 마시도록 하고 만일 불룩해지면 참기름을 환부에 바르고 겸해서 눈에 몇 방울 떨어뜨리면 효과가 나타난다.

[제6장 01 참조]

02 냉이를 달인 물

봄이 뇌년 흔하게 볼 수 있는 산채 중의 하나인 냉이는 그냥 지나치기 아까울 정도로 약효 성분이 풍부한 풀이다. 냉이에는 이시노톨·코린·후말산·칼륨 등이 풍부하며, 양질의 단백질이나 칼슘이 시금치의 몇 배 이상이나 함유되어 있다. 강렬한 지혈제로서 잘 알려져 있으며, 이것을 말려서 물에 넣고 달여 먹으면 간장병·위장병·신장병·고혈압에도 효과가 있다.

눈의 통증이나 피로에는 냉이의 전초를 달인 물을 복용하는 동시에 그 달인 물로 씻으면 즉시 효과가 난다. 냉이가 흔한 풀이라고 그냥 스쳐 버리기에는 아까울 정도로 뛰어난 약초라는 걸 알아두면 유사시에 유용하게 사용할 수 있다. [제11장 31 참조]

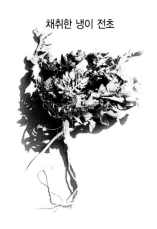

채취한 냉이 전초

냉이 _Capsella bursa-pastoris_ (L.) L. W. Medicus

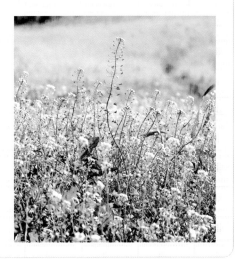

십자화과. 두해살이풀. 들과 밭에서 키 10~50cm 자란다. 뿌리잎은 모여나고 깃 모양이며, 줄기잎은 어긋나고 피침형이다. 꽃은 5~6월에 십자 모양 흰색으로 피고 줄기 끝에서 총상화서로 달린다. 열매는 삼각형 단각과이고 5~7월에 익는다.

한약명 : 제채-전초

채취 : 5~6월에 뿌리가 달린 전초를 채취해 잡질을 제거하고 물에 씻어서 말린다.

약성 : 맛은 달고 밋밋하며 성질은 서늘하다.

효능 : 화비(和脾), 이수, 지혈, 명목

– 이질, 수종, 임병, 유미뇨, 토혈, 혈변, 혈붕, 목적동통의 치료

03 닭의 간 구이

눈병이 났을 때 중국인은 닭의 간을 오향분(五香粉)과 함께 달여 먹어 치료를 하고, 일본의 어떤 지방에서는 닭의 벼슬과 간을 섞어 마늘을 넣고 삶아 먹어 치료를 한다. 다량의 비타민, 특히 A와 미네랄 함유량이 월등히 풍부하다. 공을 들여서 약을 만들지 않아도 간이라면 무슨 간이든지 다 좋으므로 간 구이를 가정에서 자주 이용하면 좋다. 물론 지성이면 감천이라고 공을 들여 약을 만들어 사용하면 그 효과야 두말할 필요가 없겠다. 또 눈병의 치료에 옛날부터 널리 알려져 온 칠성장어 · 국화주 · 쑥즙을 바르는 방법 등이 있다. 피로한 눈 · 눈곱이 끼는 눈 · 충혈된 눈 · 침침한 눈 등에 효과가 있다. [제3장 62 참조]

닭(암닭)

04 쇠물푸레나무를 달인 물

쇠물푸레나무 줄기를 꺾어 잎과 함께 달인 물을 복용하면 강한 빛을 받아 손상된 눈, 또는 눈을 뜰 수 없을 정도로 눈곱이 낀 눈, 눈의 통증에도 즉각적인 효과를 나타낸다. 눈 주위에 심하게 열이 나던 증상이 없어지고 시력은 정상으로 돌아온다. [제6장 38 참조]

질경이 *Plantago asiatica* Linne

질경이과. 여러해살이풀. 풀밭이나 길가에서 10~50cm 자란다. 잎은 뿌리에서 뭉쳐나고 달걀 모양이다. 꽃은 6~8월에 흰색으로 피고 잎 사이에서 나온 꽃줄기 윗부분에 이삭처럼 빽빽이 달린다. 열매는 삭과이고 10월에 익으면 갈라져 뚜껑처럼 열리며 씨가 여러 개 있다.
한약명 : 차전초-잎, 차전자-씨
채취 : 여름에 잎과 씨를 채취하여 바람이 잘 통하는 그늘에서 말린다.
약성 : 맛은 달고 성질은 차갑다.
효능 : 이수, 이뇨, 청열, 명목, 거담
- 소변불리, 감기, 기침, 해수, 기관지염,

인후염, 황달, 간염, 혈뇨, 급성 결막염, 피부궤양, 금창의 치료

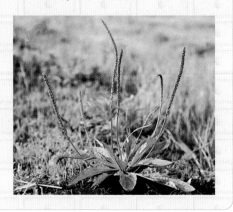

05 꿀

눈의 피로에 꿀을 한 방울 떨어뜨리면 좋아진다. 눈의 상태가 나쁠 때일수록 강한 자극을 받게 되는데 한참 지난 뒤에는 상쾌해진다. 다만 아이에게는 지나치게 자극적일 수도 있으므로 피하고 어른만 실시한다. [제2장 18, 제5장 07, 제6장 49, 제11장 24 참조]

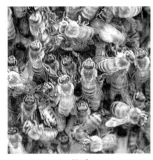
꿀벌

06 꽈리즙

눈에 상처가 생겼을 때는 꽈리의 빨간 열매에서 나온 즙을 눈의 상처에 한두 방울 떨어뜨리면 된다. 그 효과는 대단히 빨라서 자고 나면 벌써 완쾌되어 있는 게 보통이다. [제1장 74 참조]

07 왕머루즙

눈에 상처가 생겼을 때 왕머루 덩굴을 10cm 정도로 잘라서 한쪽을 눈에 갖다 대고 다른 한쪽을 다른 사람에게 힘껏 불어 달라고 한다. 그러면 이쪽 끝에서 즙이 나오는데, 이 즙이 눈의 상처에 매우 효험이 있다. 아이가 캠프를 갈 때 이런 상식을 알고 있으면 꽤 도움이 될 것이다. [제5장 20 참조]

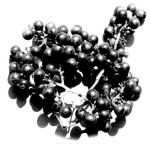
왕머루 열매

08 질경이잎

눈다래끼가 생겼을 때 질경이의 잎을 이용한다. 질경이의 잎을 따서 불에 구운 다음 가볍게 비벼 뜨거울 때 눈다래끼가 생긴 눈꺼풀에 붙인채 그날 밤을 그대로 자고 나면 다음날 아침에는 고름이 나와 있을 것이다. 저녁에 다시 한 번 같은 방법을 실시해 주면 완치될 것이다. [제1장 48 참조]

09 콩나물과 양파

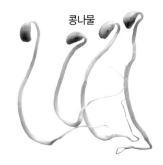
콩나물

콩나물과 양파로 샐러드를 듬뿍 만들어 자주 먹으면 정혈작용이 신속히 이루어져 간장의 해독을 촉진시킨다. 또한 샐러드에는 눈에 좋은 비타민 C와 비타민 A가 많이 함유되어 있으므로 그 효과가 배가되어 신속하게 눈의 피로를 치료해 준다.

(2) 귀에 이상이 생겼을 때

10 우엉잎 생즙

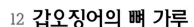

우엉잎과 밥알을 질척하게 개어 동글동글하게 뭉쳐서 귓속에 조금 밀어 넣어 주면 외이염의 응급조치가 된다. 중증일 경우에는 지체하지 말고 병원에 가서 진료를 받아야 하지만, 가벼운 증상일 경우라면 이 방법으로 치유되는 경우가 많다. 물론 다음날에는 귓속에 든 것을 빼내야 한다.

귀에 관계되는 병은 신장이 약한 것이 원인인 경우가 많다. 신장에 나쁜 영향을 주는 음식, 즉 단 음식이나 육류를 편식하고 칼슘이 많은 야채나 해조류를 싫어하는 사람에게 많이 발생하는 증상이므로, 이 식생활 습관부터 개선하면서 치료를 하게 되면 근치가 된다.

[제1장 55, 제2장 79 참조]

기타 효능 : 관절염·편도선염·치통에는 우엉잎과 밥알을 개어, 헝겊에 발라 붙이면 통증이 가라앉는다.

우엉

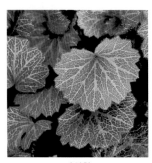

11 바위취즙

귀의 통증·중이염·외이염에는 바위취를 이용한다. 바위취의 잎을 강판에 갈아서 생기는 즙을 콩알만하게 뭉친 탈지면에 적셔서 이것을 귓속에 살짝 밀어 넣어두면 가벼운 증상일 때에는 하룻밤 정도 지나면 낫는다. 다음날에는 반드시 탈지면을 빼내도록 한다.

[제1장 77, 제7장 13 참조]

바위취

12 갑오징어의 뼈 가루

오적골(오징어의 뼈를 말린 약재)

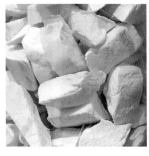

귓속에서 고름이 나올 때에는 갑오징어의 뼈를 가루내어 이용한다.

갑오징어의 단단한 석회질 뼈를 깨끗이 씻어 말려 두었다가 그 안쪽을 긁어, 흰 가루를 다섯 손가락으로 집을 수 있을 정도의 양을 만든다. 그것을 두세 방울의 초로 둥글게 뭉쳐서 귓속에 넣는다. 하루에 한두 번 해 주는데 이렇게 며칠 동안 계속하는 사이에 낫게 된다.

[제2장 22 참조]

13 매실장아찌

중이염에는 매실장아찌를 이용한다. 매실장아찌의 과육이 흐트러지지 않도록 고루 펴 껍질이 바깥쪽을 향하게 해서 귀의 주위를 감싸듯이 붙인다. 마르면 갈아 붙이는 식으로 몇 차례 하는 동안에 중이염은 저절로 낫게 된다.

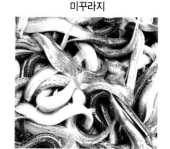

매실장아찌

14 무즙

중이염에 무를 이용하기도 한다. 즉, 무를 갈아 즙을 짜낸 다음에 귀이개 등에 솜을 말아서 즙을 묻힌 다음 귓속에 골고루 바른다. 하루에 3~4회 바르면 며칠 후에는 상쾌해진다.

미꾸라지

15 미꾸라지 찜질

중이염에 미꾸라지를 이용하여 찜질을 하면 효과를 볼 수 있다.

미꾸라지의 배를 갈라서 뼈를 발라내고 껍질의 미끈미끈한 쪽을 부은 곳에 대고 반창고로 고정시켜 준다. 마르면 새것으로 갈아 붙이는 동안에 낫게 된다.

[제5장 51 참조]

참오징어 *Sepia esculenta*

참오징어과. 연체동물. 바다에서 17cm 정도 자란다. 머리는 다리와 몸통 사이에 있고 좌우에 큰 눈이 있다. 배면은 연갈색이고 수컷의 등면은 암갈색 가로줄 무늬가 있으며 몸 안에 길고 납작한 석회질 뼈조직이 있다. 촉완 2개와 다리가 8개 있고 안쪽에 흡반이 다수 있다.

한약명 : 오적골-뼈

채취 : 뼈를 모아 햇볕에 말린다.

약성 : 맛은 짜고 성질은 조금 따뜻하다.

효능 : 수렴지혈, 삽정지대(澁精止帶), 제산, 염창

– 장출혈, 자궁출혈, 이슬, 유정, 위산과다

증, 무월경, 징가, 피부궤양, 위 및 십이지장궤양, 외상 출혈의 치료

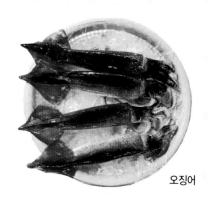

오징어

16 피마자유

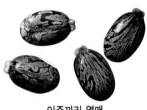

아주까리 열매

아주까리의 씨는 한방에서 약재로 쓰는데 진정, 완하, 소염 등의 효능을 나타내며 생약명을 피마자라고 하며 씨에서 짜낸 기름을 피마자유라고 한다.

외이염으로 귀가 아플 때는 아주까리의 씨로 기름을 짠 피마자유를 두세 방울 귓구멍에 떨어뜨리고, 탈지면 등으로 막아 두면 낫는다.

(3) 코에 이상이 생겼을 때

17 녹황색 야채

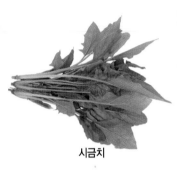

시금치

코피가 자주 터지는 증상(비출혈)에는 호박·시금치 등 잎이 푸른 야채를 충분히 먹도록 한다. 그것들은 지혈에 필요한 칼슘·비타민 K가 풍부하고 비타민 C는 혈관을 튼튼하게 해줘서 출혈을 방지해 준다. 남성의 경우에는 여성에 비해서 좀 더 세심한 주의를 요한다. 혈관이 약해서 잘 터지기 때문에 생긴 증상이므로, 이것이 뇌에 나타나면 뇌졸중을 일으키기 때문이다. 제3장 (1) '고혈압·동맥경화·뇌일혈이 되었을 경우'에 소개한 식이요법이나 약초 이용법을 참조하기 바란다.

아주까리 *Ricinus communis* L.

대극과. 한해살이풀. 민가에서 재배하고 키 2m 정도 자란다. 잎은 큰 방패 모양이고 손바닥처럼 5~11개로 갈라진다. 꽃은 암수 한그루로 8~9월에 연황색이나 붉은색으로 피고 원줄기 끝에 총상꽃차례를 이룬다. 열매는 삭과이고 10월에 익으며 겉에 가시가 있다. 씨는 타원형이고 짙은 갈색 점이 있다.

한약명 : 피마자~씨

채취 : 가을에 열매를 따서 겉껍질을 제거하고 햇볕에 말린다.

약성 : 맛은 맵고 달며, 성질은 평온하고 독성이 있다.

효능 : 진정, 완하, 소종, 소염

− 변비, 식중독, 급성 위장염, 역리, 두통, 각기, 부스럼, 연주창, 화상의 치료

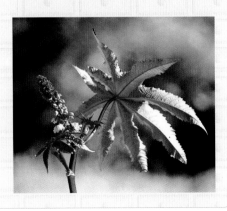

18 삼백초를 달인 물

비염에 삼백초의 잎과 줄기를 이용한다.

삼백초는 생잎과 줄기를 2cm 정도로 썰어 3컵 분량의 물속에 한 줌을 집어넣고 20분 정도 끓인다. 그것을 약수건을 이용해서 걸러낸 다음 3회에 나누어서 복용한다. 빠르면 하루 만에 차도가 있지만 확실하게 하기 위해서 2~3일은 계속 먹는다. 중증일 때는 1개월 정도는 꾸준히 복용한다. [제2장 56·104, 제3장 22·43, 제5장 25, 제6장 31, 제9장 33 참조]

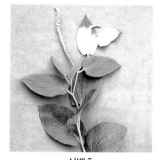

삼백초

19 연근즙

연꽃의 뿌리인 연근을 갈아 약수건으로 걸러 즙을 만든다. 이 즙을 탈지면에 적셔 코피가 터졌을 때 콧구멍에 넣으면 곧 출혈이 멈춘다. [제1장 58, 제10장 09 참조]

기타 효능 : 치질의 출혈에도 효용이 있다.

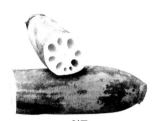

연근

20 대파의 파흰밑

코가 막혀 답답할 때는 대파의 흰 줄기 부분(파흰밑)을 세로로 쪼개어 가운데의 속을 제거하고 겉의 미끈미끈한 것을 콧등에 붙여두면 잠시 후에 막힌 코가 뚫리게 된다.

21 달팽이 가루

축농증은 신장이 약해져서 생기기도 하지만, 코의 점막의 강한 저항력을 꾀하는 것도 중요하기 때문에 수술로는 좀처럼 근치되지 않는다. 칼슘이나 비타민이 많은 알칼리성 식품을 섭취하여 혈액의 정화를 꾀하는 것이 무엇보다 필요하다. 그래서 신장을 강화하고 혈액을 정화하는 칼슘의 보급원으로서 달팽이의 가루는 일석이조라고 할 묘약이다. [제2장 67, 제6장 48, 제8장 01 참조]

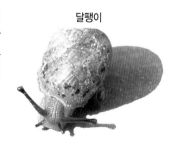

달팽이

22 삼백초잎

건조시킨 잎 한 줌에 적당량의 물을 부어 물의 반 정도가 될 때까지 끓여 그 물을 마시면, 콧병의 체질 개선에 도움이 된다.

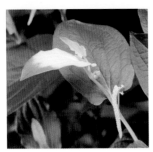

삼백초

축농증을 치료하려면 삼백초의 생잎 4~5개에 굵은 소금을 약간 뿌려서 문지르고 적당한 굵기로 말아 콧속에 넣는다. 30분 정도가 지난 뒤에 이것을 꺼내 버리고 코를 푼다. 이것을 하루에 한두 번, 2~3주간 계속하면 고름이 나오고 축농증이 완전히 낫게 된다. 이와 함께 신장 강화식품인 검은깨 · 곤약 · 연 · 톳 등을 매일 식탁에 번갈아 올려서 먹으면 더욱 효과가 커진다.

[제2장 56 참조]

(4) 입이나 목구멍에 이상이 생겼을 때

23 다시마 가루

다시마를 프라이팬에서 바삭바삭하게 구워낸다. 이 구운 다시마를 갈아 가루로 만들어 구강 안의 상처나 염증에 바른다. 이것은 폭음 · 폭식으로 인해 혓바늘이 생겼을 때도 잘 듣는다. 그러나 이런 때는 위장에 무리가 있다는 증거이므로 다시마와 비슷한 바닷말을 무즙과 섞어서 먹으면 깨끗하게 낫는다. [제2장 66 참조]

24 닭의장풀즙

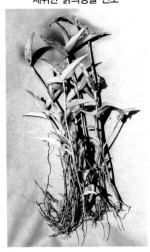

채취한 닭의장풀 전초

뜨거운 것이나 조금만 맵고 짠 것 등이 들어가면 자극을 받는 구내염에는 닭의장풀의 잎과 줄기의 즙을 짜내 불 위에서 수분을 증발시키고 남은 것을 환부에 바르면 편해지고 곧 치유된다. 이 구내염은 그 종류나 원인이 다양하지만 병원에 가면 일반적으로 항생물질을 투약해 준다. 항생물질은 효과가 대단히 좋지만 장기간에 걸쳐서 사용되는 것은 바람직하지 않고, 내복약일 경우에는 더더욱 그렇다. 단것을 과식한 결과 비타민 B2가 부족해서 구내염이 되는 경우도 허다하므로 과자류나 아이스크림 · 주스 등을 삼가면 증상이 가벼워지거나 경우에 따라서는 구내염 증상이 없어져 버리기도 한다. [제3장 42 참조]

25 봉숭아를 달인 물

옛날부터 목구멍에 생선 가시가 걸렸을 때에는 밥을 입에 넣고 씹지 말고 꿀꺽 삼키면 걸렸던 가시가 내려

간다고 흔히 알려져 왔지만 굵은 가시는 더 깊숙이 박힐 수가 있으므로 병원에 가는 게 좋다.

작은 가시라면, 그늘에 말린 봉숭아의 꽃·줄기·잎을 한 줌 정도 한 컵의 물에 넣어 푹 끓인 물을 마시면, 마시고 있는 사이에 생선 가시는 빠져 버리게 된다.

[제2장 46 참조]

26 광나무잎·율무·커피의 원두·차나무잎

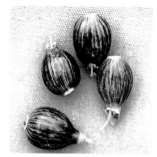

율무

굉나무잎을 껌처럼 10일 징도 계속해서 씹으면 혀의 백태도 없어지고 구취가 없어진다는 것은 제2장 13에서 소개한 바 있다. 그것은 위궤양의 회복과 함께 낫는 것이다. 아무런 이유도 없이 구취가 심한 사람도 있는데 그런 경우에는 율무를 껍질째 볶아 몇 개를 입에 넣고 씹는 것만으로 구취가 없어져 버린다.

커피의 원두를 씹는 것도 때로는 효과가 있다. 커피 향이 구취를 없앨 뿐 아니라 함유 성분의 작용으로도 구취가 없어지는 것이다. 차나무잎으로 녹차를 끓여 마시면 구취 제거와 함께 충치를 예방한다. 마늘을 먹고 난 뒤에 나는 냄새는 생강즙이나 우유를 마시면 없어진다고 하는데 말끔히 제거된다고는 할 수 없다.

봉숭아 *Impatiens balsamina* L.

봉선화과. 한해살이풀. 원예화초로 재배하며 키 60cm 정도 자란다. 잎은 어긋나고 피침형이다. 꽃은 7~8월에 분홍색·빨간색·주홍색·보라색·흰색 등으로 피고 잎 겨드랑이에 밑으로 처져 달린다. 열매는 삭과이고 9월에 익으면 껍질이 터진다.

한약명 : 급성자-씨

채취 : 여름부터 가을 사이에 여문 씨를 받아 햇볕에 말린다.

약성 : 맛은 맵고 쓰며 성질은 따뜻하다.

효능 : 파혈, 소적, 청간, 연견

– 산후복통, 월경폐지, 소아비적, 간염, 적괴, 열격, 외양견종(外瘍堅腫), 인후골경

(咽喉骨鯁)의 치료

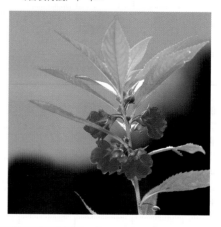

27 가지의 열매꼭지를 달인 물

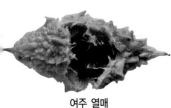

가지의 열매꼭지

구내염에 가지를 달여 복용하면 효과를 볼 수 있다.

그늘에서 말린 가지 꼭지를 대여섯 개 정도 뚝배기나 법랑냄비에 넣고, 5컵의 물을 부어 약한 불로 천천히 달여 물이 절반 정도까지 줄어들었을 때 불에서 내려놓는다. 그러면 진한 보리차 같은 색이 되는데, 여기에다 굵은소금을 약간 넣고 하루 2~3회 양치질을 하면 점점 나아진다. 차가우면 자극이 크기 때문에 조금 미지근하게 데워서 사용하는 것이 좋다. [제3장 48 참조]

28 여주즙

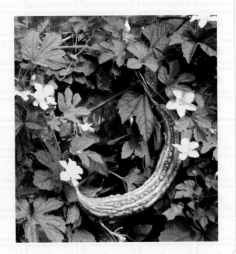

여주 열매

편도선염에는 여주의 열매를 갈아서 즙을 짜내 그것을 거즈 등에 적셔 목에 붙인다. 그러나 이것은 어디까지나 응급조치이므로 이것만으로 완치된다고는 장담할 수 없다. [제1장 52 참조]

29 꿀과 무즙의 혼합물

구강의 상태가 좋지 않을 때는 무즙과 꿀을 반반씩 섞어서 쓰는데, 이 방법 외에 특효를 기대한다면 꿀절임 마늘이 좋다. 그러나 자주 목구멍이 붓거나 열이 나

여주 *Momordica charantia* L.

박과. 덩굴성 한해살이풀. 관상용으로 재배하며 줄기는 1~3m 자란다. 잎은 어긋나고 손바닥 모양이며 가장자리에 톱니가 있다. 꽃은 암수한그루이고 노란색이며 잎겨드랑이에 달린다. 열매는 박과이고 긴 타원형이며 황적색으로 익는다.

한약명 : 고과-열매

채취 : 여름에 익지 않은 열매를 따서 생으로 쓰거나 햇볕에 말려서 쓴다.

약성 : 맛은 쓰고 성질은 차갑다.

효능 : 청서척열(淸暑滌熱), 명목, 해독

- 열병번갈, 당뇨병, 열사병, 이질, 적안동통(赤眼疼痛), 옹종, 단독, 악창을 치료

는 사람이라면 반드시 정밀검사를 받아야 한다.

이 방법은 갑자기 목에 무리가 가도록 노래를 불렀다거나 큰 소리를 내서 상태가 안 좋을 때 사용하면 효과를 기대할 수 있는 방법이다. [제1장 40 참조]

30 **치자를 달인 물**

편도선염이나 입 안이 헌 데에 치자나무의 열매를 달인 물을 사용하면 놀랄 정도로 효과가 있는데 다만 강렬한 통증이 상당히 괴로울 것이다. 치자를 물에 넣고 약한 불에서 1시간 정도 달이면 위스키 색깔 정도의 진한 물이 되는데 이것을 복용하면 꽤나 애먹었던 증상도 깨끗하게 치유된다. 입안이 헐었거나 잇몸이 부은 것이 곧 낫지는 않으나 편도선염은 통증이 없어진 후에도 몇 차례 반복해서 양치질을 하면 완전히 낫는다.

[제1장 36 참조]

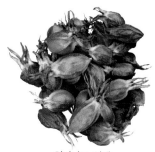

치자나무 열매

31 **참으아리잎**

편도선염이 생겼을 때는 왼쪽 손목에 (바깥쪽이 안전함) 참으아리의 생잎을 문질러 비벼서 조그맣게 붙인다. 확실한 이유는 알려져 있지 않지만 거기에 물집이 생기면 편도선염은 낫는다. 하지만 물집이 다른 데로

으아리 *Clematis terniflora var. mandshurica (Rupr.) Ohwi*

미나리아재비과. 갈잎덩굴나무. 산기슭에서 길이 2m 정도 자란다. 잎은 마주나고 작은잎 5~7장으로 된 깃꼴겹잎이며, 작은잎은 달걀 모양이다. 꽃은 6~8월에 흰색으로 피고 잎겨드랑이에 모여 원추화서로 달린다. 열매는 달걀 모양 수과로 9월에 여문다.

한약명 : 위령선-뿌리
채취 : 가을과 봄에 뿌리를 캐내어 말린다.
약성 : 맛은 맵고 짜며 성질은 따뜻하다.
효능 : 거습, 거풍, 경락소통, 산벽적(散癖積), 소담연, 진통
- 통풍, 수족마비, 언어장애, 신경통, 요슬냉통, 각기, 말라리아, 징가, 적취, 파상풍,

인후골경, 간염, 부종, 소변불리, 편두통, 인후종통, 타박상의 치료

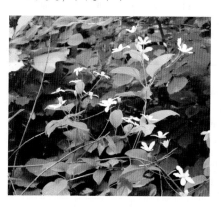

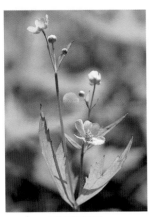

미나리아재비

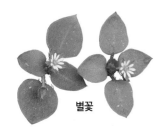

별꽃

옮기지 않도록 가능한 한 잎을 작게 뭉쳐서 붙여야 한다. 미나리아재비의 뿌리를 대용으로 쓸 수 있는데 미나리아재비의 뿌리는 맹독성이 있으므로 입에 넣지 않도록 각별히 신경 써야 한다.

(5) 치아에 이상이 생겼을 때

32 별꽃즙

잇몸이 쑤실 때·치조농루·잇몸의 출혈을 멈추게 하는 데는 삼백초를 문질러서 바르면 잘 듣는데 삼백초에서 나는 특유의 냄새가 싫은 사람은 별꽃의 즙을 바르면 좋을 것이다. 원래 별꽃에는 잇몸을 수축시키고 출혈을 멈추게 하는 작용이 있다. 가지의 열매꼭지를 검게 쪄서 구운 것도 효과를 기대할 수 있는데 약효가 비슷하기 때문일 것이다.

그늘에서 말린 별꽃의 전초를 질냄비나 법랑냄비에 넣은 다음 뚜껑을 덮고 위에 올려놓았다가 연기가 나오지 않게 되면 내려서, 그것을 철확으로 갈아 뭉갠 것에 굵은소금을 섞는다. 그리고 이것을 다시 프라이팬에 넣고 볶아서 사용한다. 또 별꽃은 생풀을 즙으로 해서 마시면 그 속에 다량으로 함유된 칼슘이 혈액을 정화하고 화농균의 번식을 억제해 준다. 잇몸에 대단히 좋으므로 병용하면 유익하다.

기타 효능 : 별꽃의 미네랄과 효소 작용은 건강 증진에 매우 좋다. 그늘에 말린 것을 듬성듬성 썰어 물을 붓고 끓인 것을 자주 마시면, 건강한 간장 유지와 혈액을 정화해 이뇨와 모유가 잘 나게 하는 묘약이 된다.

삼백초(지상부를 말린 약재)

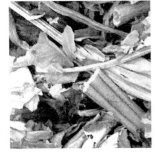

33 삼백초를 달인 물

치통은 겪어 보지 않은 사람은 도저히 상상할 수 없을 정도로 통증이 극심하다. 그럴 때 삼백초 잎 한 줌에 물을 붓고 물이 반으로 줄 때까지 끓여서 그 물을 마시고 잎을 한 장 꽉 깨문다. 이것과 함께 아픈 증세가 있는 볼 쪽에도 잎을 붙인다. 이 방법은 응급처치이긴 해도 대단한 효과가 있다. [제2장 56 · 104, 제3장 22 · 43 · 65, 제5장 25, 제6장 31, 제9장 18 참조]

34 **삼백초 온찜질**

치조농루와 잇몸의 통증에는 그늘에서 말린 삼백초 잎을 소금물로 씻어서 잇몸에 끼고 잠을 잔다. 다음날 아침에 이것을 제거하고 소금물로 양치질을 하면 피고름이 나온다. 이렇게 매일 꾸준히 하는 동안에 저절로 잇몸이 수축되고 통증도 멈추면서 치유될 것이다.

[제2장 56 참조]

35 **우엉즙**

치통으로 아플 때에는 우엉즙을 이용한다. 40g 정도의 우엉을 즙을 짜낸다. 거기에다 소금을 3분의 2 숟가락 정도를 넣고서 달이다가 걸쭉한 상태가 되면 그것을 치근에 바른다. 그러면 치통이 가실 것이다.

[제1장 55, 제2장 79, 제9장 10 참조]

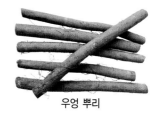

우엉 뿌리

36 **강판에 간 무**

충치나 치근이 열이 나고 이가 아플 때는 무를 강판에 갈아 아픈 치근과 볼 사이에 넣는다. 이 방법은 응급 처치이긴 해도 꽤 효과가 있는데, 통증이 가시면 반드시 병원에 가서 확실한 치료를 받아야 한다. 충치는 약으로는 절대 완치되지 않기 때문에 통증이 가셨다고 방치해 두면 두고두고 고생하게 되기 때문이다.

우엉 *Arctium lappa* L.

국화과. 한해살이풀. 습지나 물가에서 키 20~150cm 자란다. 잎은 마주나고 타원상 피침형이며 3~5개로 갈라진다. 꽃은 8~10월에 노란색으로 피고 줄기 끝에 1개씩 달린다. 열매는 수과이고 10월에 익는다.
한약명 : 악실 · 우방자─씨, 우방근─뿌리
채취 : 가을에 익은 열매를 따거나 뿌리를 캐내어 햇볕에 말린다.
약성 :
우방근 맛은 맵고 쓰며 성질은 차갑다.
우방자 맛은 맵고 성질은 평하다.
효능 : 거풍열, 소종, 이뇨, 해독
- 열매 : 풍열해수, 인후종통, 반신불수, 풍

진소양, 관절염, 옹종창독의 치료
- 뿌리 : 안면부종, 현훈, 인후열종, 치통, 해수, 소갈, 맹장염, 옹저창개의 치료

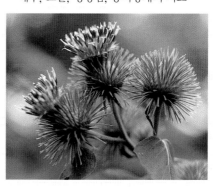

37 가지의 열매꼭지 가루

치통과 치조농루에 가지의 열매꼭지를 이용하면 효과를 볼 수 있다. 요리하고 남은 가지의 열매꼭지는 버리지 말고 두었다가 질냄비나 법랑냄비에 넣고 뚜껑을 덮어, 약한 불 위에서 시커멓게 탈 때까지 굽는다.

연기가 안 나오게 되면 꺼내서 가루로 만들어 여기에다 같은 양의 굵은소금을 섞어서 아침과 잠자기 전, 하루 2회 아픈 잇몸을 마사지한다. 며칠간 계속하면 치통의 원인이 되는 치조농루도 조금씩 차도를 보일 것이다. [제5장 53 참조]

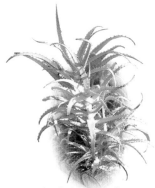

가지 열매

38 된장·매실장아찌·마늘· 알로에즙·무

치통이 일어나면 된장·매실장아찌·마늘·소금을 넣은 알로에즙과 강판에 간 무를 섞은 것 중에 어떤 것이든 환부에 칠하거나 바르거나, 또는 이 사이에 채우거나 하면 잠시 후에 통증은 가라앉는다. 하지만 반드시 치과의사를 찾아가서 근본적인 치료를 해야 한다.

특히 충치에 의한 치통이면 병원에 가는 것 외에 달리 방법이 없다. 일단 충치가 되면 다른 기관과 달라서 정상적이 되기는 어렵기 때문이다.

알로에 아르보레스켄스

제 10 장

부인병과
그 외의 일반적인 증상

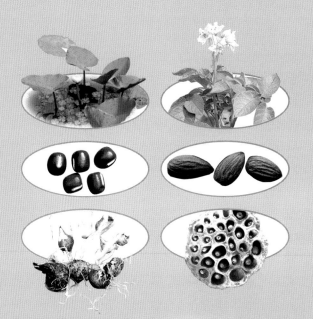

　여성의 몸은 그 복잡한 구조만큼 섬세하고 미묘하다. 육체적 · 정신적 환경의 조그만 변화에도 이상 증상이 일어나며, 이상적인 식생활이나 연령 · 출산의 유무 등 여러 가지 조건에 따라 꽤 다양하다. 여성이기 때문에 걸리기 쉬운 병이나, 뚜렷하게 병이라고는 말할 수 없는 증상으로 고생하게 되는 경우가 허다하다. 그러나 일상생활에서 몸의 상태에 알맞은 치료나 섭생 등이 이루어진다면 이런 괴로움에서 다소나마 벗어날 수 있을 것이다.

　물론 의사에 의한 전문적인 치료도 필요할 때가 있겠지만, 자신이 스스로 건강을 되찾고 건강을 관리하는 일이 가능하면 여성이기 때문에 겪어야 하는 괴로움은 반드시 작아질 것이다. 그리고 또 일상적인 건강관리가 필요한 것은 여성만이 아니다. 오늘날처럼 복잡한 사회에서는 더욱더 그렇지만 남성에게도 그것이 절실히 요구되고 있다. 그래서 남녀를 불문하고 여기서 모두 정력 감퇴 등, 또는 병이라고는 말할 수 없는 증상 등으로부터의 회복 · 치료 · 섭생법을 반드시 실행하기를 권하고 싶다.

(1) 부인병, 여성에 생기는 이상 증상

01 감성돔의 골분

　생리통, 일어섰을 때 갑자기 느끼는 현기증에 감성돔을 이용한다.

　도미는 참돔 · 감성돔 · 샛돔 등 여러 가지 종류가 있다. 그중에 감성돔은 피를 거칠게 한다고 해서, 옛날에는 임산부와 미망인이 먹어서는 안 되는 것으로 인식되어 있었다. 그처럼 정력을 보강하는 식품이었던 것이다. 그런데 가시만은 예외로 어떤 돔의 것이라도 좋으며 힘이 없는 자궁이나 체력에 효과적인 약이 된다.

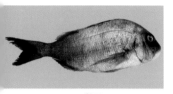

참돔

　질냄비나 법랑 냄비에 돔의 가시를 넣고 뚜껑을 덮어 연기가 나오지 않게 될 때까지 약한 불로 천천히 찌듯이 굽는다. 이렇게 한 것을 갈아 미세한 가루가 되면 꿀을 넣고 개어 콩알만하게 뭉친 것을 하루 누세 개 먹으면 생리가 순조로워지고, 또 생리통의 특효약으로도 대단한 효과가 있다.

　수유부의 경우에는 젖도 잘 나오게 되고, 어쩌다 일어나는 히스테리에도 탁월한 효과가 있다. 또 일어서면 눈앞이 아찔한 증세에는 꿀 대신에 삶은 당근을 넣어서 하루에 3회, 한 개씩 먹으면 좋아질 것이다.

02 개연꽃을 달인 물

갱년기장애 · 유방종통 · 자궁부정출혈의 치료에 개
연꽃을 이용한다.

늪이나 못 등지에서 연꽃과 토란의 잎을 합한 것 같
은 식물을 보게 되는데 이것이 개연꽃이다. 이 개연꽃
을 채취해서 하룻밤을 물에다 푹 담갔다가 잘게 썰어
기름을 넣고 볶아 간장 등으로 맛을 내어 먹으면 특수
한 알칼로이드가 효과를 발휘해서 몸에 활기를 준다.
또 말린 뿌리를 달여서 그 물을 매일 반 컵 정도 계속
마시면 모든 부인병에 효과가 있다. 예를 들면 유방이
붓거나 갱년기장애, 자궁의 부정 출혈을 멈추게 하는
데 특효를 나타낸다.

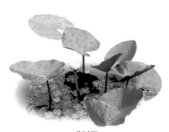

개연꽃

03 당귀를 달인 물

갱년기장애 등 대부분의 부인병에 당귀를 이용한다.

샐러리가 유럽 여성에게는 모든 부인병의 특효약으
로 사용되고 있다면, 동양에서는 당귀가 그 역할을 하
고 있다.

당귀를 달인 물의 복용 이외에도, 생으로 목욕물에
넣고 목욕을 하면 하반신에 원기를 부어 넣어주며 혈액

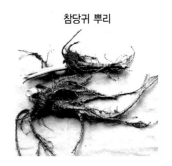

참당귀 뿌리

개연꽃 *Nuphar japonicum* Dc.

수련과. 여러해살이물풀. 개천이나 연못
등에서 자란다. 잎은 뿌리줄기에서 나오고
긴 타원형이다. 꽃은 8~9월에 노란색으로
피고 꽃자루 끝에 1송이씩 달린다. 열매는
둥근 장과이고 10월에 초록색으로 익는다.

한약명 : 평봉초근─뿌리줄기, 평봉초자─씨

채취 : 여름부터 가을까지 뿌리줄기를 채취
하고 씨는 가을에 채취하여 말린다.

약성 : 맛은 달고 떫으며 성질은 평하다.

효능 :

평봉초근 : 보허, 건위, 조경
– 병후쇠약, 소화불량, 월경불순의 치료

평봉초자 : 건비, 후장(厚腸), 자양강장, 건

위, 조경(調經)
– 체허쇠약, 소화불량, 월경불순, 산전산후
출혈의 치료

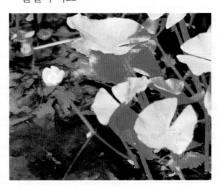

순환을 순조롭게 해주고 히스테리에도 효과가 있다.

월경불순 등 흔히 앓는 부인병의 경우, 대부분 호르몬 이상에 의한 경우가 많다. 외부로부터 호르몬을 주입시켜 주면 체내에서 호르몬 생성을 중지하는 일도 있고, 새로 여성 특유의 많은 병을 일으키는 원인이 되기도 하는 경우가 있어서 바람직하지 않다. 음식물로 자연 형태의 호르몬제를 보충하고, 호르몬의 분비를 정상화하는 편이 몸에 이롭다. [제6장 17 참조]

04 하늘타리 열매

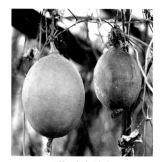

하늘타리 열매

하늘타리의 열매를 10개 정도 욕조에 넣고 목욕을 하면 따끈따끈하고 목욕한 후 한기를 느끼지 않게 된다. 하지만 익숙하지 않을 때 장시간 목욕을 하는 것은 현기증을 유발시킬 수도 있으므로 주의해야 한다.

또 욕조에 넣는 방법 외에도 하늘타리의 열매로 주스를 만들어 마시면 월경불순이나 생리통으로 고생하는 사람이라도 6개월 이내에 완치된다. [제2장 27 · 75 참조]

05 익모초를 달인 물

일명 충위라고도 하는 익모초는 여성에게 알맞은 약초이다. 말린 익모초를 1회 10g씩 물 600㎖에 넣고 달

쇠무릎 Achyranthes japonica (Miq.) Nakai

비름과. 여러해살이풀. 산지의 숲 속이나 들에서 키 50~100cm 자란다. 잎은 마주 나고 장타원형이다. 꽃은 8~9월에 녹색으로 피고 수상화서로 달린다. 화피은 5장이고 선상 피침형이다. 열매는 장타원형 포과이고 9월에 익으며 씨는 1개이다.

한약명 : 우슬-뿌리

채취 : 이른봄이나 늦가을에 뿌리를 캐내어 햇볕에 말린다.

약성 : 맛은 쓰고 시며 성질이 평온하다.

효능 : 이뇨, 정혈, 통경, 산어, 소옹저

- 임병, 혈뇨, 월경불순, 징하, 난산, 산후어 혈복통, 후비, 옹종, 타박상의 치료

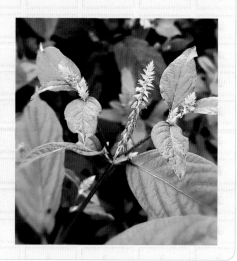

인 물을 매일 반 컵에서 1컵 정도 꾸준히 마시면 월경 불순은 물론, 대하나 자궁 상태가 고르지 못할 때 등 대부분의 부인병에 효과가 있다.

반응이 빠르게 나타날 경우, 복용한 지 1주일이면 임신하기 어려웠던 사람도 그 가능성이 보인다. 이 익모초의 여성기 수축 효과는 전 세계의 산부인과 분야에서 인정하고 있을 정도이므로, 여성에게 있어서 절대적인 약초라고 해도 과언이 아니다. [제3장 08 참조]

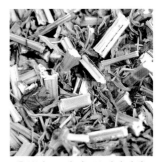

충위(익모초의 전초를 말린 약재)

06 쇠무릎을 달인 물

월경불순, 트리코모나스질염에는 우슬을 이용한다. 쇠무릎의 뿌리를 한약명으로 우슬(牛膝)이라고 한다.

트리코모나스질염은 여성에게만 생기는 것이라고 생각하는 것은 큰 잘못이며 남성에게도 옮긴다. 여성에게 색깔이 있는 대하가 보이면 일단 주의해야 한다.

이런 때는 남성도 함께 우슬 달인 물을 하루에 수차례 며칠 동안 계속해서 환부에 바르면 가려운 증상이 없어지고 곧 낫게 될 것이다. 방치하면 트리코모나스원충은 여성의 복막으로 침입해 들어가고, 또 남자는 정자 생성 기능이 파괴되므로 빠른 치료를 요한다. 그리고 우슬 달인 물을 계속해서 복용하고 있으면 월경불순인 사람도 치료된다. [제3장 29 참조]

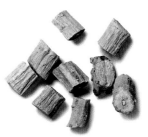

우슬(쇠무릎의 뿌리를 말린 약재)

기타 효능 : 동맥경화나 각기의 예방도 되지만, 임신 중인 사람은 피하는 것이 좋다.

07 마늘생강주

여성의 폐경기는 사람에 따라 다르게 나타나는데, 그 이유는 식생활에 의한 경우가 많다.

평소에 알칼리성 식품인 해초나 야채를 풍부하게 섭취하여 혈청을 맑게 하고, 비타민 E가 풍부한 음식물을 먹고 내장의 기능을 활성화하고 그것을 유지시키는 생활을 평소에 꾸준히 하면서 생활하면 폐경이 찾아오는 시기도 꽤 늦출 수 있다. 그래서 마늘생강주를 사용해 보는 것도 좋다.

소주 1.8ℓ, 마늘 썬 것 600g, 설탕 300g, 생강 50g을 주둥이가 넓은 병에 넣고 1개월 정도 재워두면 마늘

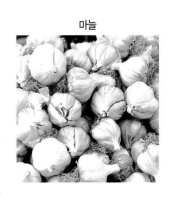

마늘

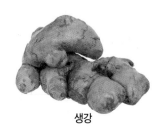

생강

생강주가 완성된다. 이 마늘생강주를 하루에 한 숟가락씩 복용한다. 계속해서 복용하게 되면 허리 아래가 차가운 부인병도 나으며, 갱년기장애 증상도 가벼워질 뿐만 아니라 평상시에도 별 증상을 느끼지 않고 지낼 수도 있다.

08 찰흙 목욕

하반신 냉병인 부인병은 겪어 본 사람만이 알 수 있는 괴로운 것이다. 발이나 허리·어깨는 마치 콘크리트처럼 찬데 머리만 화끈거리는 증상은 히스테리증인 여성 대부분이 그렇다. 이런 사람은 욕조에 소금·고추·마늘·얼레지가루 중 어느 것이든 한 가지만을 넣고 목욕을 한다. 어떤 것이든 좋은 효과가 있는데 욕심을 내어 이것저것 넣지 말고 한 가지를 넣는 것이 좋다.

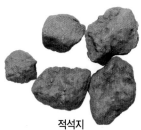

적석지
(약재로 쓰는 붉은색 찰흙 덩어리)

그런데 이런 것들 중에 조금 특이하고 효과가 있는 것이 찰흙이다. 다시 말하면 이것을 넣은 목욕물이 대단히 효과가 있다. 이것을 목욕물에 넣으면 목욕물이 흐려지지만 거기에 들어가서 목욕을 하면 언제까지나 따끈따끈하다. 찰흙은 채집하는 장소에 따라 다르지만 점토질에는 초산칼륨·유산마그네슘·철분·칼슘이 풍부하게 함유되어 있기 때문이다.

이 방법으로 더욱 효과를 올리기 위해서는 이렇게 몸을 따뜻하게 한 후 하반신만을 약 30초쯤 물 속에 담그고 있으면 온천 효과가 지속된다.

기타 효능 : 노이로제·허리 아래가 차가운 부인병·치질·발기부전·히스테리증에도 효과가 있다.

09 연근즙

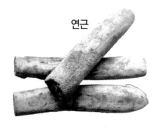

연근

임신으로 생긴 입덧에는 연근을 깨끗이 씻어 강판에 갈아 즙을 싸내서 반 컵 정도 마시면 효과를 볼 수 있다. 조금 마시기가 거북스러울지 모르지만 태어날 아기를 위해서 참고 마셔야 한다. 이 즙을 짜내고 남은 찌꺼기는 뱅어포를 기름에 볶아 가루로 만든 것에 섞어서 간장으로 살짝 간을 해 먹으면 아기를 위한 칼슘을 충분히 섭취할 수 있게 된다.

[제1장 57·58, 제3장 49, 제9장 19 참조]

10 **연꽃의 열매를 달인 물**

인도의 성전 〈카마수트라〉에서는, 연꽃의 즙으로 여성의 성기를 씻으면 좋다고 나와 있는데 이것은 대하의 치료를 말하는 듯하다. 그러나 그것보다도 연꽃의 열매를 물이 절반으로 줄어들도록 끓여 그 물을 계속 마시면 불쾌감을 주던 대하는 완치된다.

또한 월경불순에도 효과를 기대할 수 있다고 해서 이 연꽃의 열매는, 여성 전용으로 생각할 수 있지만 병후의 회복기 노인이나 산후의 여성에게도 좋다. 증혈작용이 뛰어나기 때문인데 다만 소화가 잘 되지 않으므로 과식하지 않도록 주의해야 한다.

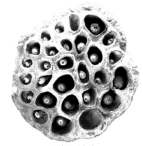

연꽃 열매

11 **새우**

여성의 허리 아래 냉병에 새우를 먹으면 효과를 볼수 있다. 어떤 종류의 새우든 간에 상관없는데, 굵은소금을 약간 뿌려서 먹는 것만으로도 좋고 겨울에 김장에 넣어 이용해도 좋다.

그 외에도 새우를 이용한 다양한 요리법이 있으므로 충분히 활용해 보도록 한다. 이렇게 식생활을 습관화하고 있는 동안에 허리 냉병은 본인도 모르는 사이에 완치될 것이다.

말린 새우

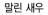

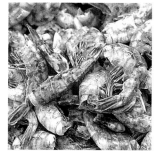

새우 *Penaeus orientalis* Kishinoue

보리새우과. 절지동물. 연안에서 무리지어 서식하며 13~24cm 자란다. 몸은 가늘고 길며 머리가슴 길이가 몸 길이의 절반 이하이다. 배는 크고 좌우대칭이다. 배의 끝 부분은 좌우대칭인 꼬리부채를 이룬다. 제 4·5 가슴다리가 퇴화된 것도 있다. 전세계에 약 2,500종이 분포한다.

한약명 : 대하, 해하―몸체

채취 : 몸체를 물에 씻어서 말린다.

효능 : 보신흥양, 자음식풍

－ 신허양위, 음허풍동, 수족축닉, 중풍반신 불수, 유창, 궤양의 치료

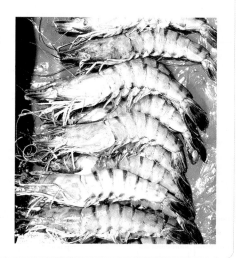

새우는 가끔씩 먹는 것만으로는 이런 효과를 기대할 수 없으므로 꾸준히 먹도록 한다.

12 갯방풍 목욕제

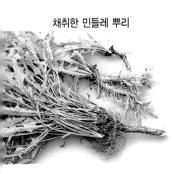

채취한 갯방풍

냉병으로 몸이 몹시 차가울 때 갯방풍을 목욕물에 넣은 욕조에 들어가면 금방 후끈거리며 하반신이 따뜻해진다. 여성에게 생기기 쉬운 대부분의 부인병은 갯방풍 목욕을 꾸준히 하면 완전히 나을 수 있다.

병이 나은 후에도 계속 이용하면 부인병을 모르고 지낼 수 있다. 이 방법은 부인병 중에서도 허리 아래의 냉병에 효과가 있다. 갯방풍을 구하게 되면 말려 두었다가 사용해도 효과에는 차이가 없다. [제1장 78, 제2장 45 참조]

채취한 민들레 뿌리

13 민들레 뿌리를 달인 물

모유 부족이 되는 이유는 간장이 약해졌기 때문이다. 그러므로 간장을 튼튼하게 하는 음식물을 선택해서 다량 섭취한다. 예를 들면 잉어를 푹 곤 것, 팥을 사용한 음식, 콩 및 조개류 등이다.

꽃이 피기 전의 민들레를 채취해 깨끗하게 씻어 햇볕에 말렸다가 물이 절반이 될 정도로 달인 물을 마시면

갯방풍 *Glehnia littoralis* Fr. Schm.

산형과. 여러해살이풀. 바닷가 모래땅에서 키 5~20cm 자란다. 뿌리잎은 삼각형이고 3개씩 1~2회 갈라지며 가장자리에 불규칙한 톱니가 있다. 꽃은 6~7월에 흰색으로 피고 20~40송이가 모여 산형화서로 달린다. 열매는 둥근 분과이고 9~10월에 익으며 긴 털로 덮인다.

한약명 : 북사삼-뿌리

채취 : 가을에 뿌리를 채취하여 잡질을 제거하고 말린다.

약성 : 맛은 달고 성질은 조금 차다.

효능 : 양음, 청폐, 거담, 지해
　- 폐열조해, 구해, 음상인건, 구갈의 치료

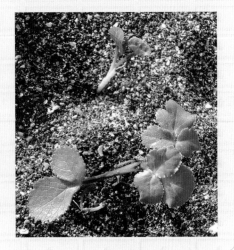

모유가 부족할 때 도움이 된다. 1회 복용량으로 반 컵에서 한 컵이 적당하고 또 민들레의 어린잎을 데쳐서 나물로 먹어도 같은 효과가 있다. [제2장 04 · 05 · 89, 제3장 24 참조]

14 감자와 생강

여성의 자궁병은 증상도 여러 가지이며 원인도 불분명하고 치료도 꽤 까다롭다. 그래서 해조류인 대황, 말린 무잎, 무화과나무의 잎을 사용해서 뒷물을 한다. 단번에 완치될 수는 없지만 자궁 내부의 염증을 완화시킬 수 있기 때문이다.

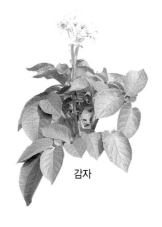

감자

불감증 · 자궁내막증 · 각종 질염 · 대하 · 생리통 등 약간의 아픈 증세가 수반되는 증상에는 감자와 생강을 사용하면 효과가 좋다. 토란이 좋지만 계절에 따라서 구하기 어려운 시기가 있으므로 때에 따라 감자로 대용해도 된다.

먼저 감자를 갈아 생강즙을 섞어 밀가루로 갠 다음 이것을 헝겊에 두껍게 펴 발라 하복부에 붙인다. 흡수력이 좋아 환부에 잘 스며들므로 목욕 요법과 함께 실행하면, 그 상승작용으로 훨씬 빠른 효과가 나타난다. 똑같이 바르는 약으로 남천의 잎을 비벼서 하복부 전체에 붙이는 것도 효과가 있다. 그리고 복용약으로는 으름덩굴의 열매와 줄기를 말려서 달인 것이 좋으며, 익모초 · 삼백초 등을 대용해도 뛰어난 효과가 있다.

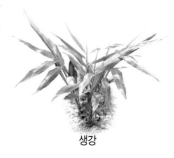

생강

15 쑥탕

불감증 · 불임증 · 아랫도리가 차가운 냉병 등의 부인병에 쑥을 이용한다.

쑥

쑥의 효능에 대해서는 제1장 54에서 자세하게 소개했다 한방에서 기본 약재로 많이 쓰이는 이 쑥은 생잎이면 주스를 만들어 마시고 말린 잎이면 물에 넣고 달여서 마시면 된다. 그리고 쑥을 욕조에 넣어서 사용할 때에는 생잎이든 말린 잎이든 상관없다.

이렇게 해서 복용과 목욕을 병용하면 불감증 · 불임증에 매우 효과가 있다. 물론 몸속까지 온기가 돌아 목욕 후에 한기를 느끼지 않는다.

[제1장 53, 제3장 33 · 55, 제6장 29 참조]

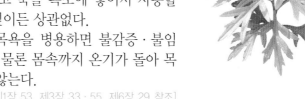

기타 효능 : 신경증·비정상적인 혈압증에도 뛰어난 효과가
있다.

16 반하를 달인 물

입덧에 반하를 달여서 복용한다.

반하의 떫고 쓴맛을 우려내는 방법에 대해서는 이미
앞에서 소개했다. 반하는 주로 뿌리를 사용하는데 겉껍
질은 수세미 등으로 잘 긁어내고, 하루쯤 소금물에 푹
담가 두었다가 그 다음날 하루는 깨끗한 맹물에 담가둔
다. 이런 식으로 떫고 쓴맛을 잘 우려내야 한다. 그렇
게 하지 않았을 경우에는 설사·구역질·복통 등을 일
으킬 위험이 있다. 이렇게 잘 우려낸 다음에 달여서 마
시는데, 다루는 데 조금만 신경 써서 사용하면 대단한
효과가 있는 약초이다.

또한 인도, 중국 등에서는 생강즙을 입덧을 다스리는
약으로 썼는데, 생강에 구역질을 억제하는 작용이 있기
때문이다. 가벼운 입덧이라면 이 방법을 이용하면 훨씬
빠른 효과가 있을 것이다. [제3장 30 참조]

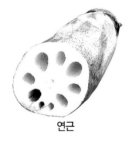

반하

17 연근 냉찜질

가벼운 유방염이라면 연근을 갈아서 밀가루와 초와
물을 약간 넣고 잘 갠다. 이것을 헝겊에 펴 발라서 유방
위에 붙여서 찜질을 한다. 마르면 새 것으로 바꿔 붙이
는데 이렇게 몇 차례 반복하고 있는 동안에 부기가 가
라앉고 상쾌해진다.

연근

닭(수탉)

18 닭벼슬 구이

닭벼슬 구이에 대한 효능에 대해서는 제7장 19에서
소개했다. 불감증에 닭벼슬을 구워서 간처럼 먹는다.
매일 먹기는 어렵겠지만 가능한 한 꾸준히 복용하면 완
치된다. [제7장 18, 제8장 15·40 참조]

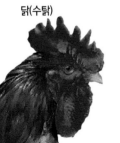

19 진황정주(眞黃精酒)

댓잎둥굴레의 뿌리(진황정)를 소주에 3개월 정도 재
워 두면 진황정주가 된다. 이 술을 하루 두 숟가락 정도

매일 마시면 불감증에 효과를 볼 수 있다. 이때 중요한
것은 도중에 중단하지 말고 꾸준히 복용해야 한다는 점
이다. 30대 초기의 사람이라면 1개월 정도 이 진황정주
를 꾸준히 복용하면 웬만한 불감증은 완치되어 버린다.

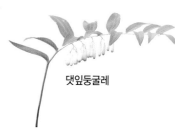

댓잎둥굴레

[제6장 61, 제11장 29 참조]

기타 효능 : 정혈작용(淨血作用)이 강하므로, 당뇨병 · 신경
통 등에도 탁월한 효과가 있다.

20 개다래나무 목욕제

불감증 · 히스테리를 지료하려면 개다래나무의 잎 ·
줄기 · 열매 모두를 욕조에 넣고 목욕을 한다. 이것을
꾸준히 계속하면 여성 특유의 병은 깨끗이 낫게 된다.

[제6장 39 · 40 참조]

21 메꽃의 뿌리를 달인 물

불감증의 치료에 메꽃을 이용하면 효과를 볼 수 있
다. 어릴 때 말린 고구마를 간식으로 먹었던 기억을 가
진 사람들이 많을 것이다. 찐 고구마를 얇게 썰어 햇볕
에다 꼬들꼬들하게 말리듯이 메꽃의 뿌리인 메도 같은
식으로 말려서 먹는다. 그러는 한편으로는 이 뿌리를
달인 물을 복용한다.

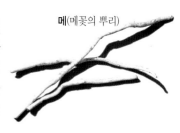

메(메꽃의 뿌리)

대잎둥굴레 *Polygonatum falcatum* A. Gray

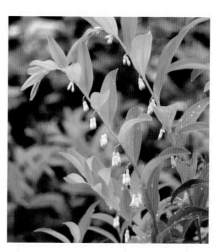

백합과 둥굴레속. 여러해살이풀. 전국. 산
지의 숲이나 들에서 키 50~100cm 자란다.
잎은 어긋나고 대나무잎과 비슷하다. 꽃은
5~6월에 녹백색 종 모양으로 피고 잎겨드랑
이에 3~5송이씩 산방상으로 달린다. 열매는
둥근 장과이고 7~8월에 흑자색으로 익는다.
한약명 : 황정-뿌리줄기
채취 : 봄과 가을에 뿌리줄기를 캐내어 햇
볕에 말린다.
약성 : 맛은 달고 성질은 평온하다.
효능 : 자양, 강장, 심폐자윤, 강근골
– 열병상음, 구갈심번, 구건설조, 결핵건해,
당뇨병, 심장병, 유정의 치료

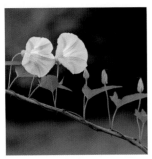

메꽃

그리고 메꽃의 잎은 나물로 해서 데치고 꽃은 국으로 만들거나 식초를 친 요리로 해서 먹는 등 메꽃을 버리는 것 없이 섭취한다. 또는 메꽃의 싱싱한 전초로 생즙을 만들어 한 숟가락씩 하루 3회 복용하는 것도 대단한 효과를 기대할 수 있다. 이런 방법들 중 체질이나 조건에 맞는 것을 택해서 꾸준히 실시하면 불감증 증상은 사라지게 된다. [제8장 12·35 참조]

기타 효능 : 신장병·당뇨병에도 효과가 있고, 부부가 함께 복용하면 발기불능의 기미가 있던 남편도 활력이 넘치게 된다.

(2) 일상적으로 일어나기 쉬운 몸의 이상 증상

꿀생강차

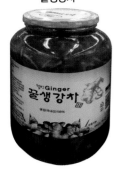

22 꿀생강탕

생강을 아이들 주먹만 한 크기의 것으로 골라 즙을 짠 후, 그 양과 같은 정도의 분량의 꿀을 넣어 섞고 뜨거운 물을 부어 복용한다. 이 꿀생강탕 한 컵이면 좀처럼 멈추지 않던 딸꾹질도 딱 멈춰 버릴 것이다.

게다가 매실장아찌에서 빼낸 매실의 씨 5개를 곱게 간 데에다 따뜻한 물을 부어 함께 마셔도 딸꾹질을 멈추게 할 수 있다.

미역 *Undaria pinnatifida*

미역과. 갈조류. 연안의 바위에 붙어 몸길이 1~2m, 폭 50cm 정도 자란다. 잎은 넓고 평평하며 날개 모양으로 벌어져 있으며 아랫부분은 기둥 모양의 자루로 되어 있다. 빛깔은 흑갈색 또는 황갈색이고 대체로 가을에서 겨울 동안 자라고 봄에서 여름에 걸쳐 홀씨로 번식한다.

한약명 : 해채-엽상체

채취 : 겨울부터 봄까지 미역의 엽상체를 채취하여 햇볕에 말린다.

약성 : 맛은 짜고 성질은 차다.

효능 : 소담연견(消痰軟堅), 이뇨, 이수퇴종, 자양, 청열, 해독

– 고혈압, 번열, 변비, 심장병, 산후조리, 버섯중독의 치료

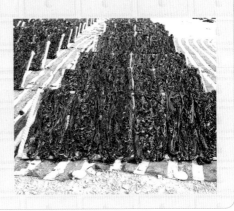

23 미역의 구근과 오이의 식초 요리

삼나무가 있는 지방에서는 주기적으로 꽃가루 알러지 증상인 삼나무화분증이 나타나는 경우가 있다. 그런데 의사에게 진단을 받은 초기의 삼나무화분증이면 대게 항히스타민제가 투약된다. 그리고 초기 증상이 지나면 부신피질(副腎皮質) 호르몬의 내복약이나 '페코나제' 등의 프로피온산 페크로메타존의 코스프레이가 주어질 것이다. 이것들은 꽤 효과가 있지만 근본적인 치유책이 못되고 상용하면 부작용도 의심스러워진다.

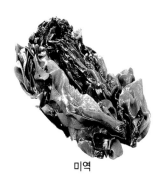

미역

그래서 삼나무화분증 초기의 증상일 경우에는 해조류의 구근과 오이의 식초 요리를 꾸준히 먹도록 한다. 이것들은 화학약품과 달라서 계속 먹어도 부작용 걱정을 할 필요가 전혀 없다. 해조의 구근과 오이의 식초 요리만으로 고쳤다는 사람도 꽤 있을 정도이므로 그 효과는 확실하다.

미역의 구근은 해조류라고는 생각할 수 없을 정도의 초강정 식품이므로, 여러 가지 병을 예방해 주는 역할도 한다. 그러나 한 번에 너무 많이 먹으면 요오드 과잉이 되므로 주의해야 한다.

대체로 미역은 봄에는 동물적인 생태, 겨울에는 식물적인 생태를 보이면서 증식해 간다. 동물적인 생태라는 것은 미역의 구근이 분비하는 끈적끈적한 즙 속에 수십억 개쯤 되는 알이 있어, 그것이 바위에 부착해서 증식해 가기 때문이다. 그래서 이 미역의 구근을 물에 적시면 이 알로 인해 물이 뽀얗게 흐려진다. 그러므로 우선 조리하기 전에 이것을 마신다. 천연 비타민류와 천연 미네랄을 다량 함유한 최고 걸작의 음료가 완성되기 때문이다.

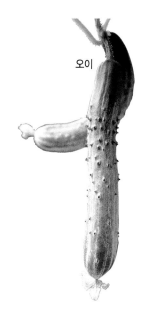

오이

요오드는 갑상선을 자극해서 호르몬의 활성을 촉진한다. 혈압도 내려가며, 변비에도 좋고, 과민체질도 낫나으며, 게다가 비만 교정에도 좋다. 또한 여성의 피부 미용에도 효과가 있다고 한다. 물론 미역째 함께 먹어도 과민체질 개선의 효과는 변함이 없다. 거기에 오이와 식초의 정혈작용과 부신피질 호르몬 분비 활성화 작용의 두 개가 합쳐지면, 삼나무꽃가루의 알러지로부터의 치료에 꽤 빠른 진척을 볼 수 있다. 이 3가지 식품이 알러지 체질을 개선해서 강인한 저항력을 길러주기 때문이다. 만일 미역의 구근을 구하기가 어려우면 미역의 몸체로 대신해도 된다.

24 고추술

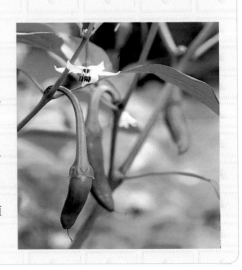

옛날부터 대머리가 되는 증상에는 고추를 약으로 써 왔다. 시판되는 양모제(養毛製)에도 고추 성분이 혼합되어 들어 있다는 표시가 있을 정도이므로 그 약효가 인정되고 있는 것이다. 자주쓴풀이나 고추를 알코올에 재워서 3개월이 지나면 고추술이 되는데 충분히 양모제로서 사용할 수 있다. 원형탈모증이나 젊은 나이에 탈모가 되는 증상인 조백발증에 이 고추술을 손가락으로 찍어 머리에 비벼 바르면서 문지른다. 이때 머리를 감고 난 후에 하는 게 더 효과적이다. 신경성 원형탈모증, 즉 젊어서 대머리가 된 경우에 특히 효과가 있다.

고추 열매

고추술로 문지르기 전의 사전 준비로, 마늘을 우려낸 물로 머리를 감도록 한다. 머리에서 마늘 냄새가 날 거라고 생각하겠지만 결코 그렇지 않고 오히려 땀냄새를 없애 준다. 고추술로 문지르기 전의 사전 준비 같은 것으로서 이렇게 하면 약술의 효과가 훨씬 높아진다. 고추술이 눈에 들어가면 바로 물로 씻어내야 한다.

고추 *Capsicum annuum* L.

가지과. 한해살이풀. 밭에서 재배하고 키 60cm 정도 자란다. 잎은 어긋나고 피침형이며 잎자루가 길다. 꽃은 여름에 흰색으로 피고 잎겨드랑이에 1송이씩 밑을 향해 달리며 꽃잎은 5갈래로 갈라진다. 열매는 장과이고 8~10월에 붉게 익는다.
한약명 : 번초, 고초-열매
채취 : 여름에 청고추를 따거나 가을에 붉은 고추를 따서 햇볕에 말린다.
약성 : 맛은 맵고 성질은 따뜻하다.
효능 : 건위, 해독, 간암세포 증식 억제(增殖抑制)
– 각기, 신경통, 근육통, 동상, 이질의 치료

25 솔잎

원형탈모증에 솔잎을 이용한다. 솔잎 100개 정도를 한 다발로 만들어 날카로운 쪽으로 머리의 정수리 부분을 두드리는 것이다. 머리를 감은 후에 전체를 두들기는 것만으로 좋은 예방책이 된다. 신경성, 또는 영양실조에 의한 원형탈모증에는 특히 효과가 있다.

기타 효능 : 신장병에도 효과가 나타난다.

26 솔잎 녹즙

조백발증에 솔잎을 잘게 썰어 가루처럼 만든 것을 물에 타서 마신다. 매일 한 줌 정도의 솔잎을 먹으면 좋은데 만일 먹기가 고약하면 꿀을 넣어 마신다. 물론 일시에 백발이 없어지지는 않지만, 장기적인 복용으로 조금씩 백발이 줄어든다. [제3장 06, 제6장 26 참조]

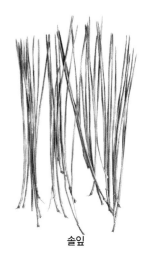

솔잎

27 매실밥

여름을 탈 때 · 스태미너 부족 · 쉽게 피로를 느낄 때는 매실장아찌를 이용한다. 매실장아찌의 매실살을 쌀에 섞어서 밥을 지어 먹는데, 1인당 한 끼분으로 큰 매실 3개를 넣으면 된다.

소나무 _Pinus densiflora_ S. et Z.

소나무과. 늘푸른 큰키나무. 산에서 높이 35m 정도 자란다. 잎은 바늘잎이며 2개씩 뭉쳐난다. 꽃은 암수한그루로 5월에 피며, 수꽃은 노란색 타원형이고, 암꽃은 자주색이다. 열매는 달걀 모양이고 다음해 9~10월에 황갈색으로 익는다.

한약명 : 송절-가지, 송화분-꽃가루
채취 : 늦은 봄에 꽃이삭을 따서 꽃가루를 모으고 줄기는 수시로 베어 말린다.
약성 : 맛은 달고 쓰며 성질은 따뜻하다.
효능 :
송절 : 거풍, 건습, 서근(舒筋), 활락(活絡)
– 백절풍, 각비, 골절통, 관절염, 복통, 타

박상의 치료
송화분 : 거풍, 익기, 수습, 지혈
– 비기허증, 어지럼증, 설사, 위 · 십이지장궤양, 동맥경화, 창상출혈, 습진의 치료

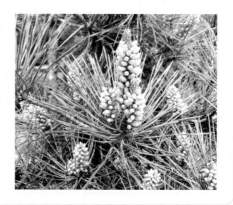

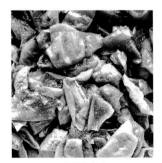

매실장아찌

몸의 상태가 나쁘면 장의 활동도 원활하지 못해 체내에는 해로운 독소가 가득 괴게 된다. 그 때문에 매실초가 필요하게 되는데 이것이 채내에서 해독과 소화촉진에도 작용하므로 건강 유지에 꼭 필요하다. 그러면 반찬으로 매실장아찌를 먹으면 되겠다고 생각할지 모르지만, 그렇게 하면 식욕이 자극되어 그 때문에 수분을 섭취하고 싶어져 수분을 섭취하면 위액의 농도가 엷어지므로 오히려 역효과가 날 수도 있다. 그러나 매실밥은 갈증을 일으키지 않고 뛰어난 알칼리 성분이 강장효과를 가져오는 이점만이 남는다.

그리고 이것으로 도시락을 만들었을 때, 절대로 밥이 쉬거나 썩는 일이 없다. 그리고 무엇보다도 매실밥이 좋은 점은 매실의 신맛이 다른 반찬 맛을 변하게 하지 않는다는 것이다.

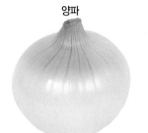

양파

28 생양파와 미꾸라지

스태미너 부족·쉽게 피로해질 때·여름을 탈 때는 양파와 미꾸라지를 먹는다.

아침 식사 때는 양파 반 개에다 달걀노른자 2개와 간장과 고춧가루를 넣고 잘 섞어서 이것을 밥과 비벼 먹는다. 이것만으로도 스태미너가 증진할 것이다. 그리

미꾸라지 *Misgurnus mizolepis*

기름종개과. 민물고기. 시냇물, 연못, 논, 늪 바닥의 진흙 속에서 몸길이 15~20cm 자란다. 몸은 옆으로 납작하고 수염이 3쌍 있으며 표면에서는 점액을 분비한다. 가슴지느러미 근처에 불완전한 옆줄이 있고 몸통 옆면에는 작은 검은 점이 흩어져 있으며 꼬리지느러미에 검은 점이 불분명하게 나타난다.
한약명 : 니추-몸체
채취 : 수시로 포획하여 내장을 제거하고 말린다.
약성 : 맛은 달고 성질은 평하다.
효능 : 보익비신, 이수, 해독
- 비허사리, 열병구갈, 당뇨병, 소변불리, 양

사불거(陽事不擧), 간염, 치창, 정창, 피부소양의 치료

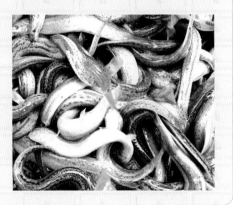

고 저녁 식사 때는 미꾸라지를 통째로 끓인 것이나 튀김·된장국 등 용이한 방법으로 만들어 먹는다.

여름을 타는 데는 뱀장어 이상 없다고들 하지만 비타민류·칼슘은 뱀장어보다 값이 싼 미꾸라지 쪽이 훨씬 많으므로 꽤 효과적이다. 결핵이 불치병이었던 시대에는 이 미꾸라지를 하루에 10마리씩 산 채로 먹고 고쳤다는 사람도 많을 정도로 영양이 풍부하다. 양파와 미꾸라지로 원기가 돌고 즉효성이 있으므로 한번 사용해 볼 만한 방법이다. [제2장 101, 제5장 51 참조]

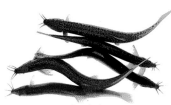

마꾸라지

29 곰국물과 현미 수프

허약체질·스태미너 부족·여름을 탈 때·병후의 회복 촉진에 소고기나 돼지고기를 뼈째 넣고 고아 우려낸 곰국물을 먹으면 효과를 볼 수 있다.

육고기(소고기나 돼지고기)를 뼈가 붙은 채로 찜통에 넣어 독한 소주를 붓고 찌면 소량의 고깃국물이 생긴다. 이 국물을 그냥 마셔도 좋지만 너무 진해서 설사를 할 수 있으므로 이것을 현미 수프에 타도록 한다.

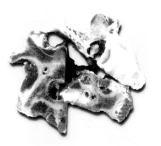

한우 잡뼈

현미 수프를 만드는 방법은 현미를 다갈색이 될 때까지 볶은 후 수프로 만드는데, 수프에 고깃국을 섞으면 흡수 효과가 증가하고 몸에 무리가 없어진다. 간을 맞출 때는 소금으로 약하게 한다. 이것을 하루에 한 번씩 1주일을 마시고 나면 기력이 가득 넘치게 되어 모든 일에 의욕도 생기고 체력적으로도 자신감이 생긴다.

기타 효능 : 자폐증·노이로제 등 신경적인 병에 효과가 있다. 또 식은땀이 많은 사람, 밤에 화장실에 여러 번 가는 사람(빈뇨), 불면증·야뇨증 등도 치유된다.

30 등푸른생선류·조개류·종자·야채

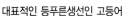

대표적인 등푸른생선인 고등어

핵산(核酸)이 부족하면 세포의 재생산의 활동이 둔해지고 신진대사가 저하되며, 그것이 원인이 되어 생각지도 않던 병에 걸리기도 한다. 그리고 무엇보다도 연령에 관계없이 노화가 촉진된다는 사실이다. 그러므로 고핵산을 섭취하는 것은 노화 예방과 젊음을 되찾는 데

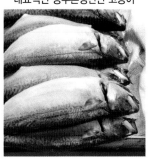

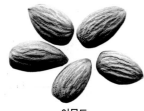

아몬드

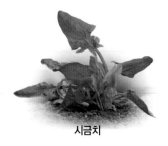

시금치

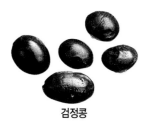

검정콩

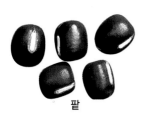

팥

있어서 최상의 방법이다.

정어리·고등어·꽁치 등 등푸른생선이나 조개류·동물의 간 등을 먹으면 고핵산의 섭취가 가능하다. 호박·수박·매실·살구·송실·아몬드 등 식물의 종자나 시금치·순무·양송이버섯·무 등의 야채에도 그것이 꽤 함유되어 있는 것을 선택해서 애용하도록 하고, 어패류를 포함해서 주변에서 손쉽게 구할 수 있는 것이라면 무엇이든 꾸준히 먹는 게 좋다. 잘 먹고 왕성하게 활동하면 젊음은 유지될 수 있다.

31 검정콩·팥·콩

어느 정도 나이를 먹게 되면 노화는 하루가 다르게 나타난다. 늦추거나 피할 수 있으면 하고 바라는 마음이 간절한데 무슨 음식을 먹느냐에 따라서 전혀 불가능한 일만은 아니다.

우선 검정콩을 들 수 있다. 옛날 사람은 이것을 먹으면 해 저무는 줄 모르고 부지런히 일할 수 있다고 그 효능을 단적으로 가르쳐 주었다. 그것은 몸에 괸 독을 배출하는 작용이 있기 때문인데 오늘날처럼 독이 체내에 괴기 쉬운 열악한 상황에서는 구세주와 같은 식품이다.

또 한 가지 팥이 있다. 이것은 내장을 강화하는 왕성한 활동력을 가지고 있어서 옛사람은 이 팥을 특별한 날을 정해서 먹었다. 한때 잠잠했던 각기 증세도 인스턴트식품 때문에 점차 문제가 되고 있는데 여기에는 팥이 대단히 효과가 있다. 한창 일을 할 나이의 사람이 갑자기 죽어 버리는 충심성각기(衝心性脚氣)로부터도 보호되므로 꼭 먹어야 하는 것이 바로 팥이다.

그리고 콩은 천연 비타민 E의 보고로 젊음을 되찾는 묘약으로서는 이 이상의 것이 없다. 이 세 가지 중 콩은 매일 먹도록 하고, 기타의 팥이나 검정콩도 1주일에 적어도 한 번은 먹어 주면 노화예방뿐만 아니라 젊음도 되찾게 된다.

32 흑설탕

흑설탕은 사탕수수의 즙액을 말린 검은색 가루로 정제하지 않은 것인데, 미네랄이 풍부하여 강정·강장에

좋은 건강식품이다. 옛날에는 단맛을 내는 조미료보다
강장·진통·전신 안정·위장의 원활화 등의 약리작용
이 있으므로 약으로 쓰였을 정도였다. 같은 설탕이라도
흰 설탕은 식품이 아니고 화학약품이라고 해야 한다.
흑설탕에 화학약품을 넣어 분해 표백한 것이 백설탕으
로서 이미 비타민이나 미네랄이 상실되고 식품으로서
의 가치가 없어져 버린 상태다.

　다시 말하면 이미 화학약품과 같이 단순한 감미 첨가
품에 불과하다. 그러므로 백설탕을 쓰는 것을 자제하고
흑설탕을 쓰기를 권한다.

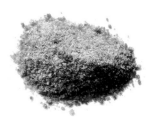

마스코바도(사탕수수의
미네랄을 정제하지 않은 설탕)

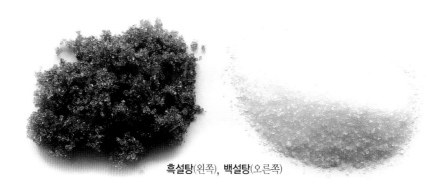

흑설탕(왼쪽), **백설탕**(오른쪽)

시금치 *Spinacia oleracea* L.

　명아주과. 한(두)해살이풀. 밭에서 채소로
재배하며 키 50cm 정도 자란다. 잎은 어긋
나고 긴 삼각형이며 밑부분은 날개 모양이
다. 꽃은 암수딴그루로 5월에 연한 노란색
으로 피고 줄기 끝이나 잎겨드랑이에 모여
달린다. 열매는 포과이고 작은 포에 싸인 뿔
이 2개 있다.
한약명 : 파채, 적근채-전초
채취 : 수시로 전초를 채취하여 말린다.
약성 : 맛은 달고 성질은 서늘하다.
효능 : 배농, 보위, 양혈(凉血), 염음(斂陰),
　윤조, 이수, 지갈, 지혈, 해열, 해독
－ 경수과다, 고혈압, 늑막염, 당뇨병, 백내

장, 변비, 빈혈두통, 소변적열, 숙취, 신장
병, 조루, 폐병, 혈열피부병의 치료

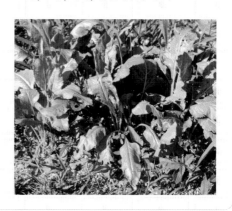

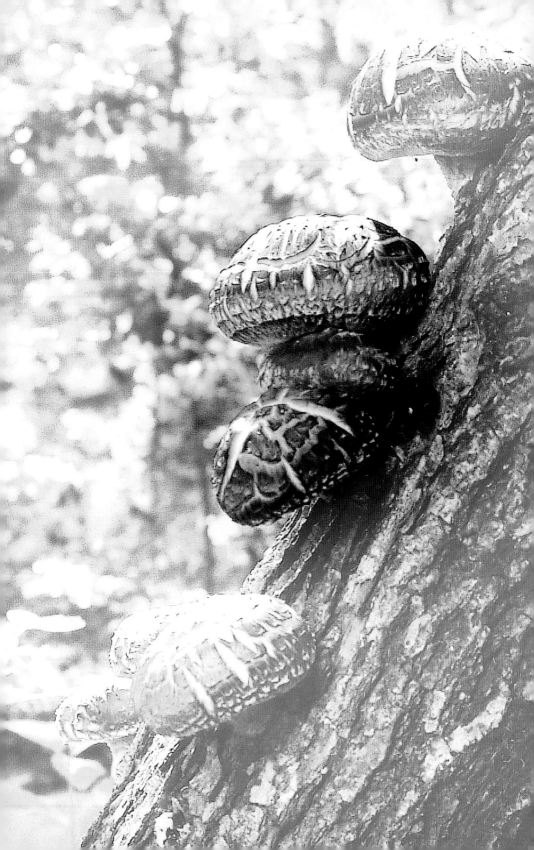

제 11 장
건강 증진과 자양을 위하여

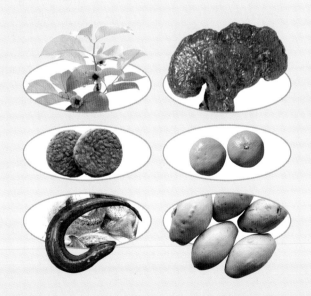

젊을 때는 자신의 건강에 대해서 무신경하고 소홀히 하기 쉬운데, 30대 후반을 지날 무렵부터는 예전 같지 않은 자신의 건강에 마음이 쓰이거나 혹은 약간의 자각 증상이 나타나는 일이 많은 것 같다.

세월이 흐름에 따라 비록 나이를 먹어 가지만 언제나 건강한 젊음을 유지한 채 활기차게 생활하고 싶은 바람은 누구나 마찬가지다. 게다가 지금 약간의 자각 증상을 느끼고 있는 사람은 두말할 필요 없이 그런 심정이 절실할 것이다. 건강은 건강할 때 지켜야 한다는 말이 있듯이 평소에 생활 속에서 실시할 수 있는 건강 요법을 알아두면 좋다.

01 떡

옛날 어떤 지방에서는 쌀로 떡을 찧은 후 절구와 절굿공이를 따뜻한 물로 씻어낸 물을 마셨다고 한다. 그리고 어떤 곳에서는 액땜하기 위해서 보통의 떡 이외에 정제하지 않은 싸라기 쌀로 떡을 만들어 먹었다고 한다. 어째서 이와 같이 액막이로까지 우리들 생활 속에 떡이 활용되어 왔는지 궁금해지게 된다.

그것은 우선 떡이 몸을 따뜻하게 해주기 때문이다. 그런 만큼 화장실에 빈번히 출입하는 빈뇨증(頻尿症)에도 효과가 있기 때문이다. 먹는 것 이외에도 앞에서 기술한 떡 목욕을 하면 더욱 효과가 향상될 것이다. 다시 말하면, 떡은 옛날부터 우리들의 몸의 건강을 지탱해 주기 때문에 병을 쫓을 수가 있고 액을 막을 수 있다고 생각했던 것이다.

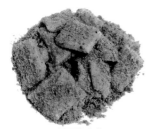

떡(콩인절미)

떡은 팥떡·호두떡·무떡 등 다양한 재료를 이용해서 만들어 먹을 수 있으므로 소중한 건강식이다. 포만감을 가질 정도로 과식하지 말고 적당하게만 먹으면 비만의 위협은 결코 없다.

만일 떡을 먹다가 목구멍에 걸리게 되면, 건강한 젊은이인 경우에는 명치 약간 윗부분을 강하게 탁 두드리면 떡이 밖으로 나온다. 다만 노인이나 아픈 사람일 경우에는 이런 방법으로는 불가능하므로 식초를 먹이도록 한다. 떡이 걸렸을 때, 이런 처치는 하지 않고 당황한 나머지 우왕좌왕하고 있는 사이에 큰일이 일어날 수도 있으므로 침착하게 앞에서 소개한 방법을 시도해 보면 큰 도움이 될 것이다.

02 **돼지와 닭의 간**

곰의 간은 강장에는 더없는 묘약이지만 좀처럼 구하기 어려운 게 사실이다. 그러므로 그 효과에 거의 차이가 없는 돼지의 간이나 닭의 간을 사용하면 도움이 될 것이다. 돼지의 간이나 닭의 간은 되도록 신선한 것을 덩어리째 구입한다. 이것을 오븐에서 속까지 푹 찐 다음 적당한 크기로 썰어서 청주에 담갔다가 햇볕에 널어 말린다. 이것을 저녁식사에 한 줌이나 두 줌 정도 먹는 것만으로 효과를 얻을 수 있다.

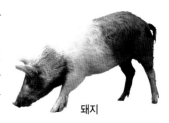

돼지

03 **감잎차**

가족 모두가 한 해를 건강하게 보낼 수 있는 방법 중의 하나가 감잎차를 꾸준히 마시는 것인데, 초여름은 이 감잎차를 준비하기에 좋은 계절이다. 가능한 한 떫은 감나무의 잎이 좋은데 그것이 없으면 단감의 잎이라도 좋으므로 감나무의 어린잎을 따서 깨끗이 씻어 쪄낸 다음 잘게 썰어 햇볕에서 말린다. 이렇게 바싹 말리면 변질될 걱정도 없다.

이것을 차로 만들어 물 대신 마시면 바이러스에 대한 저항력이 높아지고, 체질 강화에 뛰어날 뿐만 아니라

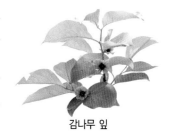

감나무 잎

닭 *Gallus domesticus* Brisson

꿩과. 조류. 달걀과 고기를 얻기 위해 집 또는 농장에서 기르는 가축. 머리에 붉은 볏이 있고 날개는 퇴화하여 잘 날지 못하며 다리는 튼튼하다. 연간 100~220개의 알을 낳는다. 육용과 난용으로 육종된 수많은 품종이 있으며, 가금으로 가장 많이 사육한다.
한약명 : 계내금-수탉 모래주머니의 내막
채취 : 수탉의 모래주머니를 떼내어 내용물을 버리고 속껍질을 벗긴 후 깨끗이 씻어 햇볕에 말린다.
약성 : 맛은 달고 성질은 평하다.
효능 : 건위, 이뇨, 지혈, 지사
– 소화장애, 구토설사, 만성위염, 이질, 유

정, 빈뇨, 유뇨증, 혈뇨, 자궁출혈, 이슬, 장출혈 등의 치료

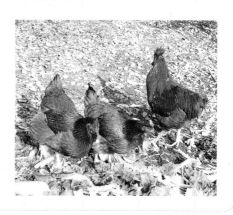

위장도 튼튼해지고 음주 뒤의 숙취도 없어지므로 대단히 유용한 차라고 할 수 있다.

감나무에 새로 돋은 잎은 전비타민 C(비타민 C로 바꾸기 전의 상태)가 레몬의 20배 이상은 함유되어 있으므로 즙을 내서 마시거나 데치거나 튀김으로 해서 먹으면 좋다. 게다가 전비타민 C 상태라는 것은 열이나 물, 또는 공기 등으로 파괴되지 않고 체내에 들어가서 비타민 C로 바뀌므로 영양 손실을 염려하지 않아도 좋을 정도다. 감나무의 어린잎 주스가 잇몸의 출혈을 멈추게 하고 거친 피부도 매끄럽게 해주는 것은 그 때문이다. 부작용이 없으므로 안심하고 마실 수 있고, 게다가 아름답고 건강한 피부를 가꿀 수 있으므로 여성에게는 특히 권하고 싶다. [제3장 26 참조]

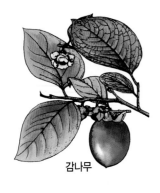

감나무

04 감식초

감식초 제조법에는 다음의 세 가지 방법이 있다.
① 깨끗이 씻은 생감을 물기를 잘 뺀 다음 꼭지·껍질, 씨는 씨째 그대로 두 쪽으로 쪼개어 주둥이가 넓은 병에 넣고 쌀초를 붓는다.
② 물에 씻은 생감을 물기를 잘 빼고 4쪽으로 쪼개어 삶았다가 하루쯤 그대로 두면 완전히 식게 된다.

감

사과나무 *Malus pumila* Miller

장미과. 갈잎중키나무. 높이 10m 정도 자란다. 잎은 어긋나고 타원형이며 가장자리에 톱니가 있다. 꽃은 4~5월에 흰색이나 분홍색으로 피며 잎겨드랑이에 산형화서로 달린다. 열매는 둥근 이과이고 양끝이 오목하게 들어가 있으며 9~10월에 붉은색으로 익는다. 열매를 식용하고 약재로도 쓴다.
한약명 : 평과—열매
채취 : 가을에 열매를 따서 생으로 쓴다.
약성 : 맛은 달고 시며 성질은 따뜻하다.
효능 : 개위(開胃), 번조제거, 생진액, 성주(醒酒), 윤폐, 정장, 해서(解暑)
– 구토, 두통, 반위토담, 변비, 설사, 식체,

실면(失眠), 십이지장충증, 요충증, 위장허약, 이질, 임파선부종, 회충증의 치료

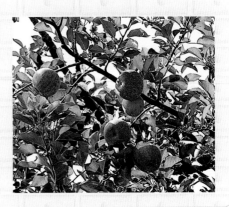

이것을 주둥이가 넓은 병에 넣고 청주를 붓는다.

③ 씻어서 물기를 닦아낸 생감을 두 쪽으로 쪼개 소주와 청주를 섞어서 붓는다.

① ② ③의 어떤 방법이든 단감일 경우에는 1개월, 떫은 감일 경우에는 3개월을 재워두면 완성된다.

감나무의 열매꼭지 · 껍질 · 씨는 각각 약효가 있으므로 버리지 말고 전부 사용한다. 이때 감과 술 · 초의 분량은 1:2 정도의 비율이면 된다. 완성되면 그 윗물을 따라 마시는 것인데 자연의 훌륭한 맛이 가득하므로 조미료로도 사용할 수 있을 뿐만 아니라, 이걸 한 숟가락 마시면 건강이 증진되고 젊음을 되찾는 음료가 되는 것이다. 본격적인 초를 만드는 데는 복잡한 양조 과정과 설비가 필요한 것은 말할 필요도 없지만, 이렇게 집에서 손수 만드는 것에는 그것 나름의 장점이 있다. ①②의 방법으로 만든 감식초로 초밥을 만들 때 사용하면 맛이 매우 훌륭하다. [제2장 92 참조]

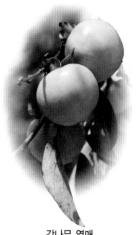

감나무 열매

05 사과 음료

건강을 유지하기 위해서는 신진대사가 활발해야 하는데 거기에는 효소가 효과적인 작용을 하게 된다. 효소가 들어 있는 건강 음료를 구입해도 되지만 손쉽게 효소를 마시기 위해서는 집에서 직접 만들 수 있다면 더없이 좋을 것이다.

① 사과 큰 것 20개 정도와 흑설탕 1kg을 준비한다.
② 우선 사과를 발효시키기 위해서는 봄에 '소나무의 새싹'을 채취한다. 이 새싹에 야채 효소가 밀생해 있기 때문이다.
③ 주둥이가 넓은 병에 물을 붓고 흑설탕을 넣어 약간의 단맛을 느낄 수 있을 정도의 배양기(培養基)를 만든다. 이 속에 소나무의 새싹을 2~3개 잘게 잘라서 넣는다. 따뜻한 곳에 며칠 두어 흰 거품이 생기면 원종(原種)이 완성된 것이다.
④ 씨를 뺀 사과를 믹서나 주서에 갈아서 즙을 짠다.
⑤ 짠 즙을 다시 거즈 등을 이용해 걸러내어 그 즙을 1.8ℓ의 넓은 병 2개에 나누어서 넣는다.
⑥ 여기에 흑설탕 500g씩 넣고 ③의 원종(原種)을 각

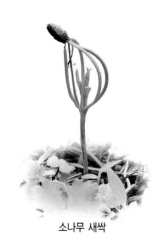

소나무 새싹

각 병에 가득해질 때까지 부은 다음 잘 섞는다.

⑦ 뚜껑을 덮고 따뜻한 곳에 하루 밤낮을 두면 윗면에는 부유물이 뜨게 되는데 이것을 하루 3회, 3일 정도를 국자 등을 이용해 걷어낸다.

⑧ 3일쯤 지나면 윗면에 부유물이 없어지는 대신 밑바닥에 불순물들이 가라앉는다. 1주일 정도 후에 다른 2개의 병의 주둥이에 거즈를 대고 옮겨 붓는데 이것을 하루 한 번은 반드시 해야 한다. 1주일에 3일간은 거즈를 한 겹으로, 나머지 4일은 두 겹으로 해서 옮겨 붓기를 하면 아름다운 호박색의 액체만 남게 될 것이다. 그리고 옮겨 부을 때마다 흑설탕을 작은 숟가락으로 하나씩 넣어 휘저어 섞는다. 이렇게 하면 완성된다.

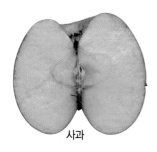

사과

이것을 매일 반 컵 정도 마시면 위장 강화·혈액 정화·신진대사의 활성화 등을 촉진하는 것은 확실하다. 만일 병에 걸리거나 상처를 입더라도 자연치유 능력이 대단히 뛰어나 빠른 치유력을 발휘하게 된다.

06 삼백초주

삼백초의 효용에 대해서는 제2장 56에 상세하게 소개한 바 있다. 이 삼백초를 빨간 와인이든 흰 와인이든 상관없이 와인에 담그면 맛있는 건강주가 완성된다.

만드는 방법은, 뿌리째 뽑은 삼백초를 잘 씻어 물기를 잘 닦아내고 가능한 한 많이 와인 속에 채워 넣는다. 이렇게 해서 1개월 정도 냉장고 속에 넣어두면 삼백초의 독특한 냄새는 없어지고 맛이 훌륭한 삼백초주로 바뀌어져 있을 것이다.

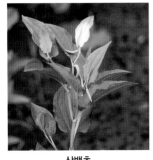

삼백초

식욕·성욕·일의 의욕이 감퇴하는 여름부터 가을에 걸쳐서는 특히 반 컵 정도면 즉각적인 효과가 나타난다. 자주 마시면 당뇨병의 치료에도 좋고 정장·건위·소화제로서도 대단히 효과가 뛰어나다.

07 홉 나물

한랭지에서 재배되고 있는 홉은 그 어린 싹의 나물이 혈압 안정·이뇨·강장·불면·위가 약할 때, 불안감 등의 신경증후군 등을 예방하고 그 증상도 없애 준다.

홉이 개화기가 되면 솔방울 모양의 꽃송이에서 화심(花心)이 돌출한다. 황금색을 띠면 채취할 시기인데 이것을 홉선(홉腺)이라고 한다. 꽤 씁쓰레한 맛이 나지만 간장 강화에는 뛰어난 효과가 있으므로 봄의 꽃과 초여름의 어린 싹을 채취한다. 그것을 채취하러 가는 일 자체가 건강에 도움을 줄 것이다.

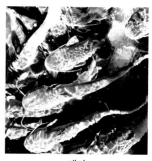

매기

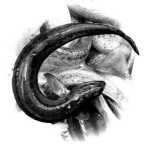

미꾸라지

08 곤들매기의 가시

곤들매기의 가시가 성인병 예방에 대단히 좋다는 것은 잘 알려져 있다. 예를 들면 혈압 정상화에 의한 중풍의 예방 · 정력 강화 · 신경통 예방 · 시력 강화 등등, 기타 건강에 관한 모든 예방 효과가 뛰어나서 만병통치약으로 인정되고 있을 정도이다. 그래서 이 곤들매기를 먹고 남은 뼈는 버리지 말고 말려서 갈아 가루를 만든다. 이것을 밀가루와 섞어 반죽을 해서 환약을 만드는 것이다. 천연의 칼슘제로, 철 · 인 · 비타민군, 양질의 지방 엑스가 가득해, 하루 한 마리분을 3일째 정도 먹으면 정력제로서 효과도 나타난다.

09 미꾸라지와 양파

아침 식사 때마다 양파 반 개에다 달걀노른자 2개와

양파 *Allium cepa L.*

백합과. 두해살이풀. 농가에서 재배하고 키 50~100cm 자란다. 땅 속의 비늘줄기는 납작한 공 모양이며 매운맛이 난다. 잎은 속이 빈 원기둥 모양이며 밑부분이 두꺼운 비늘 조각으로 되어 있다. 꽃은 9월에 흰색으로 피고 잎 사이에서 나온 꽃줄기 끝에 잔꽃이 모여 공 모양이 된다.

한약명 : 양총—비늘줄기

채취 : 초여름에 비늘줄기를 캐내어 햇볕에 말린다.

약성 : 맛은 달며 맵고 성질은 따뜻하다.

효능 : 강혈압(降血壓), 항당뇨

－ 감기, 고지혈증, 관상동맥 질환, 괴혈병,

당뇨병, 독창, 만성폐렴, 질염, 창상, 피부궤양, 화상의 치료

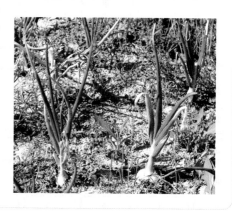

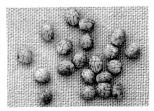

들깨

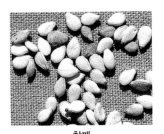

참깨

간장과 고춧가루를 넣고 잘 섞어서 이것을 밥과 비벼 먹는다. 이것만으로도 스태미너가 증진할 것이다. 그리고 저녁 식사 때는 미꾸라지를 통째로 끓인 것이나 튀김·된장국 등 용이한 방법으로 만들어 먹는다. 이 식사법을 일주일 정도 계속해서 하게 되면 원기왕성해질 것이다. 부신피질 호르몬이 활성화되기 때문이다.

[제10장 28 참조]

10 고추·깨·초

고추·깨·초에는 비타민 E가 풍부할 뿐만 아니라, 나쁜 콜레스테롤을 제거하는 리놀산도 다량으로 함유되어 있고, 철분·칼슘·요오드·미네랄 등도 풍부해서 한창 자라나는 어린아이에게는 꼭 필요한 것이다. 무슨 음식에도 관계없으므로 간장 대신에 맛을 내는 데 사용하도록 한다. [제3장 10, 제6장 37 참조]

11 잇꽃기름

잇꽃의 원산지는 이집트이며 꽃과 씨를 사람에게 이로운 약재로 쓰이는 데서 이름이 유래하고, 꽃이 붉은색이어서 홍화(紅花)라는 별명이 붙은 것 같다. 육식과 스트레스로 인해 고혈압인 사람이 많은 미국에서는 잇꽃의 씨에서 기름을 짜내어 일상의 식생활에 필수적으

잇꽃 *Carthamus tinctorius* L.

국화과. 두해살이풀. 농가에서 재배하며 키 1m 정도 자란다. 잎은 어긋나고 넓은 피침형이며 가장자리에 가시 같은 톱니가 있다. 꽃은 7~8월에 적황색으로 피고 가지 끝에 1송이씩 두상화로 달린다. 열매는 수과이고 윤기가 있으며 9월에 흰색으로 익는다.

한약명 : 홍화-꽃
채취 : 6월에 꽃을 채취하여 그늘에 말린다.
약성 : 맛은 맵고 성질은 따뜻하다.
효능 : 활혈, 통경, 화어, 지통
- 무월경, 난산, 사산, 산후오로부전, 어혈에 의한 통증, 위장병, 설사, 옹종, 타박상의 치료

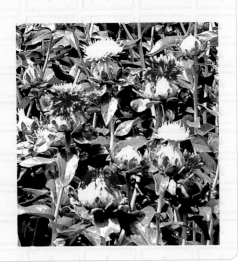

로 사용하고 있는 실정이다.

말린 잇꽃을 물에 넣고 끓인 것을 물 대신 마셔도 좋지만, 잇꽃의 꽃을 구하기가 어려우므로 시판되는 잇꽃 기름을 구해서 사용해도 좋다. 이것을 한 숟가락 정도 매일 마시면, 혈액순환이 순조로워져 각종 병에 강한 저항력을 갖게 되며, 여성의 경우 성기능이 좋아지는 묘약이다.

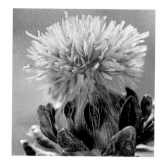

잇꽃

12 마늘 환약

마늘 환약을 만드는 데는 조금 번거롭고 손이 많이 가지만 일단 만들어 두면 오래 사용할 수 있다. 또 먹는 데 그다지 냄새도 없을 뿐더러 맛도 순해서 매일 사용하기 편리하므로 마음먹고 일단 만들어 보면 좋다.

① 껍질을 벗긴 마늘 400g에 5컵의 물을 붓고 뚝배기 등을 이용해서 삶는다. 처음부터 끓을 때까지는 강한 불로 삶고 일단 한번 끓은 뒤에는 약한 불로 1시간~1시간 반 정도 부글부글 끓인다.

② 흐물흐물해진 마늘을 나무 국자로 짓이기면서 1시간 정도를 더 끓이면 마요네즈처럼 된다.

③ ②를 식힌 후 달걀노른자 3개분을 넣고 또다시 약한 불 위에서 1시간 반 정도 잘 섞으면서 휘저으면 귓불 정도의 무르기가 된다. 처음에는 냄비에 눌을지도 모르지만, 달걀에서 나오는 기름 성분으로 점점 덩어리처럼 되어 냄비에는 붙지 않게 될 것이다. 그리고 색이 황금색으로 변해 간다.

④ 손에 샐러드유를 묻혀 ③을 지름 5mm 정도씩 둥글게 빚어서 은박지 위에 올려놓고 말린다.

⑤ 햇볕에 말려서 수분이 없어지면 완성된 것인데 보관할 때는 병 같은 곳에 넣어서 보관한다.

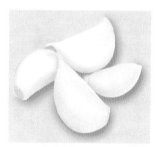

속껍질을 벗긴 마늘

복용량은 하루에 두세 개 정도이다. 바로 이것이 고대 이집트 시대부터의 건강강장제로서, 발한·해열·호흡기병·천식·백일해·건위·복통·구역질·설사·생선 중독·빈혈·이뇨·신장병·심장병·부인병·노인·토혈·해독·요통·어깨가 뻐근할 때 등 내과·소아과·피부과 질환 등 이루 말할 수 없을 정도로 많은 병의 예방약이 된다.

13 표고버섯물

변비 · 빈혈 · 혈액순환 불량 · 불면증 · 피로 · 신진
대사 불량 등 이런 증상에는 표고버섯물을 하루 한 번,
매일 복용하는 것만으로 치유되는 것은 물론, PS-K라
는 다당류에 의해서 암 예방에도 유익하다. 이 표고버
섯물은 간단히 만들 수 있는 건강수이다. 표고버섯물을
만드는 방법은 다음과 같다.

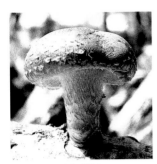

표고버섯

① 버섯의 갓은 얇게, 버섯대는 잘게 썬다.
② 썬 표고버섯은 겹치지 않도록 펴서 바람이 잘 통
하는 곳에 놓고 바짝 말린다.
③ 사용하기 전날 밤에 적당량을 깨끗한 물에 넣고
불린다.
④ 다음날 우려낸 물을 한 컵 정도 마시면 된다.

14 검은깨 · 호두 · 찹쌀 · 검정콩의 가루

모두가 신진대사를 활발하게 하고 혈액의 정화에 유
익한 것이다. 이것들을 따로따로 볶아 가루를 만들어
보관하고, 필요할 때마다 이 4종류를 섞어서 사용한다.
콩가루처럼 밥에 비벼 먹어도 좋다. 하루 3회 한 숟가
락 정도가 적당량이다.

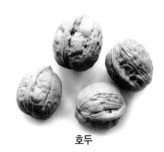

호두

15 동물의 간으로 만든 환약

소의 간이나 돼지의 간 중 어느 것이라도 관계없다.
동물의 간 덩어리를 청주에 담갔다가 쪄낸 것을 햇볕에
바짝 말려서 갈아 가루를 만든다. 다음에 다진 마늘에
모든 것을 합쳐 잘 개어서 콩알 크기의 환약을 만든다.
이길 때 수분이 부족하면 참기름으로 보충해 준다. 이
렇게 만든 환약을 다시 청주에 담가 하룻밤 재웠다가
다시 햇볕에서 잘 말리면 완성된다.

이 환약을 식후에 1알, 하루 3회 복용하면 피로회복
에 대단한 효과가 있다. 그리고 일주일 정도를 꾸준히
복용하면 강건한 육체가 되어 병을 모르는 몸이 될 것
이다. 철분 · 미네랄 · 염산, 각종 비타민의 엑스가 그
한 알 속에 담겨 있기 때문이다.

16 시호차(柴胡茶)

시호는 땔감으로도 쓸 수 있을 만큼 뿌리가 굵다는 뜻에서 이름이 유래했다고 한다. 겨울에 캐낸 시호의 뿌리를 깨끗이 씻어 햇볕에 말렸다가 잘게 썰어 적당량의 물을 붓고 끓여서 물 대신에 마신다. 그러면 자양·강장·해독·진통·강간(强肝), 그리고 황달(黃疸)의 치료에도 효과가 있다.

기타 효능 : 유행성이하선염이나 발기불능에도 효과가 있다. 발기불능의 경우에는 오래 복용해야 한다.

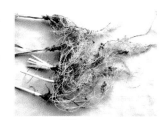

채취한 시호 뿌리

17 청국(淸麴)

청국(淸麴)은 흰 콩을 삶아 띄운 것이다. 청국에 함유되어 있는 활성 효소가 발끝에서부터 뇌의 세포에 이르기까지 전신에 작용해서 갖가지 병균으로부터 우리 몸을 보호해 준다. 그것은 100g 속에 1천억 개 이상이나 되는 청국균이 들어 있어서 요구르트보다 뛰어난 효능을 발휘해 정장을 비롯하여 강정·정혈·건뇌(健腦)까지 대활약을 하기 때문이다.

예를 들면 함유 성분 중에는 뇌세포의 조성 물질, 조혈, 정자의 생성, 난소 발달의 특효약 비타민 B2가 다

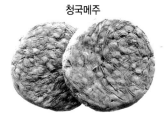

청국메주

시호 *Bupleurum falcatum* L.

산형과. 여러해살이풀. 산과 들에서 키 40~70cm 자란다. 줄기잎은 어긋나고 넓은 선 모양이며 잎자루는 없다. 꽃은 8~9월에 노란색으로 피고 줄기 끝에 겹산형화서로 달리며 꽃잎은 5장이다. 열매는 타원형 분과이고 9~10월에 갈색으로 익는다.

한약명 : 시호-뿌리
채취 : 가을이나 봄에 뿌리줄기를 캐내어 햇볕에 말린다.
약성 : 맛은 맵고 쓰며 성질은 조금 차갑다.
효능 : 진정, 진통, 해열
 – 말라리아, 고혈압, 두통, 이명, 현기증, 간염, 담낭염, 황달, 자궁하수, 탈항의 치료

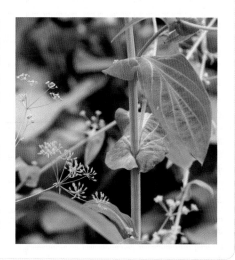

른 식품보다 압도적으로 많아 100g 중 0.1 감마(1mg의 천분의 1의 무게)나 함유되어 있다. 그 덕분에 눈이나 살갗이 깨끗해지고, 성기 점막의 짓무름까지도 방지해 주는 효용이 있다. 게다가 육식의 해독까지도 중화시키며 산으로 탁해진 혈액도 이것으로 정화된다.

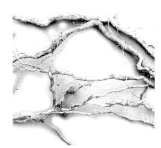

구기자나무 뿌리

18 구기자나무의 뿌리를 달인 물

구기자나무의 뿌리를 달인 물을 복용하면 고혈압이나 저혈압 등을 정상화시키며 감기도 잘 걸리지 않아, 허약 체질을 개선해 준다. 노화 현상도 방지되어 건강 유지를 위해 애용하기를 권하고 싶은 약초이다.

[제6장 62, 제8장 11 참조]

19 칠곡밥

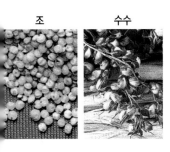

조　　　수수

백미로 지은 흰 쌀밥 그 자체가 나쁘지는 않겠지만, 몸의 건강을 생각하면 7가지 곡식으로 지은 칠곡밥, 즉 통보리 · 율무 · 콩 · 조 · 수수 · 팥 · 피 등의 칠곡(七穀)을 중심으로 식사하는 것이 조혈 · 정혈, 그리고 신진대사를 활발히 해서 언제까지나 젊음을 유지할 수가 있을 것이다. 다만 이런 밥은 소화 흡수를 위해서 적어도 50회 정도는 씹어 삼키도록 한다.

영지버섯 *Ganoderma lucidum* (Leyss. ex Fr.) Karst.

불로초과. 한해살이버섯. 활엽수의 밑동이나 그루터기에서 자란다. 자실체는 원형이고 지름 5~15cm이며, 표면은 적갈색이고 광택이 나며 고리홈이 여러 개 있다. 살은 코르크질이고 흰색이다. 자루는 길이 3~15cm로 적흑갈색이며 구부러져 있다.

한약명 : 영지-자실체

채취 : 수시로 자실체를 채취하여 말린다.

약성 : 맛은 달고 성질은 평온하다.

효능 : 보기, 강근골, 진정, 건위, 혈압강하, 진해, 거담, 항암, 항종양

- 어혈, 실조증, 갱년기장애, 요통, 치질, 변비, 두통, 만성간염, 불면증, 혈전증, 당뇨

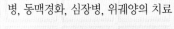

병, 동맥경화, 심장병, 위궤양의 치료

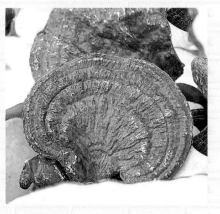

20 영지버섯과 조릿대로 담근 술

일명 '심산주(深山酒)'라고도 하는 품위 있는 술인데 이름의 이미지와는 달리 만드는 법은 매우 간단하다.

주둥이가 넓은 병에 영지버섯을 쪼개어 넣고 도수가 높은 소주를 붓는다. 영지버섯 대신에 말굽버섯을 사용해도 상관없다. 그리고 부드럽게 감기는 조릿대의 여린 잎을 약 30cm쯤 잘라서 병의 높이로 가지런히 세워서 넣는다. 이때 조릿대의 감긴 잎은 초여름까지의 것이 좋다. 이것을 물에 잘 씻은 다음 햇볕을 쬐어 물기를 말려서 푸릇푸릇할 때 담그고 그 분량은 두 줌 정도면 된다. 버섯은 씻지 않고 사용하는데 포자(胞子)가 녹아서 처음에는 흐려지지만 한참 후에는 맑아지므로 근심할 필요가 없다.

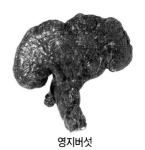

영지버섯

2개월이 지나면 색깔은 위스키색 비슷하고 얼룩조릿대가 안쪽을 발 형상으로 둘러싸고 있을 것이다.

이 심산주를 한 숟가락씩 꾸준히 마시면 심신이 모두 건강해지고 원기왕성해지며 위장을 정돈하고 신경을 진정하는 활동이 있다.

21 모과주

모과는 분재로도 가꾸는 사람들이 있는 등 우리에게 아주 친숙한 과일나무이다. 여기에서 사용되는 모과는 약간 작은 야생종이어도 상관없다. 모과 속에는 주석산(酒石酸) 등이 함유되어 있다. 이런 간장약을 집에서 손수 만들어 보는 것도 바람직하다.

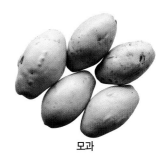

모과

우선 모과를 소금으로 씻어 햇볕에 말린다. 물기가 없어지면, 도수가 강한 소주에 담가서 반년쯤 발효시키면 모과주가 완성된다. 이것을 한두 숟가락씩 매일 꾸준하게 복용하게 되면 무리한 운동 후의 피로도 가볍게 풀 수 있고, 여름이나 겨울 등 계절을 타는 일이 없이 건강하게 지낼 수 있다. 술을 못 마시는 사람은 모과를 말려서 매일 먹으면 같은 효과가 나타난다.

22 식초

우리들이 활동할 때 에너지원이 되는 당질(糖質;밥이

나 빵 등의 전분질)은 체내에서는 포도당으로 변화한다. 그리고 이 포도당이 연소해서 생기는 것이 탄산가스와 초성포도당, 요컨대 필빈산이다. 이 중의 탄산가스는 호흡에 의하여, 수분은 땀이나 오줌이 되어 체외로 배출된다.

한편 초성포도당은 체내에 만들어진 오키자로초산과 결합해서 구연산으로 변하고 구연산은 다시 알코니트산, 이소구연산, 알파·케트·글루탐산, 호박산·후알산·사과산이라고 하듯이, 계속 연소하여 마지막에는 옥살초산으로 변화하여 또 새로 만들어진 초성포도당, 다시 말하면 필빈산과 결합하여 구연산이 되는 것이다. 이렇게 해서 먹는 것이 에너지로서 연소되는 과정은 하나의 사이클을 만들고 있다. 이것을 '구연산 사이클', 또는 그 이론을 과학적으로 뒷받침한 영국의 크레브스 박사의 이름을 따서 '크레브스 사이클'이라고 말하고 있다.

그런데 오키자로초산이 다시 구연산으로 되기 위해 필요한 초성포도당(필빈산)은 어느 때는 유익한 것이 되기도 하고 어느 때는 해로운 것이 되기도 한다. 그것은 지금 말한 '크레브스 사이클'의 순관이 잘 되느냐 그렇지 않느냐에 따라 달라지는 것이다.

잘 되고 있을 때는 언제나 구연산이 만들어지고, 그리고 그것이 좋은 효과를 내지만, 잘 되고 있지 않을 때는 에너지가 많이 필요해지므로 체내에서 연소하는 당질도 늘어난다. 당연히 초성포도당과 결합해야 할 옥살초산이 부족하여, 구연산으로 변해야 할 초성포도당은 유산이 되어 버린다. 그것이 다시 단백질과 결합하여 유산단백질이 되어 버리는 것인데 이것이 나쁜 작용을 한다. 이 유산은 피로 물질의 하나이므로 이것이 늘어나면 피로가 축적되어 마침내 병까지도 유발시킨다.

이럴 때의 윤활유라고 할 수 있는 것이 구연산·옥살초산, 그리고 아미노산이다. 이것이 체내에 들어가면, 원활하게 '구연산 사이클'이 움직이는 것이다. 그리고 이런 작용을 도와주는 것이 식초라고 할 수 있다. 그래서 크레브스 박사와 미국의 리프먼 박사도, "초를 마시면 2시간 만에 피로가 가시고, 탁한 피가 맑아진다"고 말했던 것이다. 이 연구 결과에 의해서 두 사람은 1953

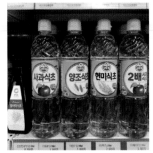

시중에서 판매되는 각종 식초

년에 노벨 생리의학상을 받았다.

그러나 아무리 초가 좋다고는 하지만 식초만을 먹는 것은 어려운 일이다. 그래서 매실초를 기초로 하고, 하귤·사과·포도·떫은 감·아몬드·금감·대추 등을 사용해서 식초를 만들어 보면 좋을 것 같다.

과실을 적당하게 썰어, 매실초에 담가 3개월 이상 발효시켜 두면 향기가 좋고 감칠맛도 있는 식초가 만들어진다. 이것을 매일 한 숟가락 정도 꾸준히 마시면 혈압이 안정되고 피부미용에도 좋고 머리가 맑아지며 어깨가 뻐근하거나 허리가 아픈 것도 없어지는 것은 물론, 건강하고 활기찬 생체리듬을 되찾을 수 있다.

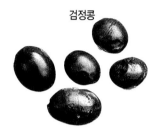

검정콩

23 검정콩 · 팥 · 검은깨의 가루

재료는 검정콩과 팥을 각각 50g, 검은깨 100g, 그리고 흑설탕 100g에다 얼레짓가루(얼레지의 뿌리 가루)를 약간 준비한다. 만드는 방법은

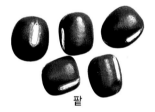

팥

① 검정콩 · 팥 · 검은깨를 프라이팬에서 볶는다.
② 준비한 검정콩 · 팥 · 검은깨를 가루로 만든다.
③ 거기에 물을 붓고 불에 올려놓은 다음 흑설탕을 넣으면서 천천히 휘저어 섞는다.
④ 마지막으로 물에 푼 얼레짓가루를 넣어 물렁물렁

얼레지 *Erythronium japonicum* (Baker) Decne.

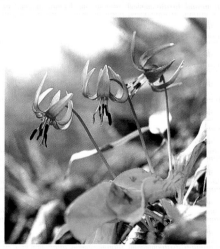

백합과. 여러해살이풀. 고산 지대의 숲 그늘에서 키 25~30cm 자란다. 잎은 밑동에서 2장이 마주나고 긴 타원형이며 녹색 바탕에 자주색 무늬가 있다. 꽃은 4~5월에 홍자색으로 피고 꽃줄기 끝에 1송이가 밑을 향해 달린다. 열매는 넓은 타원형 삭과로 7~8월에 익는다.

한약명 : 차전엽산자고−뿌리줄기
채취 : 봄에 뿌리줄기를 캐어 물에 씻어 햇볕에 말린다.
효능 : 건위, 진토, 지사
− 위장염, 구토, 하리, 화상의 치료

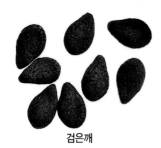

검은깨

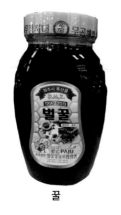

꿀

하게 만들면 완성된다.

위장이 약한 사람, 환자·노인·어린이에게도 적합한 자양식품이므로 건강 증진을 위해서 이용해 볼 만한 가치가 있다.

24 꿀

언제까지나 젊고 활기찬 생활을 하고 싶다면 꿀을 가까이하면 큰 도움이 된다. 세포를 활성화해서 에너지를 공급하는 비타민 미네랄군의 엑스가 꿀이기 때문이다. 예를 들면, 보통의 음식물에는 그다지 함유되지 않은 미네랄군을 살펴보더라도 망간·철·구리·마그네슘·나트륨·규산(珪酸)·칼슘 등이 함유되어 있다. 모두가 인체에 흡수되기 쉬운 상태로 되어 있으므로 꿀을 따라갈 식품은 없을 것이다. 그러나 이런 것들도 진짜로 순수한 꿀이어야만 인체에 효용이 있는 것이다. 매일 한 숟가락씩 꿀을 복용하면 건강한 신체에 혈기왕성한 사람이 될 것이다. [제2장 18·55, 제5장 07, 제6장 49, 제9장 05 참조]

25 된장 요리

노화와 성인병의 예방에는 콩이 효과가 있다. 그래서 그것을 재료로 한 된장국·두부·청국·두유(豆乳)·콩가루 등은 식생활에 적극 권장하고 싶은 식품이다. [제9장 38 참조]

26 돌외차

돌외는 암 예방으로 널리 알려진 게르마늄이 풍부하며 인삼에 버금갈 만큼 사포닌의 함유량도 뛰어나서 신체에 활력을 불어넣어 준다. 잎·덩굴·줄기를 큼직큼직하게 썰어 차를 만들어 꾸준히 마시면 몸속에서 오래 묵었던 독을 배출해 주기 때문이다. [제6장 04 참조]

27 질경이차

초여름까지의 질경이 어린잎은 참깨에 듬뿍 넣고 무쳐 먹으면 건강에 좋고, 깨끗하게 씻어 햇볕에 말렸다가 끓여서 물 대신 마시면 정신도 맑아지고 위도 튼튼해진다. 위암 예방이 된다고 질경이차를 계속 복용하고

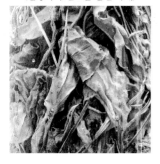

차전초
(질경이의 전초를 말린 약재)

있는 사람도 있긴 한데, 꾸준히 마시면 적어도 혈압이
안정되고 건강한 몸이 된다. [제3장 44 참조]

28 약초 목욕

겨울부터 봄까지의 목욕에서는 귤을 욕조에 넣는 **귤
탕**을 들 수 있는데, 이때 욕조에 넣는 귤은 어떤 종류의
귤을 넣어도 상관없다. 레몬을 사용해도 되고 껍질을
사용해도 되지만 여러 가지를 섞지 말고 한 종류만을
사용해야 한다. 그 효용은 건위·소화 촉진·모세혈관
의 보강·피부미용·냉한 체질 등에 효과가 있다.

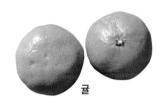

귤

무의 말린 잎을 넣어서 목욕을 해도 혈액순환을 원활
하게 하고 냉한 체질에 효과가 있으며, 저혈압·신경
통·어깨가 뻐근할 때·두통·치질의 예방과 치료에
효과가 있다.

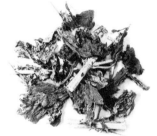

소엽(차즈기의 잎을 말린 약재)

차즈기탕도 나쁘지 않다 9월경에 차즈기의 잎이나
줄기·열매까지 달린 것을 채취하여, 그늘에서 말린 다
음 잘게 썰어 봉지에 싸 두었다가 이것을 베주머니에
넣어서 사용한다. 동맥경화·장염의 예방·냉한 체
질·근육통·타박상·염좌·통풍 등에 효용이 있다.

그리고 계절에 맞추어 창포탕이나 쑥탕도 있다. **창포
탕**은 냉한 체질·저혈압·근육통·요통의 치료에 좋

쑥 *Artemisia princeps var. orientalis* (Pampan.) Hara

국화과. 여러해살이풀. 들의 양지바른 풀
밭에서 키 60~120cm 자라며 전체에 거미
줄 같은 털이 빽빽하게 난다. 잎은 어긋나고
타원형이며 깃털 모양으로 갈라진다. 꽃은
7~9월에 연한 홍자색으로 피고 줄기 끝에
작은 꽃이 모여 달린다. 열매는 수과이고
10월에 익는다. 어린 잎을 나물로 먹는다.
한약명 : 애엽·애호−잎과 줄기, 애실−열매
채취 : 5~7월에 지상부를 베어 말린다.
약성 : 맛은 쓰고 매우며 성질은 따뜻하다.
효능 : 온경, 지혈, 안태, 이담, 해열, 진통,
　　　거담, 지사
− 복부 냉증에 의한 통증, 감기, 기관지염,

천식, 설사전근, 토혈, 비출혈, 하혈, 월
경불순, 대하, 태동불안, 옴, 습진의 치료

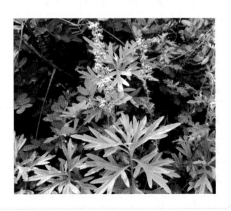

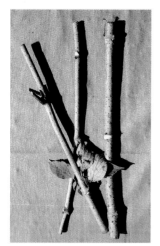

딱총나무의 줄기

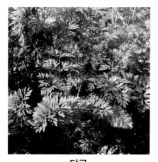

당근

댓잎둥굴레

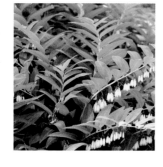

고, 쑥탕은 담즙의 분비를 촉구하고, 간장의 작용을 촉진하므로, 역시 해마다 몇 번은 시도해 볼 약초 목욕이라고 말할 수 있을 것이다.

장마 때부터 가을까지의 목욕에는 접골목(딱총나무)의 마른 잎 욕탕을 들 수가 있다. 7~8월에 자란 싹과 잎을 채취해, 말려서 사용한다. 특히 습도가 높은 계절에는 삔 자리의 통증이 대단한데, 효용은 관절을 삐었을 때의 진통ㆍ냉한 체질에 좋다.

인동덩굴 욕탕은 습진ㆍ화상ㆍ피부 미용ㆍ냉한 체질ㆍ여드름 등에 효용이 있다. 향유 욕탕은 산이나 논두렁ㆍ밭둑 등에서 많이 볼 수 있는 향유를 이용한 것인데, 효용은 차즈기탕과 거의 같다.

가을부터 겨울에 걸쳐서의 약초탕으로는 당근 욕탕이 있다. 당근의 잎을 말려서 욕조에 넣고 목욕하는 것이다. 그 효용은 냉한 체질, 저혈압ㆍ위장병 등의 예방이나 치료에 효과적이다. 당근이라면 언제든지 구할 수 있으므로 누구든지 곧 시험해 볼 수가 있다.

다음에 천궁 욕탕을 들 수가 있다. 이것은 약용식물로서 재배되고 있는데 방향이 있고 그늘에 말려서 종이봉지에 넣어 그늘진 곳에 두면 언제든지 사용할 수 있는 것이다. 효용으로서는 냉한 체질ㆍ저혈압ㆍ위염ㆍ장염 등의 예방과 치료가 된다. 샐러리까지 목욕물에 넣어 사용하면 고혈압 예방이나 치료에 좋다고 한다.

이렇게 해서 1년 내내 약초를 사용한 목욕물을 사용하게 되면, 몸에 이상한 증상이 발붙일 틈도 없을 뿐만 아니라 언제나 원기왕성하게 생활할 수 있다. 물론 한 가지의 것을 꾸준히 실시하든지, 또는 계절에 따라서 변화를 주든지 하는 것은 스스로의 상황이나 기호에 따라서 선택할 문제이다.

29 진황정

진황정은 대잎둥굴레뿌리의 다른 이름이다. 이 댓잎둥굴레의 뿌리를 데쳐서 먹으면 피로 회복뿐만 아니라, 병후의 회복기에도 좋다. 허약 체질인 사람에게도 두말할 것 없이 좋은 약초이다. 건강한 사람에게도 원기왕성한 활력을 불어넣어 준다. [제6장 61, 제10장 19 참조]

30 **청주와 국화**

'술은 백약의 어머니'라는 말이 있는데 적은 양일 경우에는 맞는 말이다. 소량의 알코올은 혈중 HPL(고비중 리포단백)을 증가시켜 동맥경화를 방지하기 때문이다. 청주(정종)라면 한 컵, 맥주라면 한 병, 위스키라면 더블 한 잔이면 된다. 이 이상 마시면 역효과가 난다. 술을 좋아하는 사람인 경우에는 굉장한 인내력과 의지력을 필요로 하는데 이 양을 준수하고, 가끔씩 꽁보리밥을 먹어 주면 비타민 B1을 섭취할 수 있다.

역시 비타민 B1을 섭취하기 위해서 가끔씩 국화를 초를 쳐서 먹거나 튀겨서 먹는다. 적어도 이런 식생활을 꾸준히 실시하면 내일의 건강을 보장받을 수 있을 것이다. 물론 전혀 술을 못 마시는 사람까지 무리하게 마시라고 하는 것은 아니며, 기타 음식물의 효용은 술을 마시든 안 마시든 전혀 상관이 없다.

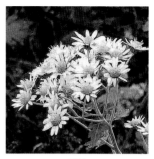

감국

31 **냉이**

냉이는 이노시톨·코린·후말산·칼륨이 풍부하고, 게다가 양질 단백이나 칼슘은 시금치의 몇 배나 되므로 식탁에서 늘 애용하면 좋다. [제9장 02 참조]

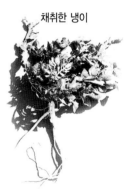

채취한 냉이

딱총나무 *Sambucus williamsii* var. *coreana* (Nakai) Nakai

인동과. 갈잎떨기나무. 산지의 습지 및 골짜기에서 높이 3m 정도 자란다. 잎은 마주나고 깃꼴겹잎이며 작은잎은 양끝이 뾰족한 넓은 피침형이다. 꽃은 암수한그루로 5~6월에 황백색으로 피고 촘촘히 모여 원추화서를 이룬다. 열매는 둥근 핵과이고 9~10월에 검은 홍색으로 익는다.

한약명 : 접골목-줄기

채취 : 수시로 가지를 채취하여 껍질째 햇볕에 말린다.

약성 : 맛은 달고 성질은 차갑다.

효능 : 소염, 거풍, 이뇨, 이습, 지통, 활혈
– 각기, 골절종통, 관절염, 산후빈혈, 수종,

신장염, 외상출혈, 요통, 은진, 창상출혈, 타박상, 통풍, 풍양의 치료

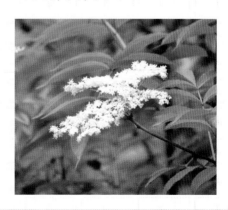

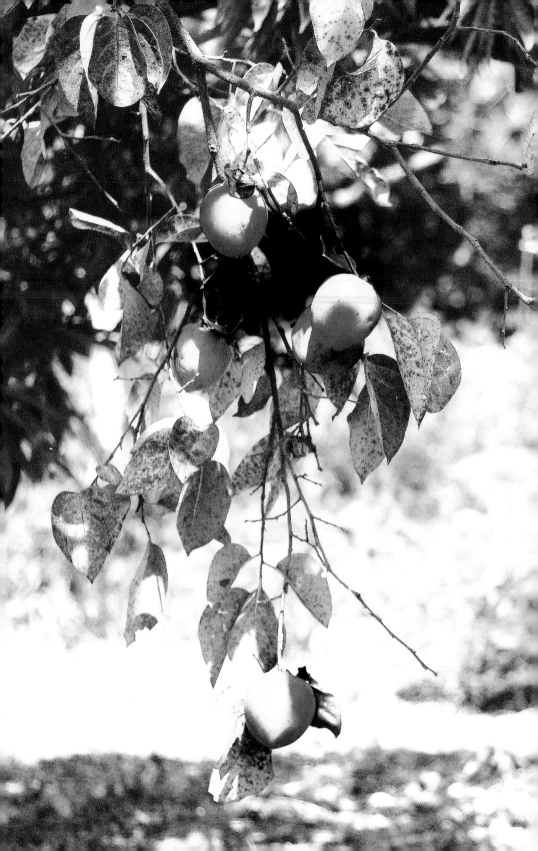

찾아보기

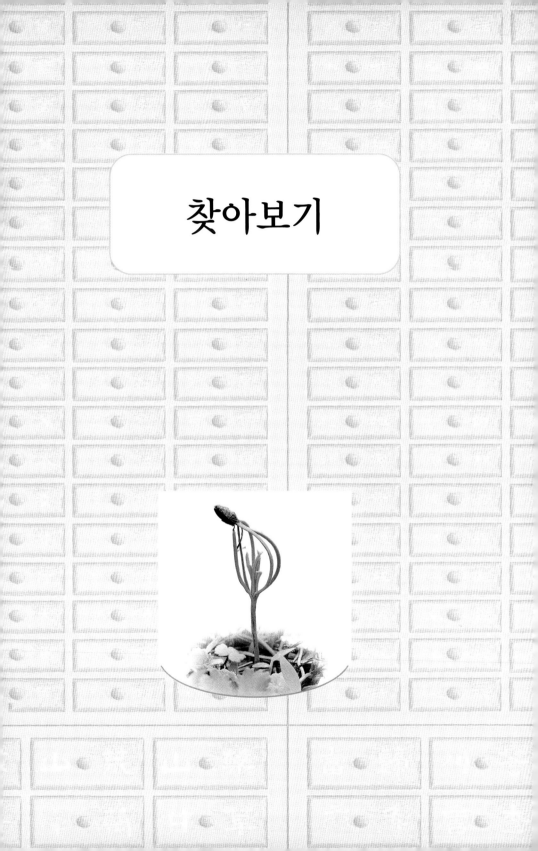

※ 굵은 고딕체 숫자는 병증과 약초의 주요 해설이 수록된 쪽을 표시함.

※ **굵은 고딕체 숫자**는 병증과 약초의 주요 해설이 수록된 쪽을 표시함.

저자 소개

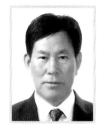

저자는 성균관대학교에서 문학전공으로 문학사 · 문학석사 · 문학박사를 졸업하였고, 공무원으로 25년간 근무한 후 2003년 공직을 사직하고 국립순천대학교 한약자원학과를 졸업하였으며, 중의학을 공부하여 국제중의사자격을 취득하였고, 원광대학교 일반대학원 한약학과 학위과정 졸업(한약학박사).

한약학박사 최수찬

● 경력
-2008년 경남생약농업협동조합 "한약관리사"
-2011년 농촌진흥청 우수약초개량재배를 위한 "약초연구원"
-2011년 농촌진흥청 농산물 가격 및 판매를 위한 "유통기술자문위원"
-2012년부터 농촌진흥청 농업경영체 소득증대를 위한 진단 · 분석 · 처방을 위한 "경영전문가"
-2013년부터 서울시산업통산진흥원 글로벌자문단 "자문위원" 및 "경영지원단" "코칭교수"
-2019년 재)경남항노화연구원 선임직 이사

● 강의 경력
-경남과학기술대학교 '한약과 건강' (2009년)
-충주대학교 '한방건강약술' '주요 약초재배' (2010년)
-충북대학교-충북 진천군 공동개설 자연치유 프로그램 '(2010년)
-안동대학교 생약자원학과 '한약재 유통학' '약사법규' (2010년)
-서울교육대학교 '한방약초재배' (2012년)
-충남 부여군농업농업센터 약초재배 적지 선택 및 재배법(2013년)
-국립한국농수산대학 특용작물학과 출강(2016년)
-농식품 공무원교육원:기능성 약용자원산업화과정 출강(2020, 2021년)

● 출판 저서
-동의보감 한방 약채(2011년 지식서관)
-경혈 지압도감(2012년 지식서관)
-처방이 있는 동의한방 약초 도감(2013년 지식서관)
-산과 들에 있는 약초(2014년 지식서관)
-주변에 있는 약초(2014년 지식서관)
-361 지압 경혈 백과(2015년 지식서관)
-내 몸을 살려 주는 100가지 약초(2016년 지식서관)
-361 지압 · 경혈 수첩(2017년 지식서관)
-처방이 있는 동의 본초 한약 보감(2018년 지식서관)
-항노화 약초대사전(2020년 경남매일출판국)
-현대인의 건강 백서 민간 요법(2022년 지식서관)

내 몸을 지키는 건강 백과!
민간요법

펴낸이/이홍식
지은이/최수찬
사진/김완규
발행처/도서출판 지식서관
등록/1990.11.21 제96호
경기도 고양시 덕양구 고양동 31-38
전화/(031)969-9311(대)
팩시밀리/(031)969-9313
e-mail/jisiksa@hanmail.net

초판 1쇄 발행일 / 2022년 10월 15일